JN216131

心理学
【カレッジ版】

山村豊
帝京大学教授

髙橋一公
東京未来大学教授

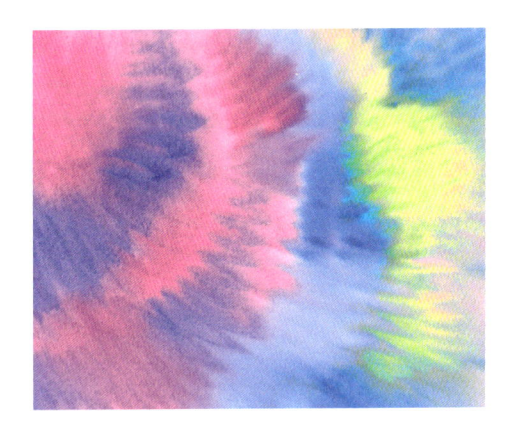

医学書院

装丁：笠原直樹

表紙画像：©yuri_61-Fotolia

心理学[カレッジ版]

発　　行　2017 年 1 月 6 日　第 1 版第 1 刷ⓒ
　　　　　2021 年 2 月 1 日　第 1 版第 5 刷

著者代表　山村　豊

発 行 者　株式会社　医学書院

　　　　　代表取締役　金原　俊

　　　　　〒113-8719　東京都文京区本郷 1-28-23

　　　　　電話　03-3817-5600（社内案内）
　　　　　　　　03-3817-5781（編集部）
　　　　　　　　03-3817-5657（販売部）

印刷・製本　アイワード

はしがき

　「心理学の過去は長いが，歴史は短い」。これは，1908年にドイツの心理学者エビングハウスが述べた言葉である。私たちが知る今日の心理学は，ドイツのライプチヒ大学に世界初の心理学実験室が創設された1879年に始まるといわれる。しかし，プラトンやアリストテレスなどの古代ギリシャの哲学者や，老子や孔子などの古代中国の賢人たちが残した言葉がしめすように，人類は「こころ」について，有史以来，飽くなき探究を重ねてきた。エビングハウスの言葉は，このような「こころ」の探究の歴史を適切に捉えているとともに，「こころ」という身近で不思議な存在が，古今東西を問わず人類の誰もが問わずにはいられない好奇心の対象であったことを物語っている。

　そして，21世紀。前世紀の100年の中で，我が国をはじめとする先進国の産業構造は，農水産業や工業から，情報通信や金融，流通，小売，飲食，医療，福祉，教育などのサービス産業へ転換した。すなわち，従来の「モノ」を対象とするものではなく，「ヒト」を対象とする産業が中心となったのである。また，経済成長とともに，全体的には物質的・経済的豊かさは満たされたものの，その豊かさの中で空虚さや不安に苛まれる人々，さらなる社会的・心理的豊かさを求める人々，経済的豊かさからこぼれ落ちた人々が確実に増えており，そのような人々への援助・支援を担う対人援助職の需要が急速に高まっている。まさに，21世紀は「こころの豊かさ」を求める時代であるといえよう。

　この「こころの豊かさ」を求める時代において，「こころ」を研究する心理学は，単に知的好奇心の対象であることを超えて，現代社会に適応し，生活を営む上で必要となる教養に位置づけられるだろう。特に「ヒト」と関わらなければならないサービス業や対人援助職においては必須の専門的知識であるといえる。21世紀を生きる人には，このような社会的・歴史的背景を踏まえつつ，心理学という「こころ」を探究する学問を学んでいただきたい。とはいえ，学問の基本は，日常生活から沸き立つ知的好奇心であることはいうまでもない。心理学を学ぶにあたって，「私は，どうしてこのような気持ちになるのか」，「あの人は，私をどのように思っているのだろう」，「人間は，なぜ，こんなことをしてしまうのか」など，読者の皆さんが日常的に問わずにはいられない関心事を大切にしていただきたい。このような身近な関心事や疑問が，本書で書かれている学術的知見を教養へと高め，さらには現場実践と融合して専門的知識へと洗練していくと著者は強く信じているからである。

　1968年，我が国の心理学界を長きにわたりリードしてきた筑波大学名誉教授の故辰野千寿先生(1920−2016)は，医学書院より『系統看護学講座　基礎

分野　心理学』を刊行された。以来，版を重ね，約50年もの長きにわたり看護学生の心理学的教養・専門的知識を導かれた。多くの看護学生が，同書に触れたことと思う。本書は，この辰野先生の著書の新版にあたるものである。辰野先生の著書は，きわめて精緻かつ体系的で，完成度の高い教科書であった。本書は，辰野先生のひそみに倣^{なら}い，その体系と精緻さを保持しつつ，最新の心理学の知見を取り入れ，さらに看護学生だけではなく，福祉や教育などの対人援助職を志す学生にも有用になるよう構成した。

　本書の構成は11章からなる。山村が執筆を担当した第1章から第10章までは，いわゆる心理学概論に相当し，心理学一般の基本的知見が網羅されている。髙橋が執筆を担当した第11章は，医療・看護職が直面する心の問題に焦点をあてた内容になっている。第11章については，医療・看護職を志す学生にとっては必読であるが，同じ対人援助職である福祉・教育職をめざす学生にも理解してもらいたい内容であるため，ぜひ読んでいただきたい。

　看護職や医療従事者をめざす学生はもちろんのこと，福祉や教育など対人援助職やサービス業を志す学生，さらには心理学に知的好奇心を持つ方々が人間の「こころ」を理解する上で本書を役立てていただければ幸いである。

　2016年11月

著者代表　山村　豊

目次

第1章 心理学とは　　　　　　　　　　　　山村　豊

第2章 感覚と知覚　　　　　　　　　　　　山村　豊

第3章　記憶

山村　豊

第4章　思考・言語・知能

山村　豊

第5章 学習

山村　豊

第6章 感情と動機づけ

山村　豊

第7章　性格とパーソナリティ

山村　豊

第10章　心理臨床

山村　豊

第11章 医療・看護と心理

髙橋一公

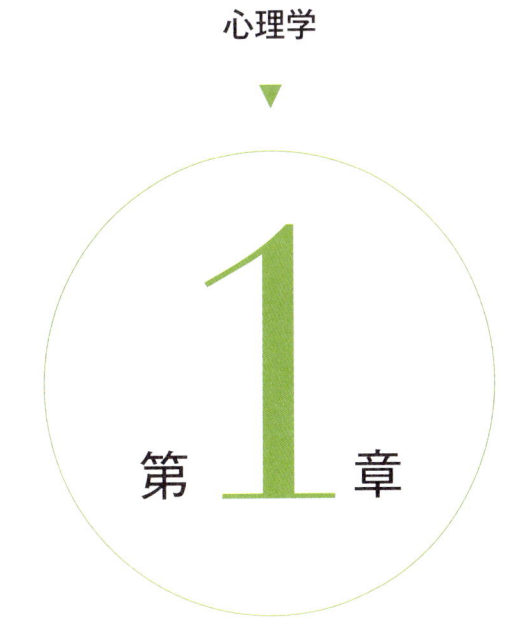

心理学

第 **1** 章

心理学とは

A｜心理学とはどのような学問か

① 心とはなにか

1 心理学の研究対象

心理学の語源▶ 心理学 psychology という言葉は，ギリシャ語の**プシュケ** psyche と**ロゴス** logos からなる。プシュケは息や 魂(たましい) から転じて心を意味し，ロゴスは説明や学問を意味する。したがって，語源的には，心理学は「心の学問である」ということができるだろう。しかし，今日の心理学辞典や概論書をひもといてみても，心理学をこのように定義するものはほとんどない。多くは，「行動の科学」あるいは「行動と心的過程の科学」とされている。その理由は，心とはなにか，科学とはなにか，という問題に関連する。

心とは▶ 心という言葉は多義的であるが，一般に，① 知識，感情，意志などの作用，② 身体的ないし物質的とは別な内的存在，とされる点では共通しているだろう。心理学において，心とは感覚・知覚，記憶，思考・判断，感情，性格などの作用とその過程をさしている。また，それらは身体とは別の内的な存在であり，直接把握(はあく)できないものである。ふだんから親しく接している友人であっても，腹の底でなにを考えているかまではわからない。私たちの日常生活のなかでも，相手の心をはっきり把握することはできないのである。

2 科学としての心理学

後述するように，現代の心理学は，心を科学的に探究することを目的として誕生した。「科学」にはさまざまな定義があるが，観察や実験を通じて直接把握できる対象からデータを収集し，そのデータに基づいて法則や理論をつくり上げる営みであるということに異論はないだろう。となると，直接把握できない心を探究する科学は成立しないことになる。

しかし，心の作用の結果としてあらわれる反応や行動，またそれらの反応や行動を引きおこす刺激や環境は，直接把握できる。そして，これらの直接把握可能なことがらから，心を推測していくことも可能である。

科学としての心理学が「行動の科学」や「行動と心的過程の科学」と定義づけられるのは，このためである。

② 心理学の分野

感覚・知覚，記憶，思考・判断，感情，性格，さらにその発達や社会的関係など，心的過程はさまざまな要素からなりたっている。それに対応して，**図**

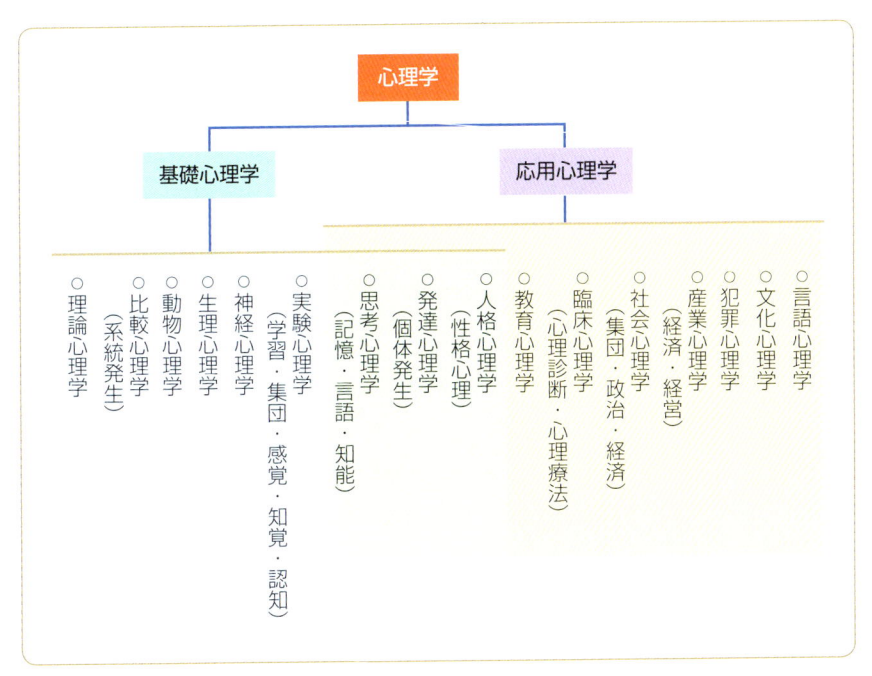

心理学

基礎心理学

応用心理学

○理論心理学
○比較心理学（系統発生）
○動物心理学
○生理心理学
○神経心理学
○実験心理学（学習・集団・感覚・知覚・認知）
○思考心理学（記憶・言語・知能）
○発達心理学（個体発生）

○人格心理学（性格心理）
○教育心理学
○臨床心理学（心理診断・心理療法）
○社会心理学（集団・政治・経済）
○産業心理学（経済・経営）
○犯罪心理学
○文化心理学
○言語心理学

▶図1-1　心理学のおもな分野

1-1 に示すように，心理学にもいくつかの分野・領域があるが，それらは大きく**基礎心理学**と**応用心理学**に分類される。

基礎心理学と ▶
応用心理学

　基礎心理学とは，行動や心的過程の一般法則を研究する領域で，応用心理学とは，基礎心理学によって得られた知見を実際の問題に役だてることを目的とする領域である。ただし，このような基礎心理学と応用心理学の区分は便宜的なもので，基礎心理学が応用的な研究をすることもあれば，応用心理学が一般法則や理論を構築することもある。さらに，心理学が発展するにつれ，個々の分野も細分化や融合が進み，個人と社会システムを結びつける**コミュニティ心理学**や認知心理学と脳科学が融合した**認知神経心理学**，高齢者発達に特化した**高齢者心理学**など，新しい心理学が誕生している。

B 対人援助と心理学

　さて，人の行動や心的過程についての学問である心理学を学ぶことには，どのような意味があるのだろうか。ここでは，対人援助職が心理学を学ぶ意義についてふれてみたい。

① 対人援助と対人援助職

1 対人援助とは

対人援助職▶　医師や看護職，ソーシャルワーカーや介護士，教師やカウンセラーなどが行う人に対する援助行為を**対人援助**(ヒューマンサービス)といい，このような援助を提供する職業を**対人援助職**という。対人援助および対人援助職の詳細については第 11 章で説明するが，対人援助職における心理学の意義を考えるにあたって，対人援助の特徴について，次の2点を指摘しておこう。

対人援助の特徴▶　第1は，「援助」という言葉が，相手に力を貸すことを意味することからも示されるように，対人援助を実践する際には，みずからの考えを押しつけるのではなく，相手の自主性や自己決定を尊重しなければならないことである。

　第2は，**感情労働**を求められることである。ここでいう感情労働とは，サービスを受ける人に適切な感情状態でいてもらうために，サービスの提供者側が感情をコントロールしなければならない労働をいう。

2 対人援助職の傾向

　対人援助という業務の特徴に加え，対人援助職につく人々には次のような傾向がある。

　対人援助職につこうとする人の多くは，共感性や責任感が強く，さらに，そのようにふるまうよう周囲が期待するために，その期待にこたえようとする。そしてその結果，心身ともに燃えつきてしまう**バーンアウト**(▶237 ページ)に陥りやすいという面がある。

　また，職業上，心的外傷を体験しやすいだけでなく，心的外傷を受けた人を援助する機会が多い。そのため，ほかの職業よりも**心的外傷後ストレス障害**(PTSD)を発症する可能性が高まる。

② 対人援助職における心理学の意義

1 他者の理解と対応

　前述したように，対人援助職は，援助する相手の自主性や自己決定を尊重しなければならない。さらに，援助する相手の感情状態をコントロールする必要がある。そのためには，援助する相手の価値観や知的能力，感情状態や欲求不満の程度，さらには不適応行動について適切に把握（はあく）し，相手の成長を促すような心理的対応が求められる。これにこたえるためには，人間一般の心的過程についての基本的知識は不可欠であり，各種の心理療法やカウンセリング技法はおおいに役だつであろう。

2 自己の理解と対応

　　また，対人援助職には，自分自身の感情をコントロールしたり，周囲の期待にこたえようとしたりする特徴がある。さらに，心的外傷体験をもつ人の話に耳を傾けることで，その被害者と同様の心的外傷を受けることが多い。これを**2次的外傷性ストレス**という。

　　したがって，自分自身の感情状態や感情表出をコントロールするための技術を知るとともに，極端な感情の抑制がもたらす結果を知り，バーンアウトなどに陥る前に適切に対応しなければならない。その際に，心理的ストレス理論はもちろん，性格，社会心理の知識，各種の心の問題についての知見は不可欠である。

　　このように，心理学は対人援助職に対してさまざまに役だつ学問である。次節からは，その心理学のなりたちについてみていこう。

C 心理学の歴史

① 心理学のはじまり

1 哲学的心理学と科学的心理学

プシュケから▶
哲学的心理学へ
　　心についての関心は，**プラトン Platon**(B. C. 427–B. C. 347)や**アリストテレス Aristoteles**(B. C. 384–B. C. 322)が活躍した古代ギリシャの時代からあり，さまざまな思索がなされてきた。ただし，それらは心をプシュケ，すなわち霊魂（れいこん）ととらえるものであった。17世紀におきた科学革命によって，自然や世界を実証的にとらえ理解しようという機運は高まったが，近代思想の代表的な思想家**デカルト Descartes, R.**(1596–1650)などは，それは物質的な世界に限定されることであり，物質とは異なる存在である心は，自分自身の行動や考えを深く省みる内省（ないせい）でしかとらえることができないと考えた。このように内省などにより深く考えることによって心について探究する心理学を，**哲学的心理学**という。

科学的心理学の▶
登場
　　19世紀後半になると，心を実証的に検討する試みがはじまった。このような心理学を，**科学的心理学**という。それを象徴するのが，1879年，**ヴント Wundt, W.**(1832–1920)によってドイツのライプチヒ大学に創設された世界初の心理学実験室である。

　　ヴントによる実験的方法は，実験の条件を整えて刺激を与え，そのときに経験される意識を被験者に報告させるものであった。このような方法を**内観法**という。また，ヴントはこの方法によって得られたデータに基づいて，複雑な意識過程を心的要素に分解し，それらの結合法則を研究することによって，心の

構成を明らかにしようとした。このような考えを**構成主義(要素主義)**という。

　彼が創設した心理学実験室には世界各国の研究者が集まり，学び，そして自国に戻っていった。その結果，20世紀には科学的心理学が世界的に広がることとなった。

2 現代心理学の源流

現代心理学の
3大潮流 ▶

　現代の科学的心理学にとって，ヴントの貢献ははかりしれない。しかし，その一方で多くの批判がある。むしろ，その批判が現代の心理学の基礎をつくったといってよいだろう。ヴントの心理学を批判する代表的な学派に，**精神分析，行動主義心理学，ゲシュタルト心理学**があるが，これら学派は現代心理学の源流と位置づけられている。

　ヴントの内観法では，被験者に刺激を与えた際に生じる意識を報告させる。このことは，意識されたことのみが心理学の研究対象となり，意識されないことは研究対象にならないことを意味する。しかし，たとえばふだんペンで文字を書くときに書き順を意識する人はいないように，私たちの行動は意識だけでなく，無意識によっても支えられている。

● 精神分析

無意識の概念 ▶

　フロイト Freud, S.(1856-1939)は，自身の臨床経験から，精神分析という学派を創設した(▶211ページ)。その学派では，**図1-2**のように，人間の心的活動のうち意識が占める割合はほんの一部にすぎず，ほとんどは**無意識**が占めると考えた。そして，その無意識にある**エス(イド)**から性的衝動（しょうどう）である**リビドー**が，すべての心的活動のエネルギーとなるとした(▶129ページ)。

汎性論 ▶

　心のはたらきを性で説明しようとするフロイトの考えは，**汎性論**（はんせいろん）といわれ，

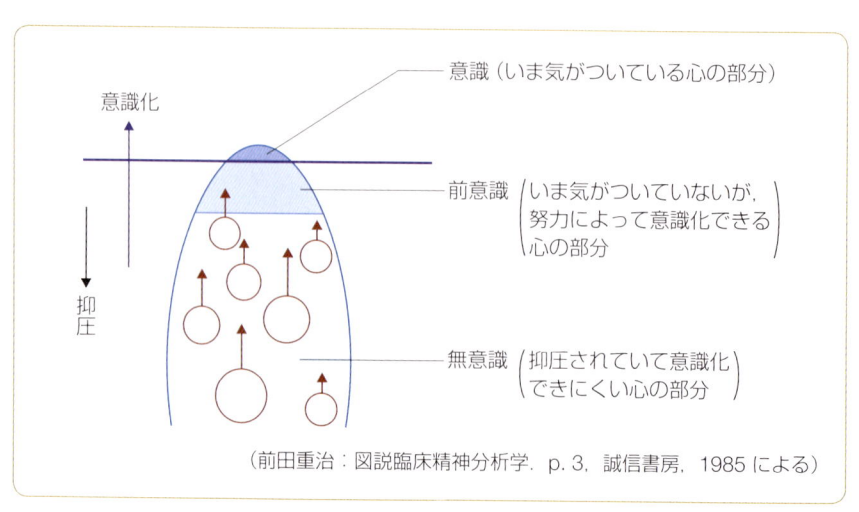

（前田重治：図説臨床精神分析学．p. 3，誠信書房，1985による）

▶図1-2　フロイトによる意識の構造

ユング Jung, C. G.(1875-1961)やアドラー Adler, A.(1870-1937)などの弟子たちの離反をまねいたが，無意識に対する考えは継承されている。また，フロイトは，パーソナリティの形成に幼児期体験が重要であることを明らかにし，現代の発達心理学に大きな影響を与えている。

● 行動主義心理学

行動主義心理学▶
の誕生
ヴントの内観法は，たとえ自身ではなく被験者のものとはいえ，刺激によって生じた意識を報告させている以上，被験者の主観によるところが大きく客観性に欠ける点で，哲学的心理学の内省とかわらない。**ワトソン** Watson, J. B.(1878-1958)は，心理学がほかの自然科学と同等の科学であるためには，内観法でなく客観的な観察や測定を用い，意識のような内的過程ではなく**刺激** stimulus(S)と**反応** response(R)，すなわち**行動**を研究対象にしなければならないと主張した。この考えを**行動主義心理学**あるいは **S-R 主義心理学**という。

行動主義心理学では，意識はもちろん，記憶や思考，性格などの内的な心理過程は客観的に直接経験できないので，研究対象とはならない。直接経験可能な刺激と反応との間の法則を確立することを，目的とする。

環境主義▶
また，ワトソンのもう1つの特徴は**環境主義**である。これは，人間行動の多くは，古典的条件づけ(▶74ページ)などの学習によって後天的に形成され，生_{せい}得的に決定されるものはほとんどないという考えである。

新行動主義心理学▶
ワトソン以降は，刺激と反応の組み合わせだけで行動を説明するには無理があることから，刺激と反応の間に刺激を受け取り反応する主体である**生活体** organism(O)の要因を加える**新行動主義心理学**，または **S-O-R 主義心理学**(▶図1-3)が主流になっていった。そのなかで，オペラント条件づけ(▶80ページ)を定式化した**スキナー** Skinner, B. F.(1904-1990)は，ワトソン流の行動主義と環境主義の考えを継承した。

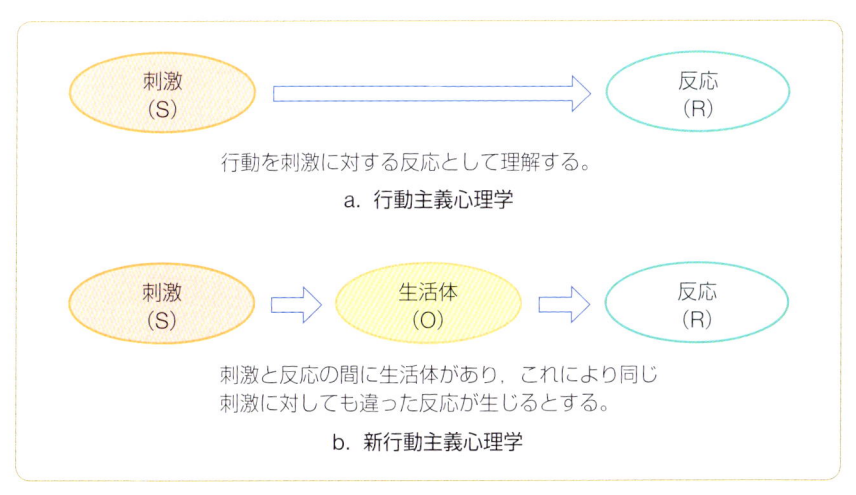

a. 行動主義心理学
行動を刺激に対する反応として理解する。

b. 新行動主義心理学
刺激と反応の間に生活体があり，これにより同じ刺激に対しても違った反応が生じるとする。

▶図1-3　行動主義心理学と新行動主義心理学

徹底的行動主義 ▶ 　ただしスキナーは，環境は行動を生じさせるのではなく，自発的に生じた行動(オペラント行動)をコントロールすると考える点でワトソンと異なる。スキナーのこの考えを**徹底的行動主義**という。スキナーの理論は，後述する情報処理的心理学や人間主義的心理学との多くの論争をおこしたが，教育分野や心理臨床分野で応用されている。

● ゲシュタルト心理学

構成主義への批判 ▶ 　そして，ヴントに対するもう1つの批判は，構成主義に向けられる。構成主義によると，心全体は心的要素によって構成されているので，それら要素に還元することが可能である。しかし，**ヴェルトハイマー** Wertheimer, M.(1880-1943)，**コフカ** Koffka, K.(1886-1941)，**ケーラー** Köhler, W.(1887-1967)らは，心理現象全体は要素に還元できないと主張した。この考えに基づく心理学を**ゲシュタルト心理学**という。

　たとえば，ミューラー‐リヤー錯視(▶22ページ)は，矢印のような図形や線分を1つ1つの要素に分解すると錯視現象は生じない。特定のパターンで全体的に知覚したときに，はじめて錯視が生じる。すなわち，ミューラー‐リヤー錯視は，要素に分解すると錯視ではなくなるのである。

ゲシュタルト ▶
心理学の発展 　このようなゲシュタルト心理学の考えは，ケーラーの**洞察学習**やレヴィン Lewin, K.のパーソナリティにおける**場理論**(▶131ページ)を生み出した。しかし，ゲシュタルト心理学の研究者の多くがユダヤ人であり，ドイツで活躍していたために，第二次世界大戦の混乱のなか，アメリカなどに亡命せざるをえず，学派としての大きな流れにはいたらなかった。

② 現代の心理学

1　認知心理学

認知心理学の登場 ▶ 　第二次世界大戦後，新行動主義心理学やゲシュタルト心理学，さらには知的発達を研究する**ピアジェ** Piaget, J.(1896-1980，▶176ページ)の影響を受け，行動主義心理学への批判として認知過程を重視する**認知心理学**が登場した。

情報処理理論と ▶
心的過程 　認知心理学は従来の心理学とは異なり，**情報処理理論**を積極的に導入した点に大きな特徴がある。情報処理理論では，情報処理システムを入力系と処理系，そして出力系によって構成する。認知心理学では，心のはたらきが情報処理システムと類似していると考え，情報処理理論を用いて心的過程を解明することを目的としている。その結果，人間の感覚・知覚(▶第2章)や記憶(▶第3章)，思考や言語(▶第4章)などの知的過程に関して詳細なメカニズムが明らかにされた。

認知心理学の発展 ▶ 　さらに，認知を重視する立場は，社会・臨床心理学の分野にも影響を及ぼし，

<ruby>暗黙<rt>あんもく</rt></ruby>のパーソナリティ観(▶144ページ)やフェスティンガーの認知的不協和理論(▶152ページ)，ラザルスの心理的ストレス理論(▶199ページ)や認知行動療法(▶218ページ)を生み出した。現在の認知心理学は，近年，発展が目ざましい脳科学と融合し，認知神経心理学や認知神経科学へと発展しつつある。

2 人間性心理学

人間性心理学の誕生 ▶ 　第二次世界大戦後に登場した心理学のもう１つの大きな流れに，**人間性心理学(ヒューマニステック心理学)**がある。これは，当時のアメリカで主流であった精神分析と行動主義心理学に対する批判として誕生した。

　人間性心理学によると，精神分析は無意識の性的衝動と幼児期の体験を重視しすぎであり，行動主義心理学は人間の行動に影響をおよぼす要因として環境を重視しすぎであるという。これらは人間性の一部の側面ではあるが，すべてではない。人間は自発性と自由意志をもった主体的存在であり，過去だけに影響されるのではなく現在や未来を切りひらく意識的な行動が可能な生き物である。欠乏動機や性衝動を満たすだけではなく，創造性や幸福，親切，気づかい，寛大さをもつ。このように，人間性心理学は，精神分析や行動主義心理学では軽視されていた人間のポジティブな側面に焦点をあてる点に大きな特徴がある。

自己実現 ▶ 　人間性心理学の代表的な研究者に**マズロー** Maslow, A. H.(1908-1970)と**ロジャース** Rogers, C. R.(1902-1987)がいる。両者の特徴は，**自己実現**を強調している点である。自己実現とは，人間がそれぞれもっている潜在的な可能性を最大限に発現して，完全な自己を目ざそうとする傾向をいう。

　マズローは，欲求を生存にかかわる欲求と成長にかかわる欲求に整理し，後者の頂点として自己実現欲求を位置づける**欲求階層説**を提唱した(▶109ページ)。一方，ロジャースは，人間には自己実現傾向が生得的に備わっていることから，心理的問題は，治療者(セラピスト)が患者(ペイシェント)を治療することによって解決するのではなく，問題をかかえる来談者(**クライエント**)がみずから解決するために相談者(**カウンセラー**)が支援や援助をするべきだとして，**来談者中心療法**を創始した(▶215ページ)。

D 心理学の研究方法

　心理学において，客観的なデータを得ることは，経験不可能な心を解明し理解するうえで，不可欠なことである。ここでは，心理学で使用されるさまざまな研究方法の概要について説明する。

1　さまざまな研究方法

研究法の分類▶　心理学の研究方法には，以下に述べる**観察法**や**実験法**，**面接法**，**質問紙法**，**検査法**がある。これらの方法は非言語的－言語的，非操作的－操作的の 2 次元で整理することができる。

　ここでいう「非言語的－言語的」とは，データを得る際に，研究対象の言葉に依存する程度をいう。観察法や実験法は，対象者の行動を記録することでデータを得る。一方，面接法・質問紙法・検査法は，対象者が言葉や文章によって回答することでデータを得る。

　もう 1 つの次元の「非操作的－操作的」とは，データを得るために対象者を操作する程度をいう。観察法や面接法は，対象者の自然な行動や会話からデータを得る。一方，実験法や検査法は，対象者を特殊な状況におき，研究者が得たい情報を効率的に得られるよう操作する。

統計研究と▶
事例研究　このような分類のほかに，心理学の研究方法には，**統計研究**と**事例研究**（ケーススタディ），**横断研究**と**縦断研究**の区分がある。

　統計研究と事例研究の違いは，研究対象の多さである。統計研究では，比較的多数の研究対象からデータを収集し，その状態や一般的な傾向を把握する。一方，事例研究では，1 人あるいは少数の研究対象に対して，一定の目的にそってさまざまな側面から検討し，それらから得た情報を系統的に整理・分析することで調査対象を総合的に理解する。

横断研究と▶
縦断研究　また，横断研究と縦断研究は，発達上の変化を把握（はあく）する際に用いられる方法で，比較する対象者に違いがある。横断研究の場合では，年齢の異なる 2 つ以上のグループを対象として，1 時点限りでデータを収集する。一方，縦断研究では，ある同一の個人や集団を対象として，時間の経過とともに繰り返しデータを収集する。

2　観察法

　観察法は，研究対象の行動を観察する方法である。対象者を制約する程度によって，**自然的観察法**と**実験的観察法**に区分される。

　前者は，とくに観察を実施する状況にまったく制限を加えず，日常生活そのままの行動からデータを収集する。そのなかでも，観察場面を設定せず，生じる行動をありのまま観察する方法を**偶発的観察法**といい，研究目的にそって，観察する行動をあらかじめ定めておく方法を**組織的観察法**という。

　一方，後者は，研究目的によって，観察の対象となる行動が生じやすくなるように環境を操作して観察する方法である。

3　実験法

　実験法は，研究対象に対して人為的に一定の条件を設定して操作したうえで，

行動を記録する方法である。操作を加えた対象者を**実験群**といい，操作を加えない対象者を**統制群**という。そして，実験群と統制群の行動を比較することにより，操作を加えた実験群の行動のみに変化が生じれば，その操作(刺激)が行動(反応)の原因であると推論できる。このように実験法は，因果関係を特定できるというすぐれた特徴をもつ。

　ただし，すべての心理現象を実験によって検討することはできない。たとえば，虐待が知的発達に及ぼす影響を知りたいからといって，人為的に虐待をおこすことは倫理的に問題がある。また，実験法は繰り返し実施し，同様の結果が得られることで確実性の度合いを高めることができるのだが，この世界には一度しか生じないできごともある。このような一回性のできごとは，実験法によって検討することはできない。

4　面接法

　面接法は，対象者と直接対面し，おもに会話を通じてデータを得る方法である。その面接状況の構造化の程度によって，非構造化面接法，構造化面接法，半構造化面接法の３つに区分される。

非構造化面接法 ▶　**非構造化面接法**とは，対象者との自由な会話のなかで，データを収集する方法である。この面接法は，あらかじめ質問内容が決められておらず，面接過程で決まっていくため，面接者の力量や面接対象者との信頼関係(ラポール)が大きく影響する。

構造化面接法 ▶　一方，**構造化面接法**は，あらかじめ決められた質問方法や質問内容にそってデータを収集する方法である。あらかじめ質問内容が決まっているため面接者の力量は問われないが，自由に質問内容をかえることもできないため，対象者に対して，より詳しく質問することができない。

半構造化面接法 ▶　両者の中間に位置するのが，**半構造化面接法**である。この面接法では，質問内容の大枠はあらかじめ準備されているが，詳細は面接の過程で臨機応変に決めていく。面接対象者に対しては，適宜，より詳細な質問をすることも可能である。

5　質問紙法

　質問紙法は，対象者にあらかじめ印刷された質問紙(調査票)を与え，回答を記述してもらう方法である。質問形式によって，**自由回答法**と**選択肢法**に分類される。

　前者は，選択肢などを設けず，調査対象者が思いついたことを記述してもらう方法である。一方，後者は，質問項目に対して選択肢を設定し，そのなかから調査対象者の意見や考え，心情にあてはまるものを選択させる方法である。

　自由回答法は，回答が多岐にわたる場合や調査対象者の幅広い意見や考えを収集する際には効果的であるが，収集したデータを分析する際に観察法や面接

法と同程度の手間がかかる。一方，選択肢法は，選択肢に数値を割りあてることができるので分析も比較的容易であるが，調査対象者の意見や考えを設定した質問項目や選択肢の範囲内でしか把握することができない。

6 検査法

　　検査法は，**知能検査**(▶68 ページ)や**性格検査**(▶135 ページ)などの，あらかじめ作成された**検査**(テスト)を用いて，対象者の知能や性格，気分状態などを把握する方法である。検査法で用いられる心理検査は，標準化の手続きを経て作成され，高い妥当性と信頼性を備えている必要がある。

　　標準化とは，被検者への教示の方法，問題の提示方法，回答方法，実施方法，採点方法，得点化などの規格を厳密に定めることをいう。また，**妥当性**とは，心理検査が対象を適切にとらえている程度をいい，**信頼性**とは，心理検査が対象を正確に測定できる程度をいう。

　　検査を使用する際には，その検査の信頼性や妥当性が高いことを確認し，標準化された手続きによって実施する必要がある。また，実施の臨床場面で**心理アセスメント**(▶201 ページ)を行う際には，対象者の明らかにしたい心理的側面にあわせて，複数の検査を組み合わせる必要がある。

ゼミナール
復習と課題

❶ 心理学にはどのような分野があるか，調べてみよう。
❷ 対人援助職に心理学がどのように役だつか，考えてみよう。
❸ 心理学の研究方法について，まとめてみよう。

参考文献　1)D. シュルツ著，村田孝次訳：現代心理学の歴史. 培風館，1986.
　　　　　2)中丸茂：心理学者のための科学入門. 北大路書房，1999.

推薦図書　1)大山正ほか：心理学のあゆみ. 有斐閣，1990.

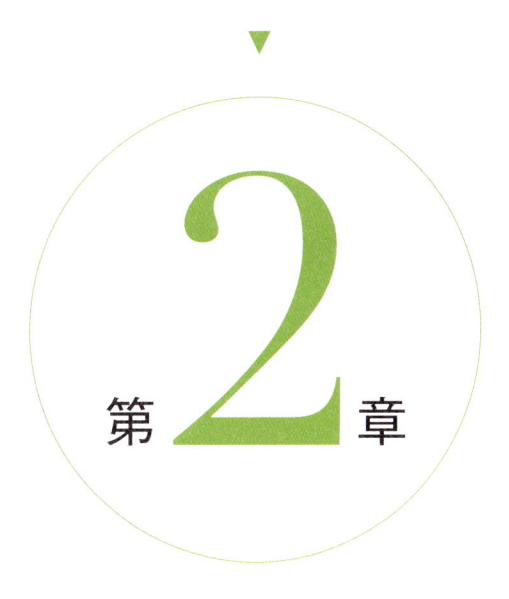

第**2**章

感覚と知覚

A | 外界を理解する心のはたらき

① 感覚・知覚とは

1 外界を把握するプロセス

　　私たちは，見たり聞いたりすることで，自分を取り巻く外界の刺激を取り入れ，その状況を把握する。そのためには，まず，外界の物理的刺激やエネルギーを眼や耳などの感覚器官で感受し，神経系を伝達できるように**インパルス**とよばれる電気信号に変換する。つづいて，そのインパルスが神経を伝導して大脳にいたり，高次の処理を受けて，見たものや聞いたものがなんであるかを認識する。

感覚・知覚・認知▶　このプロセスのうち，心理学では，刺激を受容したことによって生じる単純な過程や経験を**感覚** sensation，より高次で複雑な過程や意識内容を**知覚** perception という。また，知覚した対象がなんであるかを判断したり解釈する記憶や思考などの過程を**認知** cognition という。

2 感覚と知覚の違い

　　図 2-1 は，一見すると単なる斑点（はんてん）の集まりにしか見えない。しかし，中央部分の斑点を 1 つの集まりとして見ると，犬のダルメシアンがいることがわかる。単純な斑点として見えるのは，「感覚」といえよう。一方，その斑点をダルメシアンとして理解できるのは，斑点の一部を集まりとしてとらえ，その集まりをダルメシアンについての記憶や知識にあてはめるという過程を通じて，「知覚」したからである。

　　このように，感覚とは，外界の刺激をそのまま受け入れるプロセスであり，知覚とは，感覚によって受け入れられた刺激を，記憶や知識に基づいて解釈し理解するプロセスであるといえる。

② 2 つの情報処理プロセス

1 ボトムアップ処理とトップダウン処理

　⊘ 感覚と知覚の違いを理解するうえで，ノーマン Norman, D. A. とボブロー Bobrow, D. G.(1976)が提唱した**ボトムアップ処理**と**トップダウン処理**という 2 つの情報処理プロセスが参考になる。ボトムアップ処理とは，感覚情報に基づいた部分処理がまず行われ，より高次なレベルへと処理が進んでいくプロセスをいう。一方，トップダウン処理は感覚情報に基づいた低次元レベルの処理を

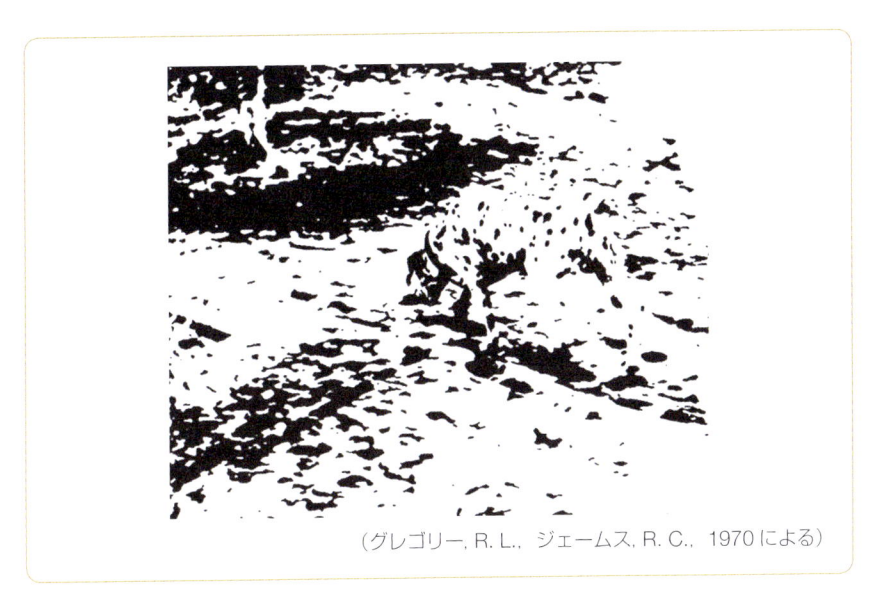

（グレゴリー, R. L., ジェームス, R. C., 1970 による）

▶図2-1　なにが見える？

行う前に，すでにもっている記憶や知識から結果を予期したり期待し，それに
即して処理するプロセスをいう。

　図2-1 においても，知識や期待がなければ単なる無意味な斑点にしか見え
ないが，「ダルメシアン」という知識に基づくトップダウン処理が行われると，
斑点の一部を取り出し，ダルメシアンとして知覚することができる。

2　文脈効果と社会的知覚

　知覚がボトムアップ処理だけではなくトップダウン的処理によって成立する
ことは，文脈効果と社会的知覚とよばれる現象によっても理解できる。

文脈効果▶　　文脈効果とは，前後の刺激の影響で，対象となる刺激の知覚が変化する現象
をいう。図2-2 が示された場合，私たちの多くは，“THE CAT”と読むだろう。
これは，“H”と“A”の形が同じであるにもかかわらず，“THE”と“CAT”の単語
を知っているために，その知識や記憶に基づいてそれぞれの文字を予期し，知
覚したからである。

　この文脈効果は，単語や文章だけでなく，図2-10（▶25ページ）に示す多義図
形の知覚や音の知覚など，幅広い領域でみられる現象である。

社会的知覚▶　　社会的知覚とは，感覚刺激に対する社会的価値，感情や欲求が知覚を規定す
る現象をいう。つまり，感情や欲求に基づくトップダウン処理である。

　これについて，ブルーナー Bruner, J. S. とグッドマン Goodman, C. C.(1947)は，
高所得者層と低所得者層の家庭の子どもに，さまざまな金額の硬貨や硬貨と同
じくらいの大きさの円板を見せ，これらと同じ大きさの円をつくるよう求めた。
その結果，円板に対してはどの子どももほぼもとの円板と同じ大きさの円をつ

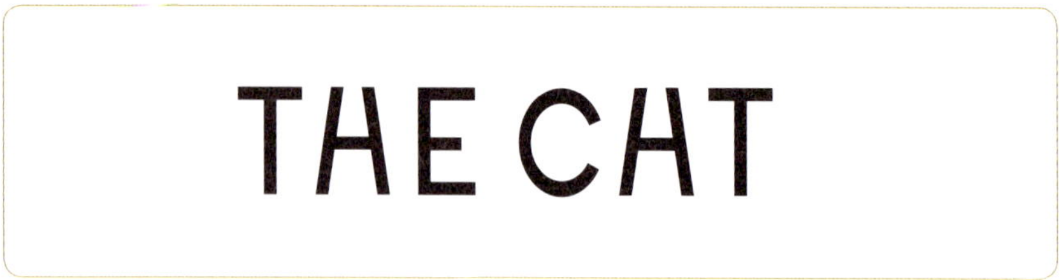

THE CAT

▶図2-2　文脈効果

くったが，硬貨に対しては低所得者層の子どもは高所得者層の子どもに比べ大きな円をつくった。これは，貨幣（かへい）に対する欲求が大きさの知覚に影響したためだと考えられる。

B 感覚のしくみとはたらき

① 感覚の種類と成立条件

1 感覚モダリティ

感覚モダリティ▶　感覚には，表2-1に示すように，いわゆる五感とよばれる**視覚**，**聴覚**，**嗅覚**（きゅう），**味覚**，**皮膚感覚**のほか，身体の位置や動きを感じとる**運動感覚**（深部感覚），重力に対して身体のバランスや姿勢を調整する**平衡感覚**（へいこう），身体内部の状態を感じとる**内臓感覚**（有機感覚）がある。また，皮膚感覚は，**圧覚**（触覚），**温覚**，**冷覚**，**痛覚**の4つに分けられる。このような感覚の種類を，**感覚モダリティ**という。

感覚器官と受容器▶　それぞれの感覚にはそれに対応する感覚器官と受容器がある。**感覚器官**は，眼や耳など，光や空気の波動のような外界の物理的なエネルギーを受け取る身体の器官をいう。一方，**受容器**は，外界の物理的なエネルギーを受け取りインパルスに変換する，感覚器官のなかの細胞をいう。

2 感覚の成立条件

感覚が成立し，感じるためには，以下に説明する3つの条件がそろっている必要がある。

受容器▶　第1は，**受容器**が存在し，正常に機能していることである。たとえば，人間にも犬にも，眼という感覚器官は存在する。しかし，人間には明るさと色を受け取る受容器が存在するが，犬には色を受け取る受容器の一部がない。そのため，犬は人間のように色彩ゆたかな世界を経験することができない。

これらの感覚器官や受容器に疾患があった場合には，感覚が生じなかったり，

▶表 2-1　感覚の種類　*感覚 モダリティ*

種類		適刺激	受容器
視覚		光(約 380 ～ 780 nm の電磁波)	網膜内の錐体と杆体
聴覚		音(約 15 ～ 20,000 Hz の音波)	蝸牛内の有毛細胞
嗅覚		揮発性物質(刺激源からの気体や微粒子)	嗅腔内の臭細胞
味覚		水溶性物質(刺激源から唾液にとけた物質)	舌の味蕾内の味細胞
皮膚感覚	圧覚 触覚	皮膚に加えられる圧力	皮膚のパチニ小体，マイスネル小体，ルフィニ終末
	温覚	温度刺激，電磁波の一部	皮膚の自由神経終末
	冷覚	温度刺激，電磁波の一部	皮膚の自由神経終末
	痛覚	強い圧力，化学薬品，電流など	皮膚の自由神経終末など
運動感覚(深部感覚)		筋，腱，関節部の緊張(自己受容感覚)	筋紡錘など
平衡感覚		身体の傾き，全身の加速度運動	内耳の卵形嚢などの有毛細胞
内臓感覚		内臓諸器官の生理的バランスの変化など	機械受容器，自由神経終末など

正常な感覚経験とは違ったものになる。たとえば，特定の色の区別が困難になる**色覚異常**は，視覚の受容器の一種である錐体という細胞が先天的あるいは後天的に欠けていたり，十分に機能していないために生じる。

適刺激 ▶　第 2 は，受容器を興奮させるための適切な物理的刺激やエネルギーがあることである。視覚であれば電磁波の一部である可視光線，聴覚であれば周波空気の振動である音波である。このような刺激を**適刺激**という。基本的には，特定の感覚は，特定の適刺激が受容器を興奮させた場合にしか生じない。しかし，あとに述べる残効(▶20 ページ)のように，適刺激が消えたあとでも感覚が生じる場合もある。

刺激閾・刺激頂・弁別閾 ▶　第 3 は，刺激の強さである。私たちは，適刺激であっても，あまりに強い刺激や弱い刺激はとらえることができない。感覚を生じさせる最低限の刺激の強さを**刺激閾**あるいは**絶対閾**といい，最大限の刺激の強さを**刺激頂**という。

たとえば，視覚の適刺激である可視光線は波長が約 380～780 nm の電磁波である。したがって，380 nm 以下の電磁波(赤外線)や 780 nm 以上の電磁波(紫外線)を感じとることはできない。

また，聴覚の適刺激である音は，周波数が 15～20,000 Hz の音波(振動)である。したがって，それ以下の周波数(超低周波音)やそれ以上の周波数(超音波)の空気振動は，音として感じることができない。

同種の刺激を変化させたとき，その相違を感知できる最小の刺激差を**弁別閾**という。たとえば，290 g の重さの物を持ち，その重さを 1 g ずつ増やしていき，300 g になったときに重くなったと感じた場合，290 g に対する 10 g が弁別閾となる。

ウェーバーの ▶
法則とフェヒナー
の法則

ところで, この弁別閾は, 290 g に対しては 10 g であるが, 29 g ではわずか 1 g 増すだけでも変化を感じる。これについてウェーバー Weber, E. H.(1846) は, 「基準となる刺激の強さと弁別閾の比(ウェーバー比)は一定になる」という法則を見いだした。この法則を**ウェーバーの法則**という。

その後, フェヒナー Fechner, G. T.(1860)は, ウェーバーの法則を発展させて, 「感覚は, 刺激の強さの対数に比例して変化する」という**フェヒナーの法則**を見いだしている。ただし, ウェーバーの法則もフェヒナーの法則も, 刺激の強さが中程度のときになりたつ法則であり, 大きすぎたり小さすぎたりする場合にはあてはまらない。

② 感覚の生理と心理

1 視覚システム

眼の構造と機能 ▶
眼は, 直径約 2.5 cm の球体であり, 表面から順に, **強膜, 脈絡膜, 網膜**に囲まれている(▶図2-3)。強膜の前面には, **角膜**とよばれる透明なでっぱりがある。つづく脈絡膜は, 角膜の部分で切れており**虹彩**を形成しているとともに, **水晶体**に接している。虹彩と虹彩の間は**瞳孔**といい, 外界の光が眼の中に入る入口となる。この瞳孔は, 外界がから入ってくる光の量を調整するために, 明るい場合には縮小し, 暗い場合は拡大する。そして, 水晶体は, **毛様体**のはたらきによって厚みをかえることで, 入ってきた光の焦点が網膜に合うよう調整する。網膜にあたった光は, 網膜上に分布する視覚刺激の受容器によってインパルスに変換される。

錐体と杆体 ▶
網膜上にある視覚の受容器には, **錐体**と**杆体**の2種がある。錐体は明るい場所で色覚に関与し, 杆体は暗い場所で明暗の感覚に関与する。錐体は**中心窩**とよばれる網膜に侵入してくる光の中心部分に集中して分布しているが, 杆体

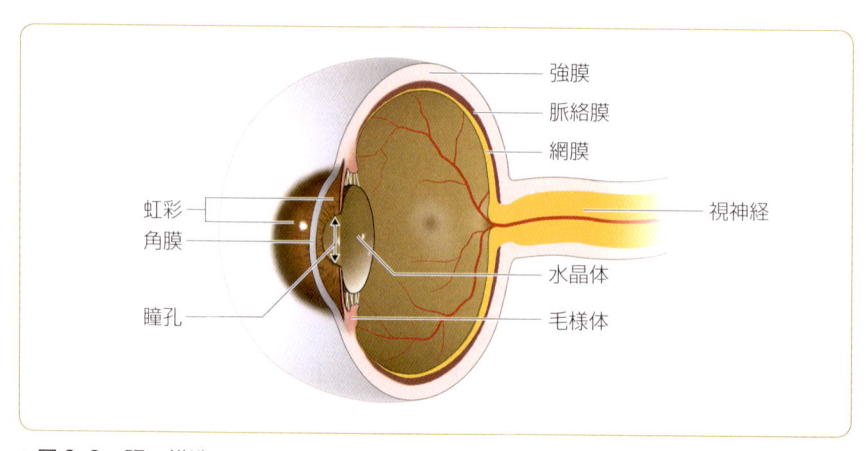

▶図2-3 眼の構造

はその周辺に多く分布している。このため，暗い場所では中心視野の視力が低下し，物の形は感じとれるが色は感じとれないという現象が生じる。

　また，錐体は，光の長波長で興奮するL錐体，中波長で興奮するM錐体，短波長で興奮するS錐体の3種類があり，これら錐体の興奮パターンから，人間はさまざまな色を感じとる。

色覚異常▷　色の見え方が正常と異なる**色覚異常**は，これら錐体が正常に機能しないために生じる。このうち，すべての錐体が機能せず杆体のみが機能しているものを杆体1色覚，杆体と1つの錐体のみが機能しているものを錐体1色覚，錐体のうちどれか1つが機能していないものを2色覚，すべての錐体は機能しているが1つのはたらきが低下しているものを3色覚という。杆体1色覚の場合，すべての色が識別できないばかりでなく，視力も低下する。錐体1色覚は，機能している錐体がL錐体やM錐体の場合は比較的視力は保たれているが，S錐体の場合だと視力低下が生じる。2色覚や3色覚では，それぞれ機能が低下した錐体に対応した色覚異常が生じる。

2 聴覚システム

耳の構造と機能▷　耳は，大きく**外耳**，**中耳**，**内耳**に区分される（▷図2-4）。耳介で集められた音波は，外耳道を進んで**鼓膜**を振動させる。鼓膜の奥の中耳には，3つの**耳小骨**（ツチ骨，キヌタ骨，アブミ骨）が並んでいる。これら耳小骨は，てこの原理で音圧を上げながら，振動を**蝸牛**の入口の**前庭窓**に伝える。蝸牛の内部はリンパ液に満たされていて，入口から奥まで**基底膜**がつづいている。前庭窓

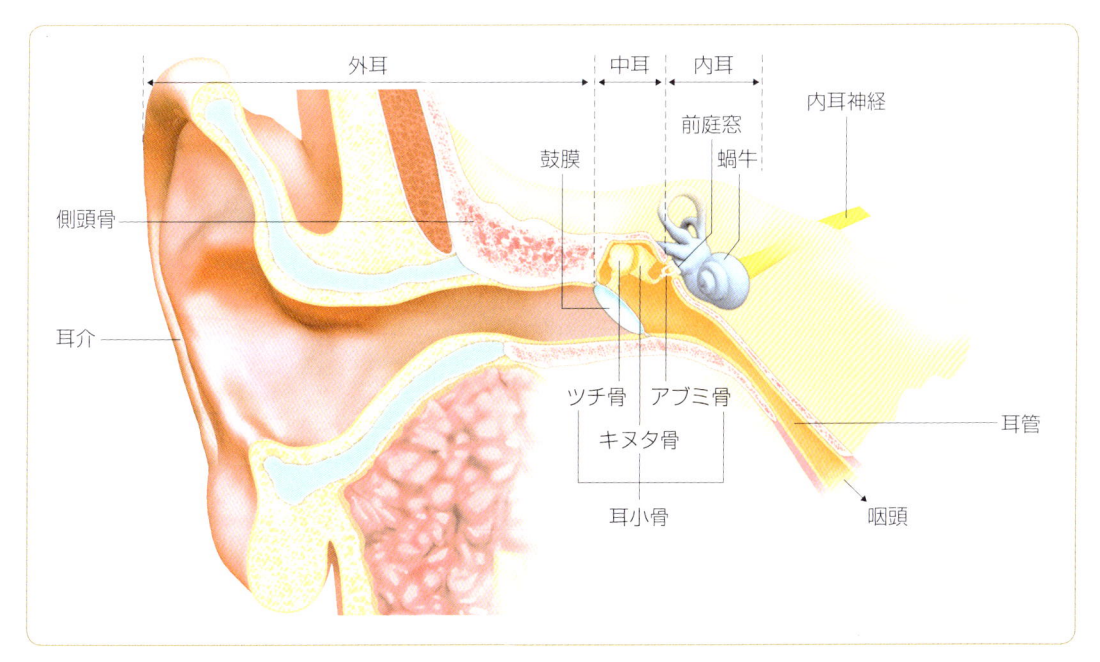

▶図2-4　耳の構造

に伝えられた振動は，蝸牛内部のリンパ液を介して基底膜を揺らす波となり，その波は基底膜を揺らしながら進行する。この基底膜の揺れは，音波の周波数が高いほど蝸牛の入口付近で最大になり，周波数が低いほど蝸牛の奥のほうで最大になる。そして，基底膜の揺れが最大になった箇所の位置にあるラセン器の有毛細胞が興奮することでインパルスが発生し，音波の周波数についての情報を脳へ伝達する。脳は，周波数が高いほど高音，低いほど低音であると認識する。

難聴 ▶ 　聴覚が低下した状態を難聴という。難聴には，音波の振動を受容器までに伝える器官に問題があるために生じる**伝音難聴**，振動をインパルスに変換する受容器の機能低下や異変，さらにはインパルスを大脳に伝える経路上の障害によって生じる**感音難聴**，両者が混合した**混合難聴**がある。また，器質的な機能低下や異変がみられないにもかかわらず生じるものを**機能性難聴**という。とくに，心理的な問題によって生じる難聴は，**心因性難聴**とよばれる。

③ 感覚の諸現象

1 順応

順応とは ▶ 　同一の刺激を同一の強度で継続的に提示されると，感覚の強度や明瞭さが弱まったり消失したりすることがある。たとえば，昼間にトンネルから抜けると，最初はまぶしさを感じるが，しばらくするとまぶしさを感じなくなる。逆に，感覚が生じないほど弱い刺激であっても，継続的に提示されると感覚の強度が強まることもある。たとえば，夜間に部屋の明かりを消すと，はじめのうちは真っ暗だが，しばらくすると部屋の様子が見えるようになってくる。このように，ある状態が継続すると感覚が慣れる現象を**順応**という。

順応のメカニズム ▶ 　順応が生じるのは，受容器の感度が変化するためである。継続的に刺激を受容しつづけると，受容器の感度が低下し，刺激量が変化していないにもかかわらず感覚の強度が弱まる。逆に，時間経過とともに弱い刺激に対しても受容器が機能しはじめ，感度が上昇することによって，感覚の強度が強まる。各種の感覚モダリティのうち，最も順応しやすいのは嗅覚であり，順応しにくいのは痛覚だといわれている。

2 残効

残効とは ▶ 　刺激が除去されたあとも，刺激の感覚が残存することがある。たとえば，滝のような動く対象を見つづけたあとに静止している風景に眼を転じると，その風景が動いて見える。また，船のような揺れの大きな乗り物から降りたあとでも，揺れが続いているように感じる。このような現象を**残効**という。残効が生じるのは，刺激が除去されたあとでも，受容器がしばらく興奮し，インパルス

を発生しつづけるためである。

残像▶ 残効のうち，色彩に関するものを**残像**という。夜，花火を見たあとで，夜空に花火の残像が見える。明るい光やあざやかな色を見たあと，白い壁に目を転ずると，暗い影や見た色と補色関係にある色が見える。前者のようにもとの刺激と同質の残像が生じる場合を**陽性残像**，後者のように明暗や色相などが反対の関係で生じる場合を**陰性残像**という。手術着が白色ではなく，青色や緑色であることが多いのは，血や内臓の赤色が残像として見えるのを避けるためであるといわれている。

3 感覚間の相互作用

感覚はそれぞれのモダリティによって独立し，異なるはたらきをしている。しかし，実際に私たちが感覚体験をするときは，複数のモダリティから同時に情報を得て，それらを統合することで現実世界を感じとる。ラジオに比べてテレビのほうが現実感をいだくのは，複数のモダリティが同時に関与するという現実の感覚体験に近いためである。

視覚優位▶ 感覚間に矛盾があった場合，一般に，視覚に基づいて感覚間の統合が生じる。これを，**視覚優位**という。たとえば，腹話 術 では人間の口が音源であるにもかかわらず，人形の口が動くのを見ることによって，人形がしゃべっているように感じる。これを**腹話術効果**という。また，マガーク McGurk, H.(1976)らは，被験者に「バ・バ・バ」と発音している口唇の映像を見せながら，「ガ・ガ・ガ」という音声を聴かせたところ，「ダ・ダ・ダ」と聞こえることを見いだした。これは，口唇が閉じる「バ」の映像と口唇が開いたままの「ガ」の音の矛盾を解決するために，被験者がその中間の口唇の動きである「ダ」であると解釈したためである。この現象を**マガーク効果**という。

しかし，感覚間に矛盾があった場合に，つねに視覚優位になるわけではない。たとえば，実際には点滅していない光とともに，短い音を2回聞かせると，光が点滅したように感じられる。この現象を**ダブルフラッシュ効果**という。

C 知覚のしくみとはたらき

① 知覚の種類と性質

1 知覚の種類

知覚は，感覚情報に基づき，さらに情報処理メカニズム，記憶や欲求に影響されて成立する。知覚も，視知覚や聴知覚というように感覚モダリティ（▶16ページ）によって区分されるが，知覚過程が記憶や欲求といった高次の認知過程

との相互作用を含んでいることから，この区分は感覚ほど明確ではない。たとえば，人物の知覚は，容姿の視覚情報だけではなく，声といった聴覚情報，その人についての知識や過去の経験，感情など，さまざまな情報が統合したものである。

　また，知覚には，感覚モダリティにおける区分のほかに，形の知覚や奥行き知覚，恒常性のほか，知覚対象の動きを感じる運動知覚，時間の経過や長さを主観的に把握（はあく）する時間知覚などのさまざまな側面をもつ。ここでは，視知覚を中心に，形の知覚，奥行き知覚，恒常性について取り上げる。

2　錯覚現象と知覚の性質

錯覚とは▶　知覚された対象の性質や関係が，刺激の客観的性質や関係と異なる現象を錯覚（さっかく）という。錯覚は，各感覚モダリティにおいて生じる。とくに，視覚で生じる錯覚を錯視（さくし），聴覚で生じる錯覚を錯聴（さくちょう），皮膚感覚の圧（触）覚で生じる錯覚を錯触（さくしょく）という。

さまざまな錯視▶　錯覚のなかでも錯視の種類は多く，平面図形の大きさ・長さ・方向・角度などが実際とは異なって知覚される幾何学的錯視（きかがく）（▶図2-5），若い女性に見えたり年配の女性に見えたりと，同一の図形が2種類以上の見え方をする反転図形（多義図形）（▶図2-6），3次元空間上では存在しえないが一見違和感をいだかない不可能図形（▶図2-7）などがある。また，2つの光点を交互に点滅させると動いて見える仮現運動や，隣の電車が動き出すと停車している自分の電車が反対方向に動いて見える誘導運動などの運動知覚も，錯視の一種である。

**アリストテレスの
錯覚とシャルパン
ティエの錯覚▶**　また，錯触についてはアリストテレスの錯覚，重さについてはシャルパンティエ錯覚が有名である。前者の錯覚では，交差させた人差し指と中指で1本の棒をはさむと，2本の棒に触れているように感じる。後者は，同じ重さであっても，体積が大きいもののほうが小さいもののほうに比べ重く感じられる錯覚である。

特別な知覚現象▶　以上で示した錯覚は，一般的には幻覚のような知覚の誤りや異常と考えられがちである。しかし，知覚がボトムアップ処理だけでなくトップダウン処理に

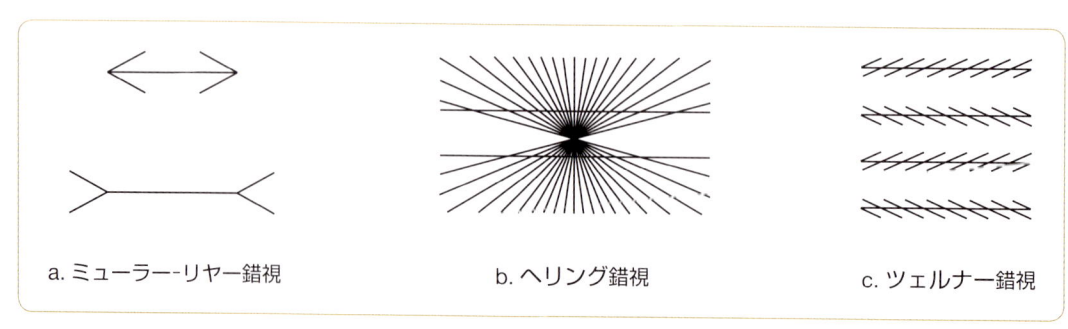

a. ミューラー-リヤー錯視　　　　　b. ヘリング錯視　　　　　c. ツェルナー錯視

▶図2-5　幾何学的錯視

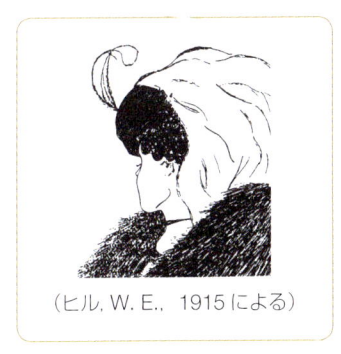
（ヒル, W. E., 1915 による）

▶図2-6 嫁と姑（反転図形）

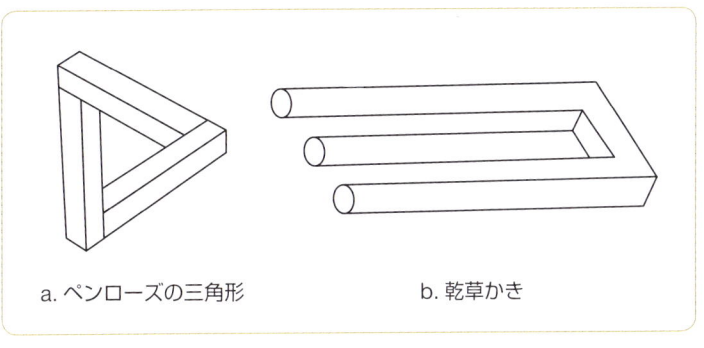
a. ペンローズの三角形　　　　　b. 乾草かき

▶図2-7 不可能図形

基づいても成立する現象であることから，知覚と外界は完全に一致しないこともありうる。このことから，錯覚とは，通常生じる知覚現象が特別な状況で顕著にあらわれたものであるといえる。

② 形の知覚

1 知覚の体制化

図2-1（▶15ページ）の斑点のなかからダルメシアンを見いだすように，空間のなかから形ある「もの」を見いだす知覚を形の知覚という。形の知覚が成立するためには，その形がほかの領域から分離し，分離した各部分が「まとまり」をもって知覚される必要がある。ある部分が周囲から分かれることを分化といい，その分化した部分がまとまりをもつことを群化という。そして，これらを通じて，ばらばらな感覚的世界を組織化することを知覚の体制化という。

2 図と地

分化が生じると，知覚した対象は図と地に分かれる。図とは形をもって浮き出て見える領域をいい，地とは背景となって感じられる領域をいう。これについて，ルビン Rubin, E.(1915)は，図2-8で示す「ルビンの杯」とよばれる図形を考案し，図と地の性質について検討した。この図形は白い部分に注目すれば杯に見え，黒い部分に注目すれば向き合う2人の横顔にみえる。しかも，どちらか一方を図として見ているときは他方は地になってしまう。つまり，「ルビンの杯」には2つの異なる図があるのだが，両者を同時に図として見ることはできない。

このように図と地が入れかわる図形を反転図形あるいは多義図形という。反転図形には，図と地が反転するもののほかに，図2-6に示した「嫁と姑」のように，意味が反転するものもある。とくに，前者を図地反転図形，後者を意味反転図形という。

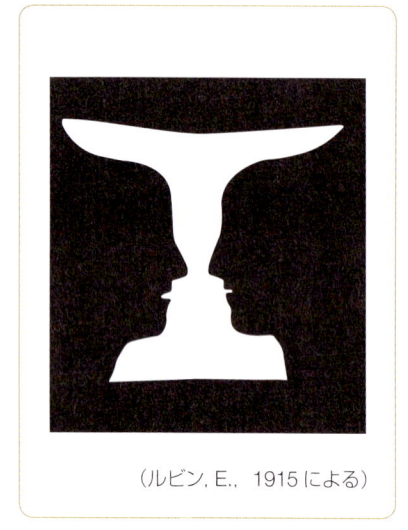

（ルビン, E., 1915 による）

▶図2-8　ルビンの杯（図地反転図形）

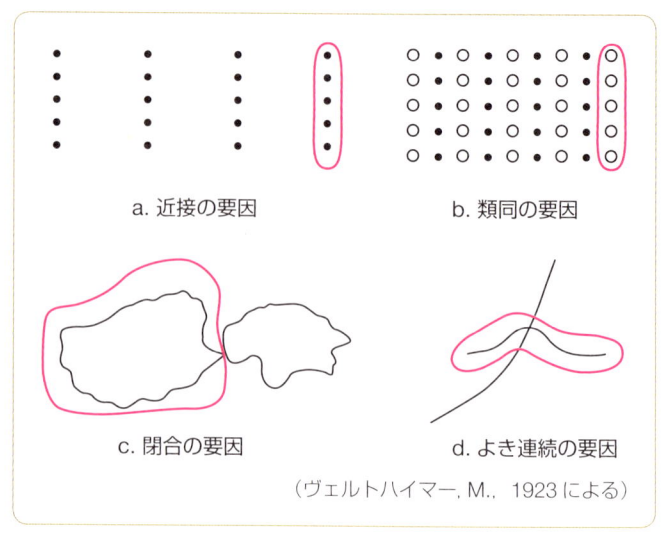

a. 近接の要因　　　　　　b. 類同の要因

c. 閉合の要因　　　　　　d. よき連続の要因

（ヴェルトハイマー, M., 1923 による）

▶図2-9　ゲシュタルト要因

3　群化の要因

ゲシュタルト要因▶　ある刺激が図として群化する要因を**ゲシュタルト要因**という。これについて，ヴェルトハイマー Wertheimer, M（1923）は，**図2-9** に示す要因などをあげている。線で囲ったように，**近接の要因**は近いものどうしが，**類同の要因**は似たものどうしが，それぞれ群化して知覚される。また，**閉合の要因**は閉じ合う傾向にあるものが，**よき連続の要因**はなめらかな連続となるものが，それぞれまとまって知覚される。たとえば，私たちは夜空の無数の星のなかから白鳥座やオリオン座を容易に見つけだすことができるが，これは近接とよき連続の要因が作用しているからである。また，生物が自分の身をまもるために周囲に色や形を似せる擬態は，類同とよき連続の要因の巧みな利用例であるといえる。

プレグナンツの▶
**　傾向**　これらゲシュタルト要因は，私たちが世界を全体として最も単純で最も規則的で安定した秩序あるかたちに体制化しようとする傾向を示している。この傾向を，**プレグナンツの傾向**あるいは**プレグナンツの原理**という。

意味的要因の影響▶　分化や群化が生じるのは，ゲシュタルト要因やプレグナンツの傾向のような図形要因だけでなく，意味的要因も大きく関与する。**図2-8** の「ルビンの杯」では，反転する2つの図形は両者とも有意味であったが，一方が有意味図形，もう一方が無意味な図形の場合，図形要因に関係なく有意味図形のほうが図になりやすい。

　また，**図2-10** に示すような，男性の顔からしだいに女性の全身に変化する図形のちょうど中間の図形は，左側の男性の顔のほうから順に見た場合は男性の顔に，右側の女性の全身のほうから順に見た場合では女性の全身として見る傾向がある（フィッシャー Fisher, G., 1967）。これらのことは，分化や群化が意味

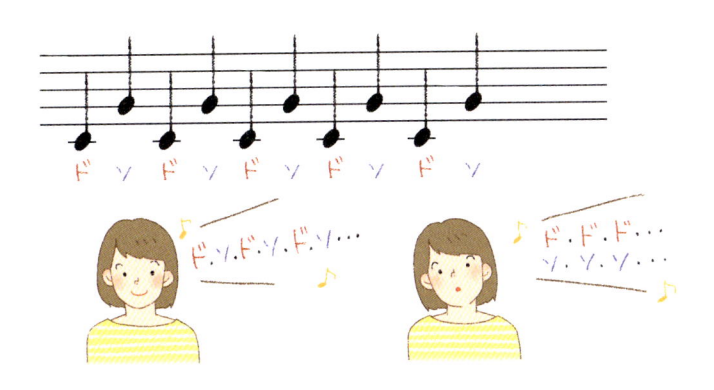

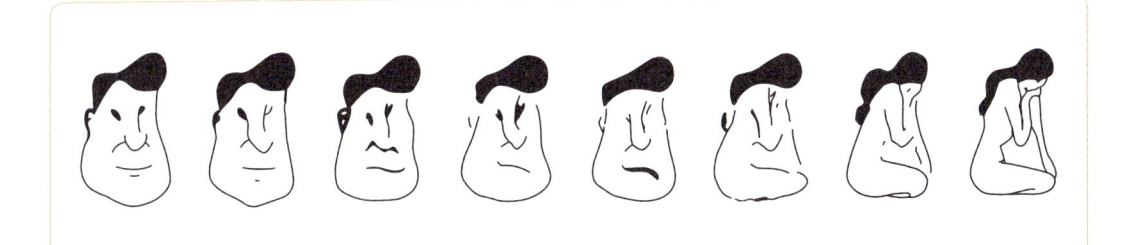

（フィッシャー, G., 1967 による）

▶図2-10　男と女

的要因の影響を強く受けることを示しているだけでなく，形の知覚が前述したトップダウン処理によって行われることを示している。

③ 奥行き知覚

1　奥行き知覚の性質

奥行き知覚▶　私たちは，容易に外界の対象を立体的にとらえ，奥行きを感じる。このように，外界を三次元としてとらえる知覚を**奥行き知覚**という。

三次元情報と▶
二次元情報　　ただし，奥行き知覚は，三次元の外界をそのまま三次元として知覚しているのではない。外界の刺激は，眼の水晶体を通じ焦点の調整が行われ，網膜へ前

後左右が反転した映像として投影される。この投影された光によって受容器が興奮し，発生したインパルスを脳へ伝える。このことは，私たちが，外界の三次元情報を網膜像の二次元情報に還元し，その二次元情報に基づいて三次元の知覚を再構成していることを意味する。

2 奥行き手がかり

奥行き手がかりとその分類 ▶ 1枚の写真からでは被写体の奥行きや立体についての情報を正確につかみづらいことが示すように，二次元情報から三次元情報を厳密に復元することは不可能である。それにもかかわらず，私たちは現実世界の奥行きを知覚することができる。それを可能にするのは，網膜像とは別の情報を手がかりにして三次元世界を再構成するからである。この手がかりを**奥行き手がかり**という。

その奥行き手がかりは，両眼で見るために得られる手がかりである両眼性と，片眼で見ても得られる手がかりである単眼性，運動性に大きく分類される。ここでは，両眼性手がかりの輻輳角と両眼視差，単眼性手がかりの肌理の勾配と陰影・濃淡の勾配，運動性手がかりの運動視差と流れの勾配を取り上げて説明する。

輻輳と輻輳角 ▶ 左右に離れた眼で1つの対象を見るためには，それぞれの眼を内側に回転させなければならない。この眼の回転を**輻輳**，回転で形成される角を**輻輳角**という。輻輳角は，近くの対象を見るときは大きく，遠くの対象を見るときは小さくなる。この輻輳角を通じて，知覚対象までの距離を感じとっている。

両眼視差 ▶ 左右の眼のそれぞれに映る網膜像はわずかに異なり，この差異を**両眼視差**という。両眼視差は，輻輳あるいは輻輳角での奥行き知覚を補う奥行き手がかりになる。

図2-11の**ステレオグラム**は，両眼視差を利用することで，二次元の画像が立体的に見えるよう作成されたものである。左右それぞれの図について，右の画像を右眼で，左の画像を左眼で見ると，2つの画像が1つに見えるとともに，

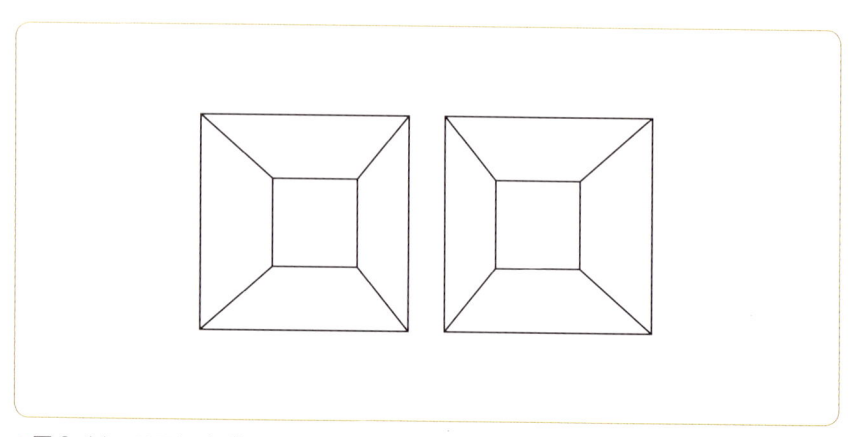

▶図2-11 ステレオグラム

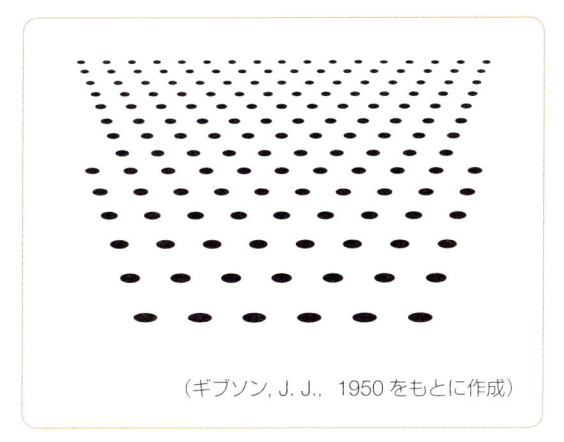

（ギブソン，J. J.，1950 をもとに作成）

▶図 2-12　肌理の勾配

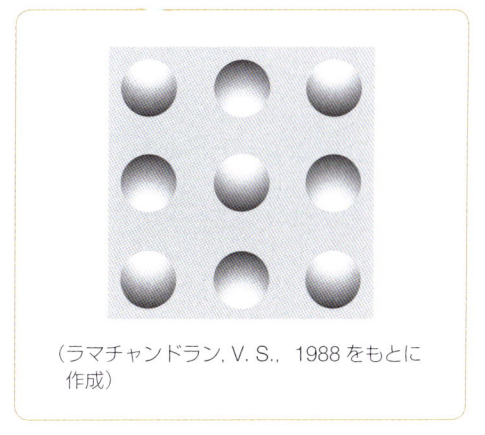

（ラマチャンドラン，V. S.，1988 をもとに作成）

▶図 2-13　陰影の勾配

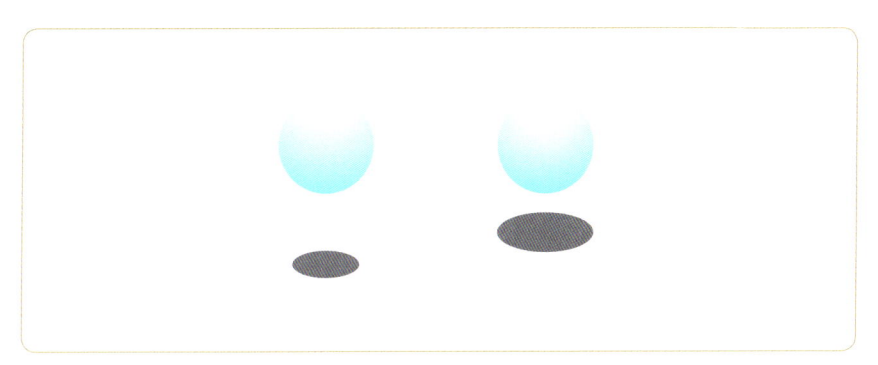

▶図 2-14　キャストシャドウ効果

立体感を体験する（平行法）。または，左眼で右の画像を，右眼で左の画像を見ると，同様に立体的に感じる（交差法）。

単眼性の奥行き手がかり　輻輳角や両眼視差のような両眼性の奥行き手がかりほど正確ではないものの，単眼性の奥行き手がかりでも，奥行き知覚は可能である。図 2-12 では図の下側ほど大きく間隔が広く，上側ほど小さく間隔が狭い配列となっていて，奥行きを感じることができる。これを**肌理の勾配**という。この肌理の勾配は，単眼性の有力な奥行き手がかりとなる。また，図 2-13 のように，画像に陰影をつけることで，立体感を感じる。これを**陰影の勾配**という。

　そのほか，単眼性の奥行き知覚には，奥の対象が手前の対象に重なって隠れる**遮蔽**（重なり）や，図 2-14 のように対象によってできた影によって対象の位置が知覚できる**キャストシャドウ効果**がある。

運動性の奥行き手がかり　私たちが知覚する対象の多くは，運動している。この運動が奥行き手がかりになる。図 2-15 のように，電車などの窓から見える風景を観察すると，凝視点より手前の風景は進行方向とは逆方向に流れて動き，凝視点より遠くの風景は進行方向と同じ方向に流れて動く。これを**運動視差**という。

　さらに運動視差は，凝視点に近いほどゆっくりと，遠いほど速く流れる。こ

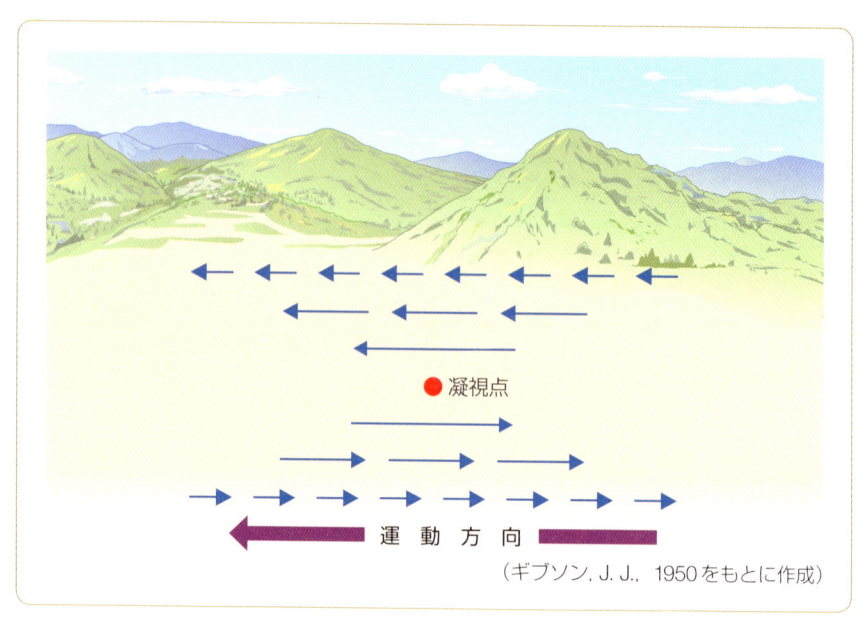

▶図2-15　運動視差と流れの勾配

（ギブソン, J. J., 1950をもとに作成）

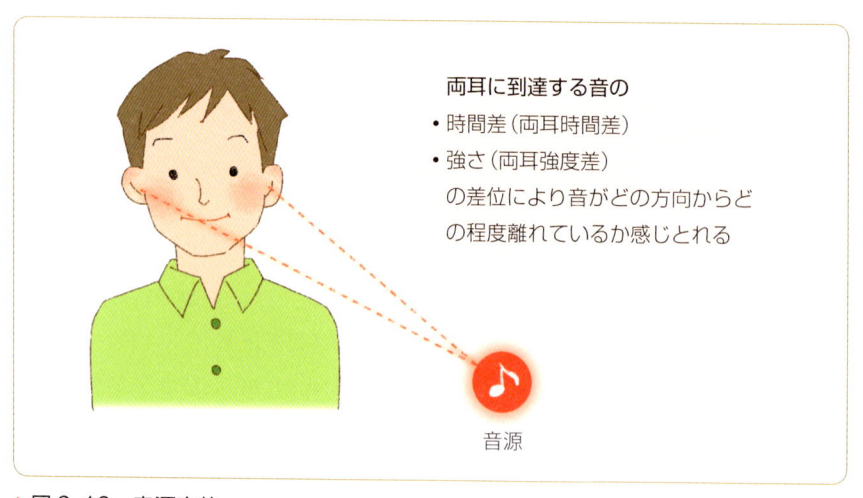

両耳に到達する音の
- 時間差（両耳時間差）
- 強さ（両耳強度差）

の差位により音がどの方向からどの程度離れているか感じとれる

音源

▶図2-16　音源定位

の風景の流れる速さの違いを**流れの勾配**という。静止しているときにはよくわからなかった奥行きが，動いてみるとよくわかるときがある。これは，運動性の奥行き手がかりが作用したためである。

聴覚の奥行き知覚 ▶　ステレオ音響とモノラル音響の違いが示すように，聴覚においても奥行きを感じとることができる。とくに，音がどの方向からどの程度離れて発せられたかを感じとることを**音源定位**という。

　図2-16に示すように，左右の耳は頭部の両端に離れているため，音源から発した音波がそれぞれの耳に到達するまでには時間差が生じる（両耳時間差）。また，音波が空気中を伝達するなかで弱くなるため，音の強さにも違いが生じ

る(両耳強度差)。この2つの耳での聞こえの差異を手がかりにすることで，音源定位が可能になる。

3 知覚の恒常性

　私たちは，つねに頭や身体あるいは眼を動かしている。身体が動けば網膜像も動くはずだが，見ているものはそれに合わせていちいち動いて見えたりはしない。このように，実際の知覚に変化が生じても，知覚対象のさまざまな特徴が比較的変化せずに保たれる現象を**知覚の恒 常 性**という。知覚の恒常性には，以下のような大きさ，形，明るさの恒常性がある。

大きさ・形・▶明るさの恒常性　たとえば，6 m離れたところにいる友人が3 m先まで近づいてきたとしよう。3 m先の友人の網膜像は，6 m先の友人のそれの2倍の大きさである。しかし，私たちは，3 m近づいた程度で友人の大きさが2倍になったとは感じない。このように，知覚対象の観察距離が変化しても，その対象の見えの大きさがほぼ一定に保たれる現象を**大きさの恒常性**という（▶図2-17-a）。

　また，百円玉を少し回転させただけでも，網膜像は楕円に変化するはずである。しかし，私たちは百円玉が楕円になったとは感じない。このように，視線に対して知覚対象を傾けても，実物の客観的な形を保ったまま知覚される現象を**形の恒常性**という（▶図2-17-b）。

　さらに，白紙を暗い部屋で見た場合，光の反射率が変化するため白紙は黒く見えるはずであるが，私たちは白紙を白紙として知覚する。対象の物の表面から眼に反射する光の強度や変化したにもかかわらず，物の明るさが保たれる現象を**明るさの恒常性**という。

知覚の恒常性が▶失われる場合　こうした知覚の恒常性は，日常場面とは異なる状況では生じない。暗室で対象を観察した場合，大きさの恒常性は失われ，遠くに提示された対象ほど小さ

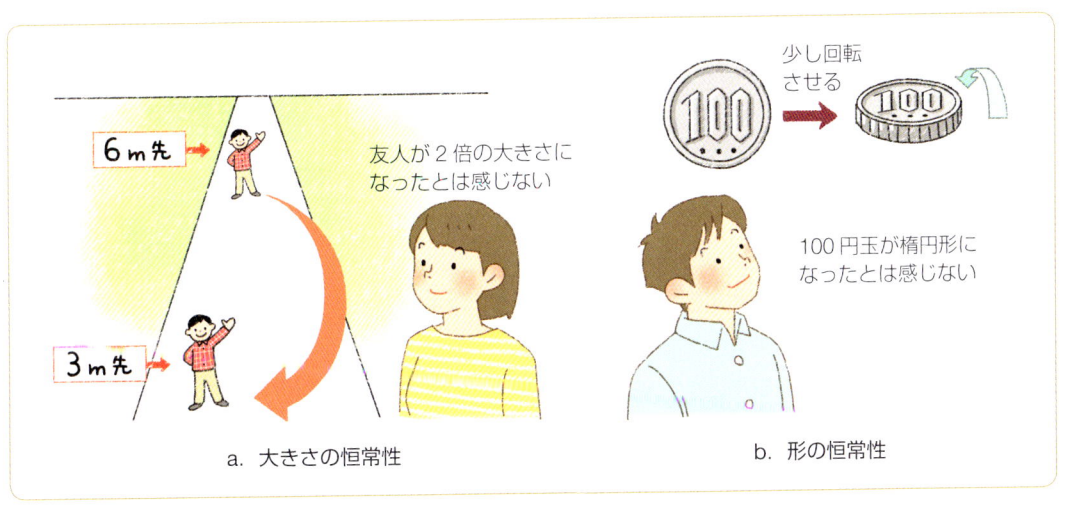

少し回転させる

6 m先 → 友人が2倍の大きさになったとは感じない

3 m先 →

100円玉が楕円形になったとは感じない

a. 大きさの恒常性　　　　　　b. 形の恒常性

▶図2-17　知覚の恒常性

く見える。また，小さな穴から対象を見つつ照明の明るさを変化させると，明るさの恒常性が失われ，対象は黒くなったように知覚される。

　これらのことは，私たちが網膜像だけから対象を知覚しているのではなく，日常場面におけるさまざまな情報を加えることで，より実際の対象に近づけて知覚していることを示している。

④ パターン認識

1　パターン認識とは

　図2-1(▶15ページ)を見て「ダルメシアン」を知覚するように，外界の刺激が与えられたとき，その刺激の入力パターンを解析することで，それがなんであるかを認識することを，**パターン認識**という。

　パターン認識が行われるためには，与えられた刺激が，長期記憶(▶35ページ)のなかで貯蔵されている知識と照合され，対応づけられる必要がある。図2-1の斑点の一部が，私たちの長期記憶内にある「ダルメシアン」についての知識と照合されることで，斑点の集まりのなかにダルメシアンがいると認識できるようにである。

2　鋳型照合モデル

　パターン認識について，最初に提唱された理論は，**鋳型照合モデル**である。この理論では，外界の刺激に対応する**鋳型**とよばれる情報を，あらかじめ記憶内に貯蔵していると考える。そして，これら鋳型と外界の刺激とを照合することで，外界の刺激がなんであるかを認識する。しかし，たとえば，「A」という文字1つとっても，さまざまな形や大きさがある。これらについて，私たちの記憶内にすべての鋳型が貯蔵されているとは考えにくい。そのため，外界の刺激の向きや大きさを調整するシステムがあり，その調整ののちに鋳型照合が行われると考えられている。

3　特徴抽出モデル

　パターン認識についてのもう1つの理論は，**特徴抽出モデル**である。この理論では，さまざまな処理を行うモジュールの多重構造を想定し，各モジュールでの分析結果が記憶内の情報と照合されると考える。

パンデモニアム　モデル ▶ 　たとえば，特徴抽出モデルの1つであるセルフリッジ Selfridge, O. G.(1959)のパンデモニアムモデルでは，モジュールをデーモンとよび，それらデーモンが，図2-18のように，さまざまな処理を段階的に行うことで，外界の刺激がなんであるかを認識すると考える。すなわち，外界の刺激は，まずイメージデーモンで符号化され，特徴デーモンによって刺激の各部分が分析される。つ

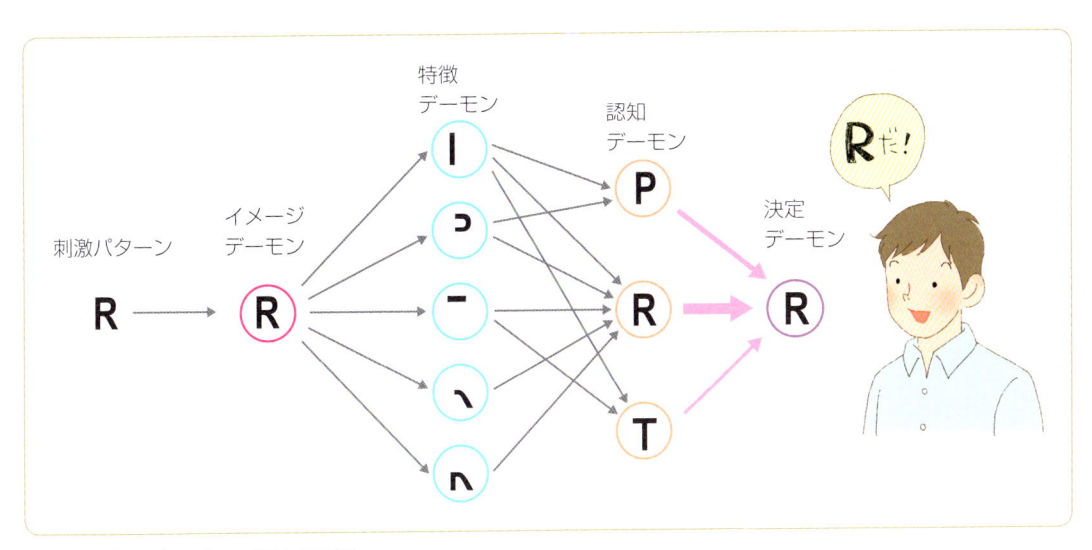

▶図2-18　パンデモニアムモデル

づいて，認知デーモンで記憶内に貯蔵されている特徴リストとの照合が行われ，各部分と最も一致するデーモンが興奮し，決定デーモンが外界の刺激がなんであるかを決定する。このようなしくみは，OとQやPとRを見間違えるが，TとOやPとAは見間違えることはほとんどないという，私たちの日常的な経験とも一致する。

ゼミナール
復習と課題

❶ 感覚と知覚の違いについて説明し，それぞれの例をあげてみよう。
❷ 感覚の種類とその適刺激，受容器についてまとめてみよう。
❸ 錯視の例を集めてみよう。

参考文献　1) 大山正ほか編：新編　感覚・知覚心理学ハンドブック．誠信書房，1994.
2) リチャード・L. グレゴリー著，近藤倫明ほか訳：脳と視覚——グレゴリーの視覚心理学．ブレーン出版，2001.

推薦図書　1) 一川誠：錯覚学——知覚の謎を解く．集英社，2012.
2) ジョン・P. フリスビー著，村山久美子訳：シーイング　錯視——脳と心のメカニズム．誠信書房，1982.

第 3 章

記憶

A 記憶のメカニズム

① 記銘・保持・想起

1 記憶とは

記憶と学習 ▶ 　過去に経験したことを覚え，必要に応じて思い出すことを，**記憶** memory という。記憶と似たものに**学習** learning がある。ともに過去の経験が私たちに影響する現象をいうが，学習が行動の変化を含んだ概念であるのに対し，記憶は認知(▶14 ページ)の変化である。たとえば，子どもがあるテレビのアニメ番組をみたとき，その番組内容や出演するキャラクターについての知識を得ることが「記憶」であり，その経験に基づいてキャラクターのセリフやしぐさをまねるのが「学習」である(学習については，第 5 章，▶74 ページ)。

2 記憶の 3 つの側面

記銘・保持・想起 ▶ 　ひとくちに記憶といっても，さまざまな側面がある。心理学ではこれらの側面を，新しい情報を覚え込む**記銘**，記銘した情報を忘れないようにたくわえておく**保持**，たくわえた情報を必要に応じて思い出す**想起**の 3 つに区分している。

　また，想起には，大きく分けて，**再生**と**再認**がある。再生が記銘・保持した情報をそのまま想起することであるのに対して，再認は記銘した情報と同じ情報が示されたときに確認できることをいう。たとえば，「1879 年に世界初の心理学実験室を創設したのは誰か」という問いに対して，再生は「ヴント」と答える想起をいう。一方，再認は，同様の問いに対して，「フロイト」「ワトソン」「ヴント」のような選択肢が与えられたうえで，「ヴント」を選ぶ想起をいう。

符号化・貯蔵・ ▶ 　心理学における記憶研究は情報科学の影響を強く受けているため，記銘を**符検索** 号化，保持を**貯蔵**，想起を**検索**と，情報科学の用語で表現することがある。ここでいう符号化とは文字や映像・音声などの入力情報を機械が保持できるような形式に変換することを，貯蔵とは特定の形式で情報がたくわえられることをいう。また，検索とはそのたくわえられている情報を適切に取り出すことをいう。

② 記憶のプロセス

1 記憶の多重貯蔵モデル

さまざまな記憶の ▶ 　私たちは，小学校の修学旅行のような遠い過去のできごとを想起できるにも違い かかわらず，今朝食べたものを想起できないことがある。また，一度に大量の

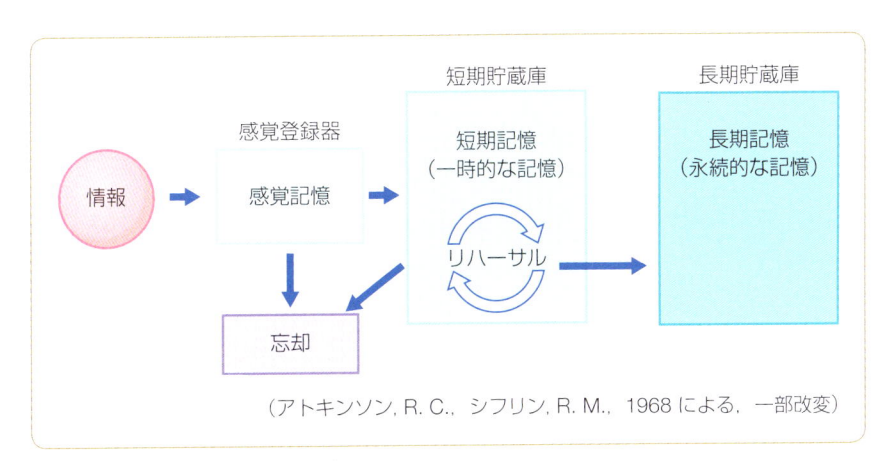

▶図3-1　記憶の多重貯蔵モデル

情報を記銘することはできないが，その積み重ねによって膨大な量の情報を覚えることができる。これらが示すように，同じ記憶であっても，すぐに忘れる記憶か，いつまでも覚えている記憶かといった違いや，覚えられる量が少ないか多いかといった違いがある。

多重貯蔵モデル▶　これについて，アトキンソン Atkinson, R. C. とシフリン Shiffrin, R. M.(1968)は，記憶の**多重貯蔵モデル**を提唱した(▶図3-1)。このモデルによると，記憶には段階的に**感覚登録器，短期貯蔵庫，長期貯蔵庫**の3つの情報を保持する場所があり，それらの場所にたくわえられている記憶を，それぞれ**感覚記憶，短期記憶，長期記憶**という。私たちに入力された情報は，まず感覚記憶として感覚登録器に貯蔵される。感覚登録器ではほとんどの情報が消去されてしまうが，注意を向けた一部の情報だけが，短期記憶として短期貯蔵庫に貯蔵される。そして，短期貯蔵庫内で，記銘すべき情報を心の中で繰り返す**リハーサル**とよばれる作業を行った情報だけが，長期記憶として長期貯蔵庫に保持される。

記憶の違い▶　これら貯蔵庫のうち，感覚登録器と短期貯蔵庫の記憶の保持時間は短く，長期貯蔵庫のそれは半永久的である。この貯蔵庫による保持時間の違いが，すぐに忘れてしまう記憶といつまでも覚えている記憶の違いとなる。また，長期貯蔵庫の保持容量は膨大だが，短期貯蔵庫のそれはきわめて限られている。この保持容量の違いが，一度に記銘できる量が限られていながら，その積み重ねによって膨大な情報を保持できるという記憶の違いを生み出している。

2　多重貯蔵モデルの実証的根拠

系列位置効果▶　記憶の多重貯蔵モデルにおいて短期記憶と長期記憶を区分する根拠に，**系列位置効果**がある。系列位置効果とは，順番に提示されるいくつかの情報を記銘してから再生した場合，最初のほうと最後のほうで記銘した情報の再生成績が高くなり，中間部分の成績が低くなる現象である。

　とくに，最初のほうの再生成績がよくなることを**初頭効果**，最後のほうで再

生成績がよくなることを**新近効果**という。初頭効果が生じるのは，最初のほう
で提示された情報が，リハーサルによって長期記憶に転送されるためである。
また，新近効果が生じるのは，記銘から再生までの時間間隔が短く，短期貯蔵
庫の中の情報が消えなかったためである。

H. M. 氏の症例▶　もう 1 つの根拠に，H. M. 氏の症例がある。H. M. 氏はてんかんの治療のた
め，脳の海馬（かいば）を含む両側側頭葉（そくとうよう）内部のおよそ 2/3 を切除した。手術は成功し
たが，その結果，手術以前のことは覚えているのに手術後の新しいできごとを
記銘できなくなった。すなわち，短期貯蔵庫の情報を長期貯蔵庫に転送できな
くなったのである。このことは，2 つの貯蔵庫が脳のシステムでも独立してお
り，短期貯蔵庫から長期貯蔵庫へ情報を転送するはたらきは，海馬が担ってい
ることを示している。

B 感覚・短期記憶と作業記憶

① 感覚記憶

1 感覚記憶とは

自分の手を顔の前で振ってみると，手が通り過ぎたあとに，かすかな映像が
残ったように見える。また，風景を凝視したあとに目をつぶると，わずかな時
間ではあるが，その風景を鮮明にイメージできる。これは，感覚器管に入った
視覚刺激が感覚器管を興奮させ，刺激が消失したあとでも短時間は感覚器管の
興奮が持続するために生じる。このような感覚器官の興奮に伴う瞬間的な記憶
を，**感覚記憶**という。

アイコニックメモ▶
リーとエコイック
メモリー　感覚記憶はそれぞれの感覚器官の興奮であることから，感覚登録器は感覚モ
ダリティ（▶16 ページ）ごとに分かれており，保持容量や保持時間も異なる。と
くに，視覚についての感覚記憶を**アイコニックメモリー**，聴覚についての感覚
記憶を**エコイックメモリー**という。

2 保持容量と保持時間

アイコニック▶
メモリーの保持　アイコニックメモリーの保持時間と保持容量について，スパーリング Sper-
ling, G.(1960) は，**全体報告法**と**部分報告法**という方法によって検討した（▶図
3-2）。

全体報告法では，1 文字から 12 文字の複数のアルファベットを 50 ミリ秒（1
秒は 1,000 ミリ秒）間で提示したあと，被験者に提示したすべての文字を報告
するよう求めた。その結果，提示した文字数が多くなっても，被験者は 4 文字
程度しか報告できなかった。一方，部分報告法では，3 行からなるアルファ

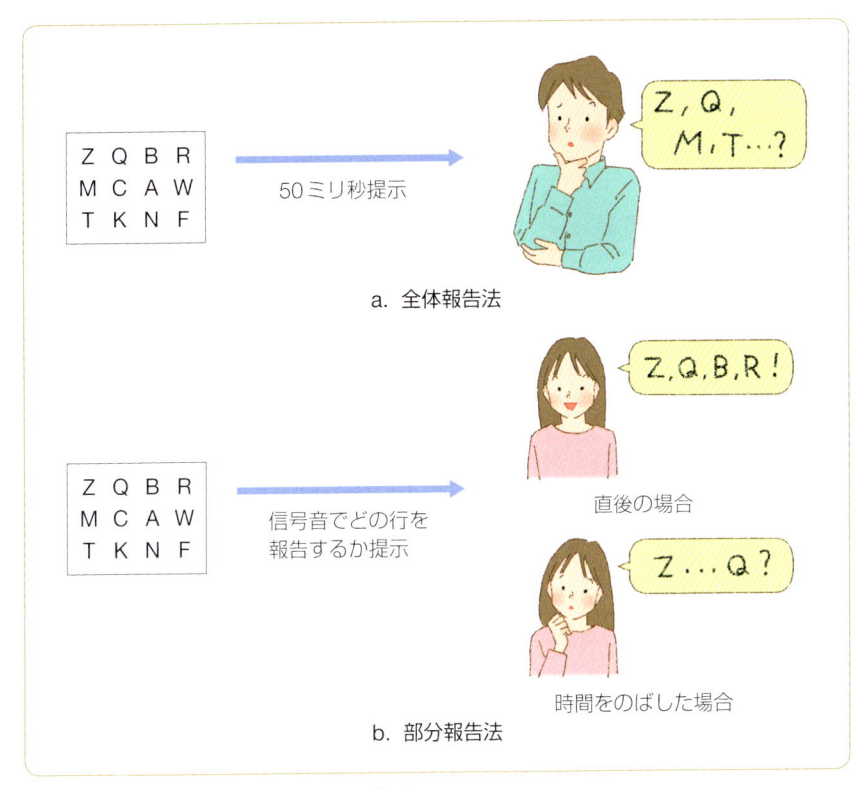

▶図3-2　アイコニックメモリーの実験

ベットが提示されたあと，高い信号音が提示されたならば上の行，中間の信号音が提示されたならば真ん中の行，低い信号音が提示されたならば下の行を報告するよう求めた。その結果，どの行を報告するよう求めても，4文字が提示された場合では3文字を報告できた。アルファベットが提示された段階では，どの行を記銘すべきかは知らされていないことから，被験者は，アルファベットが提示されていた時点では12文字のうち9文字を記銘していたことになる。

　しかし，アルファベットの提示から，どの行を報告するかを指示する信号音までの時間間隔をのばしていくと，報告できる文字数が減少していく。そして時間間隔が1,000ミリ秒になると，全体報告法での結果と同じになった。このことは，アイコニックメモリーの保持時間が1,000ミリ秒（1秒）以下であることを示している。このように，アイコニックメモリーの保持容量は大きいが，保持時間はきわめて短い。全体報告法ではつねに4文字程度しか答えられないのは，報告しているうちに保持している情報が消去されてしまうためである。

　また，エコイックメモリーの保持時間についても，グルックスバーグGlucksberg, S. とコーワン Cowan, G. N. (1970) の実験で，約5秒程度であることが確認されている。

エコイック
メモリーの保持 ▶

感覚記憶から ▶
短期記憶へ

　このように，感覚記憶の保持時間はどの感覚モダリティにおいても短い。こ短い保持時間の間に，私たちは，入力された刺激のうちの一部に選択的な注

意を向け，その一部の情報を次の段階の短期貯蔵庫に転送しているのである。

② 短期記憶

1 短期記憶の容量

ランダムな数字を覚えようとするとき，5桁程度であれば，それほど苦労することはない。しかし，9桁以上になると，きわめてむずかしい。これは，短期貯蔵庫の容量が限られているためである。感覚記憶の情報のうち注意が向けられたものだけが選択されて短期貯蔵庫に転送されるのは，短期貯蔵庫の保持容量が限られているためと考えられる。

直接記憶範囲法 ▶ 短期貯蔵庫の保持容量を具体的に調べる方法に，**直接記憶範囲法**がある。この方法は，被験者に以下に示すような複数のアルファベットを1秒間に1文字ずつ聞かせて，再生させるものである。この再生成績が短期貯蔵庫の保持容量といえる。ミラー Miller, G. A.(1956)は，この方法で実験を行ったところ，記銘材料の種類に関係なく，7±2，すなわち5～9程度しか再生できないことを明らかにした。

$$\boxed{\text{N H K T B S J A L A N A N T T K D D I}}$$

しかし，これらの19文字を，NHK，TBS，JAL，ANA，NTT，KDDIのように意味のある単語として記銘した場合，すべてを覚えることができる。これは，アルファベットとしては19刺激であるが，単語としては6刺激であるためである。このことからもわかるように，短期貯蔵庫の保持容量とは，入力情報として提示される物理的な刺激の量ではなく，意味のある情報としての最小のまとまりの量によって決定される。このようなまとまりを**チャンク**という。また，複数の刺激をチャンクとしてまとめることを，**チャンク化**という。

2 短期記憶の保持時間

ブラウン-ピーターソン課題 ▶ 短期記憶の保持時間については，**ブラウン-ピーターソン課題**で確認されている。この課題では，系列位置効果（▶35ページ）と同様に，被験者に情報を順次提示したあと，10～30秒の間，リハーサルを妨害するために暗算などの認知的作業をさせてから再生を求める。すると，認知的作業の時間が長くなるほど新近効果が生じなくなり，30秒後では完全に消滅してしまう。これは，リハーサルによって情報を長期貯蔵庫に転送しないと，その情報は短期貯蔵庫内で30秒程度しか保持されないことを示している。

3 処理水準モデル

処理水準モデル▶
とは
　よく理解していることがらと，あまり理解していないことがらとでは，よく理解していることがらのほうが記憶されやすい。これについて，クレイク Craik, F. I. M. とロックハート Lockhart, R. S.(1972)は，入力情報に対する処理水準が深いほどよく記銘されるという**処理水準モデル**を提唱した。

　ここでいう処理水準の深さは，水準の浅いものから順に，形態的処理(情報はどのような形か)，音韻的処理(情報を発音するとどのような音か)，意味的処理(情報はどのような意味か)に区分される。すなわち，形態的処理をした情報は長期記憶として保持されにくく，意味的処理をした情報は長期記憶として保持されやすいのである。

クレイクと▶
タルヴィングの
実験
　この処理水準モデルについて，クレイクとタルヴィング Tulving, E.(1975)は図3-3のような実験を行った。まず，形態的処理を行う課題として「その単語は大文字で書かれていますか」，音韻的処理を必要とする課題として「その単語は WEIGHT と韻をふんでいますか」，意味的処理を行う課題として「その単語は"彼は街で〜に会った"という文にあてはめることができますか」という質問を被験者にしておく。そして，次の日，前日の質問でどんな単語を

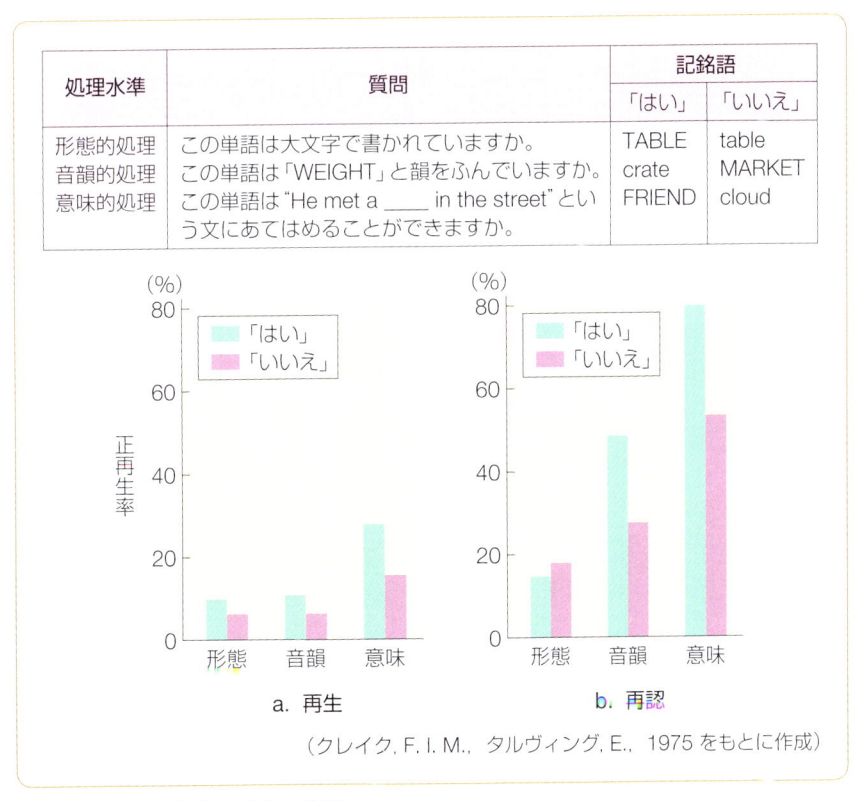

（クレイク, F. I. M., タルヴィング, E., 1975 をもとに作成）

▶図3-3　処理水準モデルの実験

使ったかを再生あるいは再認させる。すると，図3-3の通り，それぞれの課題で，「はい」と答えた場合でも「いいえ」と答えた場合でも，形態的処理より音韻的処理の成績のほうがよく，さらに音韻的処理より意味的処理の成績のほうがよいことが示された。このことから，長期記憶として情報を保持するためには，意味的処理が効果的だと考えられる。

4　さまざまな記銘方略

記銘情報を長期記憶として保持する認知活動を記銘方略 という。前述したリハーサルもその1つであるが，そのほかにも，有効な記銘方略が多く知られている。その代表例として，体制化と精緻化，イメージ化，自己準拠効果について説明する。

体制化と精緻化▶　**体制化**とは，バラバラな情報を関連するものどうしにまとめ，整理して記銘する方略をいう。前述したチャンク化も体制化の一例である。

また，**精緻化**とは，記銘すべき情報に別の情報を付加することで，まとめて理解する方略である。たとえば，「看護師」と「食事」と「患者」という単語を記銘するとき，「介助をする」という情報を付加して「患者の食事の介助をする看護師」とまとめたほうが記銘しやすい。体制化と精緻化が長期記憶として記銘されやすいのは，いずれも意味的処理を伴っているためである。

イメージ化▶　**イメージ化**とは，記銘すべき言語的情報を視覚的イメージにおきかえる方略をいう。イメージ化が長期記憶として記銘されやすい理由は，ペイヴィオPavio, A.(1971)の**二重符号化説**によって説明される。

この説では，私たちの長期記憶への記銘は，言葉による言語的符号化と視覚的イメージによる非言語的符号化の2通りがあるとされる。そして，ある情報を記銘する際には言語的符号化だけ，あるいは非言語的符号化だけでは成績はよくならないが，両方の符号化を同時に行った場合では向上するとしている。抽象的な言葉より具体的な言葉のほうが記銘しやすいのは，具体的な言葉のほうが視覚的にイメージしやすいからである。

自己準拠効果▶　**自己準拠効果**とは，情報を自己と関連づけることによって記銘が促進される現象をいう。これについて，ロジャース Rogers, T. B.(1977)らは，形態的処理の質問，音韻的処理の質問，意味的処理の質問(▶39ページ)に加え，自己準拠の質問として「〜は，あなたにあてはまりますか」と被験者に質問し，記憶成績を調べたところ，4種類の質問のなかで自己準拠質問の成績が最もよかった。

このような自己準拠効果が生じる理由については明確な答えはないが，長期記憶内の自己についての知識(**自己スキーマ**)が関与していると考えられている。情報の意味を理解するだけでも長期記憶への記銘を促進するのだが，それを自分にあてはめることで理解が深まり，さらに記銘を促進する。

③ 作業記憶

1 短期記憶と作業記憶

作業記憶とは▶ アトキンソンとシフリンの多重貯蔵モデル（▶35ページ）における短期貯蔵庫は，単に情報を一時的に保持しているだけでなく，さまざまな処理を行っている。この処理の観点に注目した記憶理論が，バッデリー Baddeley, A. D. とヒッチ Hitch, G.(1974)が提唱した**作業記憶**である。

　たとえば，私たちが2桁の足し算の暗算をするとき，1の位で繰り上がった数字を保持しつつ，10の位の処理を行う。また，文章を理解するときは，これまで読んでいた文章内容を保持しつつ，現在読んでいる文章の処理を行う。このように，ある情報を一時的に保持しつつ，認知的処理を行う記憶を作業記憶という。

2 作業記憶モデル

　バッデリーとヒッチは，作業記憶について，音韻ループと視空間スケッチパッドという2つの下位システムと，これらをコントロールする中央実行系からなるモデルを提唱している（▶図3-4）。音韻ループは言葉のような音韻情報を一時的に保持するシステムであり，視空間スケッチパッドは視覚的・空間的なイメージを一時的に保持する貯蔵庫である。一方，中央実行系は，これら2つの下位システムをコントロールしたり，長期記憶とやりとりしながら暗算や文章理解などの処理を行う。

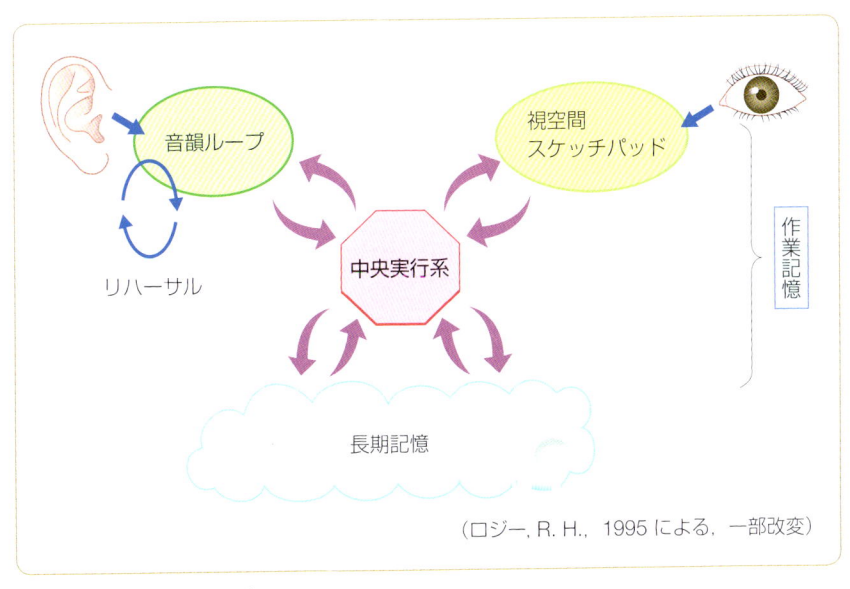

（ロジー，R. H., 1995による。一部改変）

▶図3-4　作業記憶モデル

　それぞれのシステムは，短期貯蔵庫と同様に限界があるため，1つのシステムを同時に駆動しなければならないような2つ以上の作業はできない。たとえば，音韻ループでいうと，会話をしながらラジオの内容を理解できないというようにである。

C｜長期記憶と忘却

① 長期記憶の分類

　短期貯蔵庫でのリハーサルによって長期貯蔵庫の中に保持された情報は，昨日の朝食のメニューや日本語の文法，自動車の操作など，さまざまな内容である。この長期貯蔵庫の中にたくわえられている情報は，その内容から大きく宣言的記憶と手続き的記憶に区分され，さらに宣言的記憶は意味記憶とエピソード記憶に区分される。

1 宣言的記憶と手続き的記憶

宣言的記憶とは▶　宣言的記憶とは，言葉を使って表現することができる事実についての記憶である。たとえば，過去の思い出や昨日おきたできごとは文章にあらわすことができる。あるいは，イヌやネコがどういう動物かも言葉であらわすことができるし，「関係」や「しくみ」といった抽象的な概念の意味も言葉であらわすことができる。

手続き的記憶とは▶　一方，手続き的記憶とは，言語化することがむずかしい，実際になんらかの作業をするときのやり方についての記憶である。たとえば，自転車の乗り方や箸の使い方などの運動技能，チェスや将棋のようなゲームについての認知技能などである。

宣言的記憶と▶
手続き的記憶の
区別　宣言的記憶と手続き的記憶を区別する根拠としては，短期貯蔵庫と長期貯蔵庫の区分にもあげたH. M. 氏の症例がある。彼は手術後に新しいできごとを長期記憶として記銘できなくなったが，鏡に映った像を見ながら迷路をたどる鏡映描写課題では，練習を繰り返すことで成績が向上した。鏡映描写は手続き的記憶に分類される運動技能についての課題であることから，H. M. 氏は宣言的記憶だけに記憶障害が生じたのであり，手続き的記憶は正常だったと考えられる。

2 意味記憶とエピソード記憶

意味記憶・エピ▶
ソード記憶とは　宣言的記憶のうち，意味記憶とは，単語の意味や概念，あるいは文法など一般的知識についての記憶である。一方，エピソード記憶とは，特定の場所や時間などの文脈情報を含む，個人か過去に経験したできごとに関する記憶である。

たとえば，「イヌとネコは，哺乳類である」という知識は意味記憶であり，「今朝，私は犬と公園を散歩した」というできごとの記憶はエピソード記憶である。

意味記憶と
エピソード記憶の
区別 ▶

意味記憶とエピソード記憶を区分するおもな特徴としては，第1に，「いつ」「どこ」に関する情報が含まれるかどうかである。エピソード記憶には記銘した場所や時間の情報が含まれているが，意味記憶にはそのような情報が含まれていない。第2に，質問・回答の仕方の違いがある。意味記憶は「〜について知っている」と質問・回答されるものであるのに対し，エピソード記憶は「〜について覚えている」と質問・回答されるものである。そして，第3に，「思い出している」あるいは「思い出した」という想起意識である。意味記憶には想起意識は伴わないが，エピソード記憶には伴う。

このように想起意識を伴う記憶を顕在記憶，伴わない記憶を潜在記憶といい，手続き的記憶も潜在記憶の一種である。

自伝的記憶 ▶

また，エピソード記憶のなかでも，とくに自分自身のできごとについての記憶を自伝的記憶という。エピソード記憶は過去のできごとの事実に関する記憶全般をさすが，自伝的記憶はそのなかでも，「思い出」のようなある種の感情を伴う記憶をさす。

高齢者を対象に，生まれてから現在にいたるまでの自伝的記憶の想起を求めたところ，図3-5のように，最近のできごとと同じく，あるいはそれ以上に，10歳代から20歳代のできごとを多く想起した。このように，青年期のできご

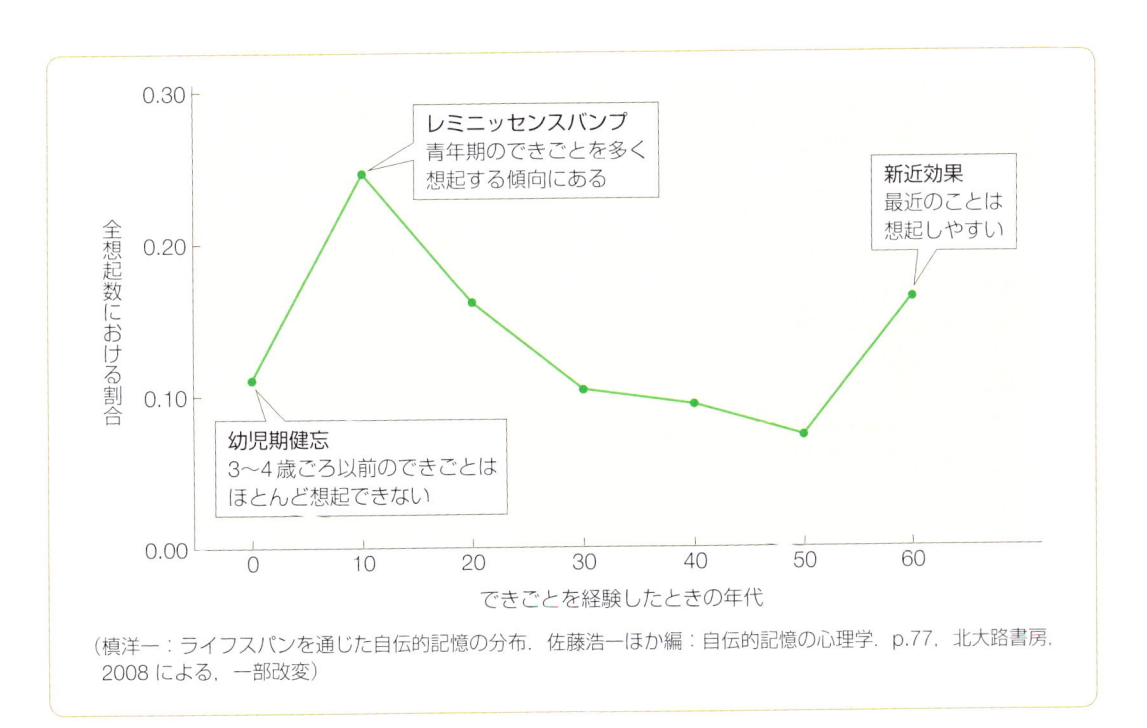

（槙洋一：ライフスパンを通じた自伝的記憶の分布．佐藤浩一ほか編：自伝的記憶の心理学．p.77．北大路書房，2008による，一部改変）

▶図3-5 レミニッセンスバンプ

とを多く想起する傾向を，レミニッセンスバンプという。この年代にレミニッセンスバンプが生じるのは，就職や恋愛，結婚，出産などの人生上の重要なできごとを多く経験し，これらが強い感情を伴うためだと考えられる。

② 長期記憶の構造

1 階層的ネットワークモデル

階層的ネットワークモデルとは ▶ 長期記憶がどのように貯蔵されているかについては，いくつかの理論が提唱されている。そのなかで最初に提唱されたのが，コリンズ Collins, A. M. とキュリアン Quillian, M. R.(1969)の**階層的ネットワークモデル**である。

　このモデルでは，図3-6のように，各概念(「動物」，「鳥」，「カナリア」など)は包括関係に基づいて階層的にネットワークを形成していると仮定する。たとえば，動物という上位概念は，鳥という下位概念とリンクし，鳥という概念はその下の「カナリア」や「ダチョウ」とリンクしている。また，「カナリア」は「さえずる」「黄色い」という属性とともに，「鳥」に共通する「翼がある」「飛ぶ」「羽がある」という属性や，「動物」に共通する「皮膚をもつ」「動きまわる」「呼吸する」「餌を食べる」という属性をもつが，この階層的ネットワークモデルでは，これらすべての属性が「カナリア」にリンクしているのではなく，「鳥」に共通している属性は「鳥」に，「動物」に共通している属性は「動物」に，それぞれリンクする。このように情報を階層化することで

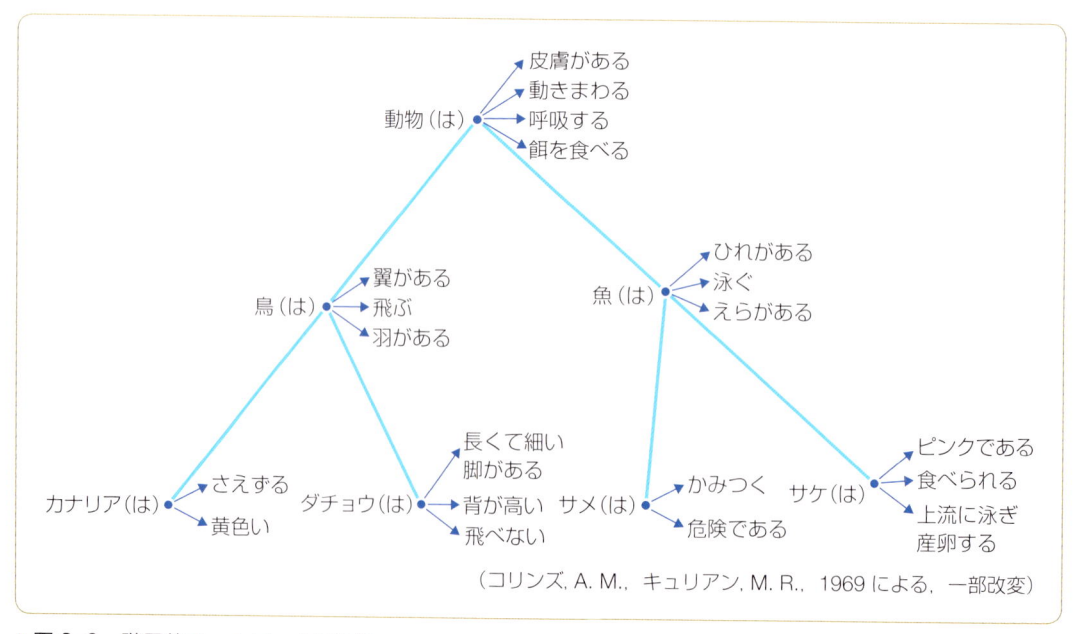

（コリンズ, A. M., キュリアン, M. R., 1969による，一部改変）

▶図3-6　階層的ネットワークモデル

重複する情報を整理して，記憶を効率化できることから，これを**認知的経済性仮説**という。

このモデルによれば，たとえば「カナリアはさえずるか」という質問に対しては，「カナリア」と「さえずる」は直接リンクしているので「カナリアはさえずる」と判断する。一方，「カナリアは翼があるか」という質問に対しては，「翼がある」は「カナリア」の上位概念である「鳥」にリンクしているため，「カナリアは鳥なので翼がある」というように，概念の包括関係を経由して属性を判断すると考えられる。

文の真偽判断課題の実験 ▶ このモデルが正しいか否かを検証するため，コリンズとキュリアンは，**文の真偽判断課題の実験**を行った。この実験では，「カナリアはカナリアである」，「カナリアは鳥である」，「カナリアは黄色い」，「カナリアは餌を食べる」というような「カナリア」とその上位概念あるいは属性の関係を示す文章を被験者に与え，それについて「はい」，「いいえ」と答えるまでの反応時間を測定した。階層的ネットワークモデルにしたがえば，概念間のネットワークから「カナリアはカナリアである」，「カナリアは鳥である」，「カナリアは動物である」の順で，また各概念にリンクする属性から「カナリアは黄色い」，「カナリアは飛ぶ」，「カナリアは餌を食べる」の順で反応時間は遅くなると予想できる。実験結果は，予想と一致した。

しかし，別の実験では「犬は動物である」のほうが「犬は哺乳類である」という文章より反応時間が短くなるという階層的ネットワークモデルでの予測とは逆の現象がおきることが明らかになり，このモデルにも問題があると指摘された。

2 活性化拡散モデル

活性化拡散モデルとは ▶ 階層的ネットワークモデルにかわって提唱されたのが，コリンズ Collins, A. M. とロフタス Loftus, E. F.(1975)の**活性化拡散モデル**である。このモデルでは，図 3-7 に示すように，概念どうしは包括的関係によってではなく，意味的類似性や関連性によってネットワークを形成している。また，ある概念を処理したときには，その概念だけが活性化するのではなく，その概念とリンクしているほかの概念にも活性化が拡散していくと考える。

意味的プライミング効果 ▶ このモデルの根拠になる現象の 1 つに，**意味的プライミング効果**がある。これは，先行刺激(プライム)の処理が意味的に関連のある後続刺激(ターゲット)の処理に影響を及ぼす現象をいう。たとえば，「自動車」，「新幹線」，「船」という乗り物に関する単語を示したあとに，「飛ぶものといえば？」と質問すると，「鳥」ではなく「飛行機」と回答することが多い。これは，乗り物に関する単語を処理すると，その活性化が「飛行機」にも拡散し，利用されやすい状態になっているために生じたと説明できる。

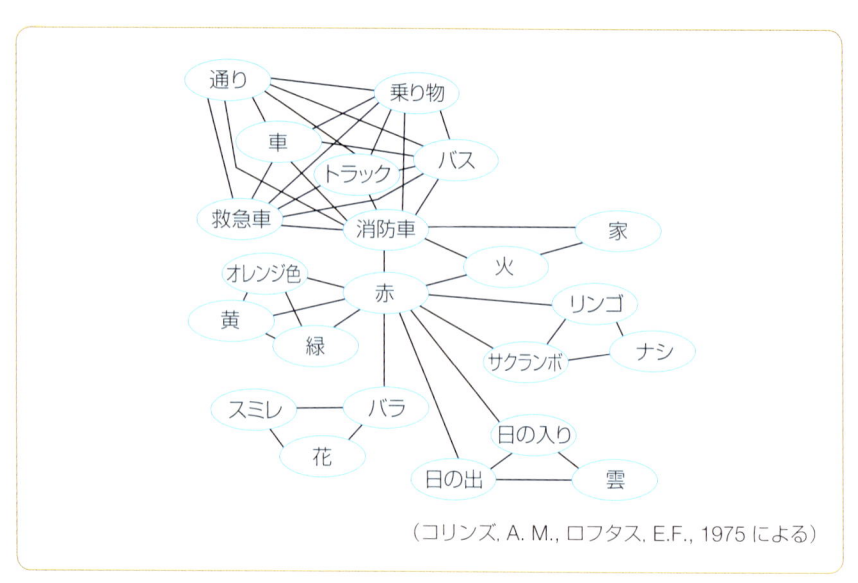

（コリンズ, A. M., ロフタス, E.F., 1975 による）

▶図 3-7　活性化拡散モデル

3　スキーマ理論

スキーマ理論とは ▶ 　これまでにあげたモデルは，意味記憶の保持に関するものであった。その他の種類の記憶や記憶に関する保持以外のはたらきを説明できる理論に，**スキーマ理論**がある。**スキーマ**とは，過去の経験によって形成された記憶内に貯蔵されている一般的知識であるが，図 3-8 のような構造をもち，新たな情報が入力された際の理解の枠組みとしてもはたらく。

　たとえば，私たちのピクニックについての知識としては，場所，食べ物，人々，活動といった「スロット」がある。そのスロットには，エピソードから得た情報である「任意の値」が入る。しかし「任意の値」がない場合，私たちは自分の過去の経験や知識に基づいて仮の値を入れる。この値を「仮定値」という。友人の昨日行ったピクニックの話を聞くとき，私たちはスロットに合わせてその話の内容を整理しつつ理解するが，その友人がピクニックでなにを食べたかを話してくれなかった場合，「仮定値」に基づいて「サンドウィッチを食べただろう」と予想するのがその例である。私たちが，ある情報の一部が欠如していても全体の内容を理解できるのは，スキーマがはたらくためである。

バートレットの ▶ 　スキーマを記憶研究にはじめて導入したバートレット Bartlett, F. C.(1932)は，
実験　イギリス人被験者にネイティブアメリカンの昔話を読み聞かせたあと，反復再生(一定の時間間隔をおいて，物語を繰り返し再生させる)を行ったところ，時間経過につれて再生量が減少するとともに，再生内容が変化していくことを明らかにした。反復再生により，もともとイギリス人には理解しにくい話が，理解しやすく筋（すじ）が通るものに変化していったのである。これは，被験者が長期貯

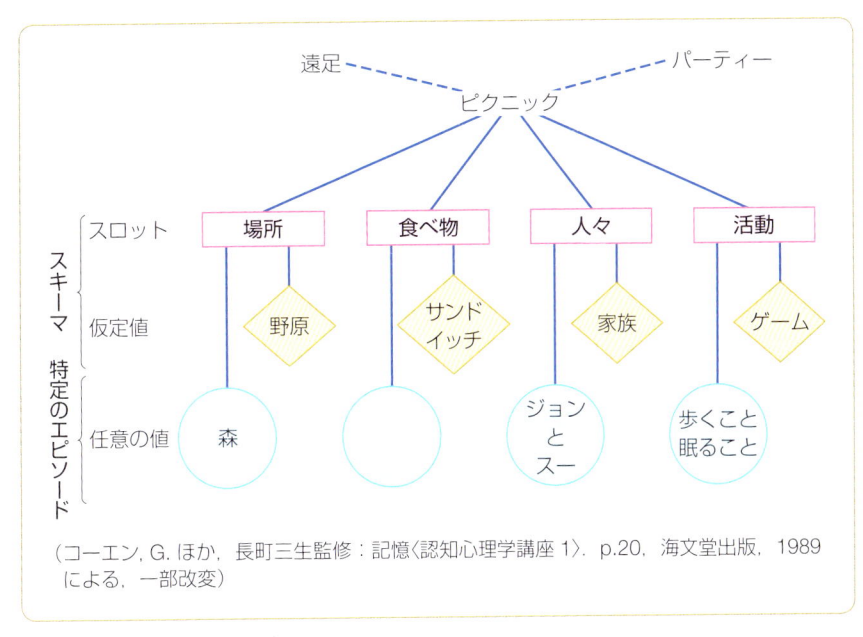

（コーエン，G. ほか，長町三生監修：記憶〈認知心理学講座1〉．p.20．海文堂出版，1989
による．一部改変）

▶図3-8　スキーマの構造

蔵庫の中のスキーマに基づいて情報を整理し，理解したからと考えられる。

人間の記憶の
プロセス　　このようなことから，人間の記憶とは，入力情報の単なるコピーをつくるプ
ロセスではなく，過去経験によって形成された長期記憶内のスキーマを枠組み
として新しい情報を取り込み再構成するプロセスであるといえる。

③ 忘却と検索

1 忘却の理論

　　長期貯蔵庫に記銘し保持した情報は，必要に応じて想起される。しかし，し
ばしばその想起が適切にできなくなることがある。これを**忘却**という。この
忘却が生じる理由に関するおもな仮説として，減衰説，干渉説，検索失敗説
がある。

忘却の減衰説　　忘却について，エビングハウス Ebbinghaus, H.(1885)は，節約法とよばれる
実験法を用いて，時間経過とともにどの程度忘却が進むかを検討した。節約法
とは，はじめに 13 個の無意味綴り（たとえば「XEG」や「KIB」など）を完全
に記銘するまでの時間を測定しておき，その後再度同じリストを完全に記銘す
るまでに要した時間を測定して，両者の比較からどのくらい記憶が保持されて
いるかを確かめる方法である。

　　その結果，**図3-9**のように，忘却は1日後までは急速に進行するが，それ
以後はゆるやかになることが示された。この曲線を，**エビングハウスの忘却曲**

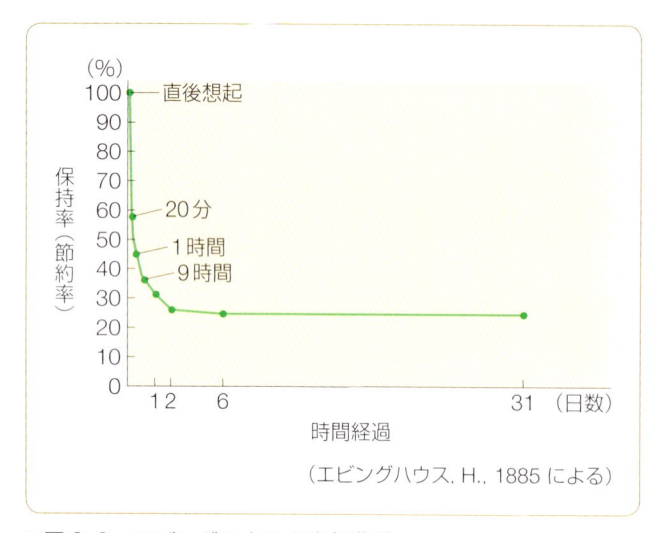

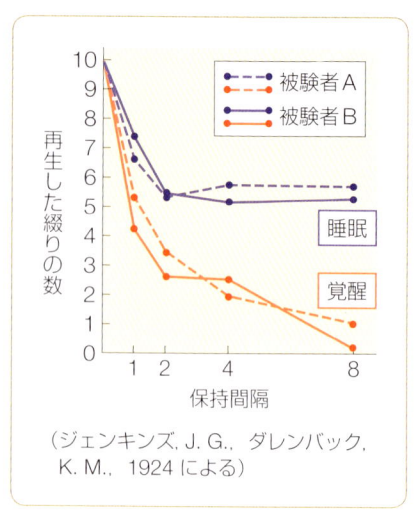

▶図3-9　エビングハウスの忘却曲線

▶図3-10　覚醒・睡眠時の忘却曲線

線という。時間経過とともに忘却が生じる理由として，当初は，記銘し保持した情報でも使わないでいると時間経過とともに消えていくためと考えられた。これを**忘却の減衰説**という。

忘却の干渉説▶　一方，ジェンキンズ Jenkins, J. G. とダレンバック Dallenbach, K. M.(1924)は，2名の被験者に10個の無意味綴りを完全に記銘させたあとに，起きていた場合と睡眠をとった場合での再生成績を比較した。その結果，**図3-10**のように，睡眠をとった場合のほうが起きていた場合に比べ成績がよくなることが示された。これは，起きている間の認知的活動が，記銘した無意味綴りの再生に干渉したために生じたと考えられる。

　あることがらの記憶が，その後に経験したことがらの記憶によって干渉をうける場合を**逆向抑制**といい，その前に経験したことがらの記憶によって干渉をうける場合を**順向抑制**という。このように，忘却はほかのことがらの記憶からの干渉によって生じるという考えを，**忘却の干渉説**という。

TOT現象▶　減衰説や干渉説に従えば，忘却した記憶は再び想起されることはない。しかし，ある情報をきっかけに，いままで思い出せなかったことが想起できることがある。たとえば，ある人物の顔や性格，経歴は思い出せるのに，名前だけが思い出せない状態がある。このような再生ができない状態の場合，その人物の名前を告げられると，「その人だ！」と再認できる。これを，**TOT**(tip of the tongue)**現象**という。この現象から，忘却は記憶が消失してしまったために生じるのではなく，適切な検索手がかりがなかったために検索に失敗したものと考えられる。

検索失敗説▶　この現象のように，検索手がかりをうまく利用できなかったために忘却が生じるとする考えを，**検索失敗説**という。先に述べた順向抑制や逆向抑制が生じるのも，記銘する情報が多くなったことで検索手がかりが有効にはたらかなく

なるためだと考えられる。

2 検索のメカニズム

符号化特定性原理 ▶　忘却の検索失敗説に従えば，長期記憶を想起できるかどうかを決定するのは，検索手がかりが有効にはたらくかどうかである。これについて，タルヴィング Tulving, E.(1983)は符号化特定性原理に基づいて説明している。この理論によると，私たちはある情報を記銘(符号化)するとき，その情報だけではなく，それに関連する情報も一緒に符号化する。そして，この2つの情報が強く結びついて保持されている場合には，一緒に符号化した情報が有効な検索手がかりとなるが，弱く結びついている場合には有効な検索手がかりにならない。

　たとえば，「赤い－リンゴ」を対にして記銘した場合と，「赤い－酸素」を対にして記銘した場合とでは，「赤い」を検索手がかりにして対になっていたもう1つの単語を想起させると，被験者は「酸素」よりも「リンゴ」を多く想起する。なぜならば，「酸素」よりも「リンゴ」のほうが，「赤い」と意味的に関連しているため，長期貯蔵庫内で強く結びついて保持されているからである。

文脈依存効果 ▶　このことを示す例として，記憶の文脈依存効果がある。これは，記銘時と想起時の文脈が一致している場合，記銘情報を想起しやすくなることをいう。

　この現象について，ゴッドン Godden, D. R. とバッデリー Baddeley, A. D.(1975)は，スキューバーダイビングのクラブの学生を被験者とし，水中または陸上で単語リストの記銘および再生をさせることで検討した。

　その結果，図3-11のように，陸上で記銘した場合は水中よりも陸上で再生したほうが，水中で記銘した場合は陸上よりも水中で再生したほうが成績がよくなった。これは，記銘時と想起時の環境的文脈が一致しているとき，私たちは記銘した単語だけでなく文脈情報も関連させて符号化しているので，その文脈が検索手がかりとなって想起の成績をよくしたためである。

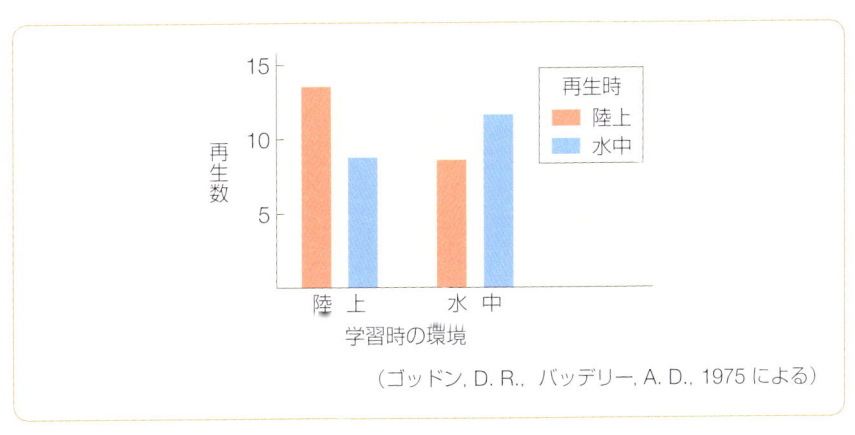

（ゴッドン, D. R., バッデリー, A. D., 1975 による）

▶図3-11　文脈依存効果の実験

3 記憶の変容と偽りの記憶

記憶の変容 ▶　必ずしも，想起内容が記銘した情報と一致するとは限らない。私たちは，日常的に思い込みなどによって，記憶が変容することをしばしば経験する。これについて，カーマイケル Carmichael, L. ら(1932)は，次のような実験を行った。

　この実験では，まず，図 3-12 の原図形を被験者に記銘させる。その際，ある被験者には「窓のカーテン」，別の被験者には「長方形の中のダイヤモンド」というような，それぞれ違う言語的な説明をつけ加える。その後，刺激図形を再生させると，被験者は，図 3-12 の再生図形のように，その言語的な説明と一致した図形を再生した。これは，記銘時における刺激の意味の理解によって，

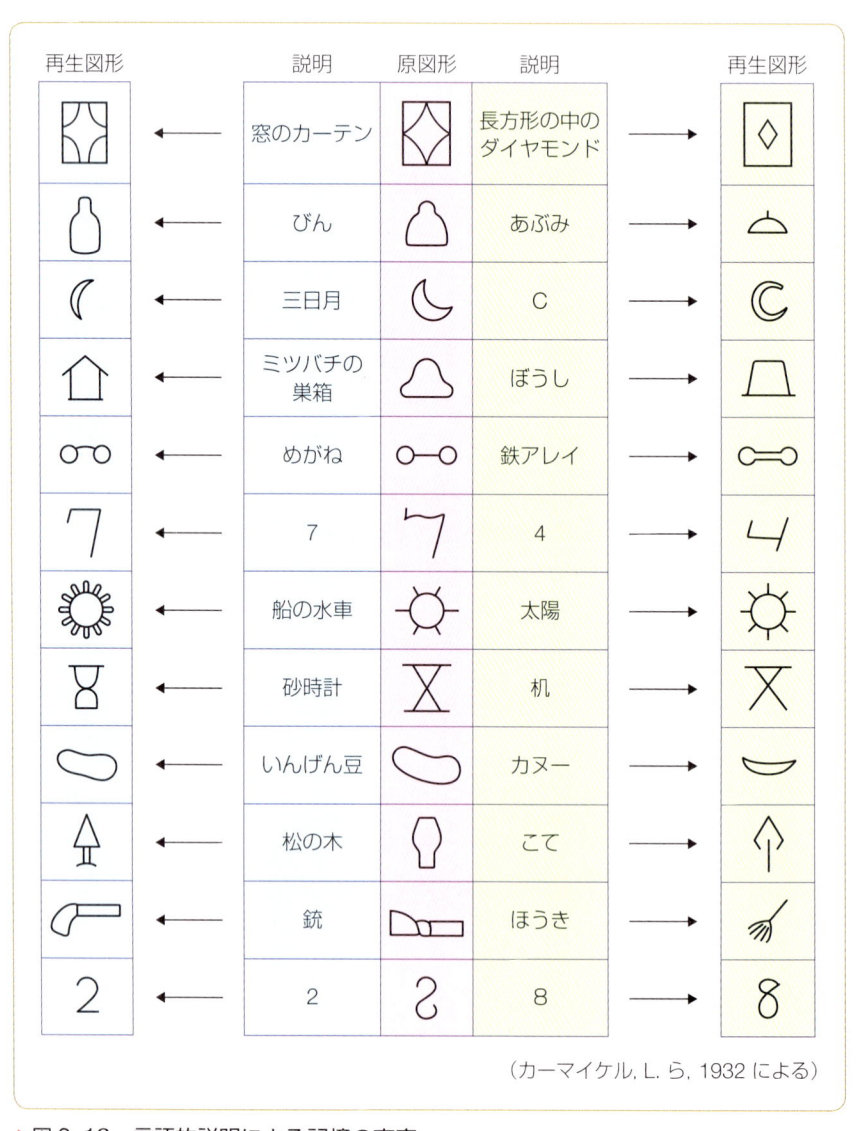

（カーマイケル, L. ら, 1932 による）

▶図 3-12　言語的説明による記憶の変容

記憶が変容することを示している。

偽りの記憶▶ また，私たちは，まれに，実際に経験したことがないことを経験したかのように想起することがある。これを，偽りの記憶という。

ロフタス Loftus, E. F. とピクレル Pickrell, J. E.(1995)は，実際に，偽りの記憶をつくれるかどうか実験を行った。この実験では，成人の被験者が，4つの幼児期のできごとについて答えるよう求められる。

そのうち，3つは家族などから事前に調査した実際のできごとであったが，1つは「ショッピングモールで迷子になった」という架空のできごとであった。当初，被験者は，架空のできごとについて想起することができなかったが，父や兄が「その日は暑かった」，「泣きやんでから一緒にアイスクリームを食べた」というような情報をつけ加えていくうちに，被験者の1/4が，迷子になったという架空のできごとを想起した。このことは，検索時のさまざまな情報によって，実際には体験してしない記憶を想起することもあることを示している。

ゼミナール
復習と課題

❶ 「記憶の多重貯蔵モデル」に基づいて，記憶のプロセスを説明してみよう。
❷ 記銘方略にはどんなものがあるか，あげてみよう。また，そのうちの1つを使って「病院」「猫」「旅行」という単語を記銘してみよう。
❸ 忘却の理論について，(1)減衰説，(2)干渉説，(3)検索失敗説に分けてまとめてみよう。

参考文献 1)コーエン，G.ほか著，長町三生監修，認知科学研究会訳：記憶(認知心理学講座1)．海文堂出版，1989.
2)高野陽太郎編：記憶(認知心理学2)．東京大学出版会，1995.

推薦図書 1)岡市広成：覚える——覚えたことがなぜ思い出せなくなるのだろう(行動科学ブックレット1)．二瓶社，2007.

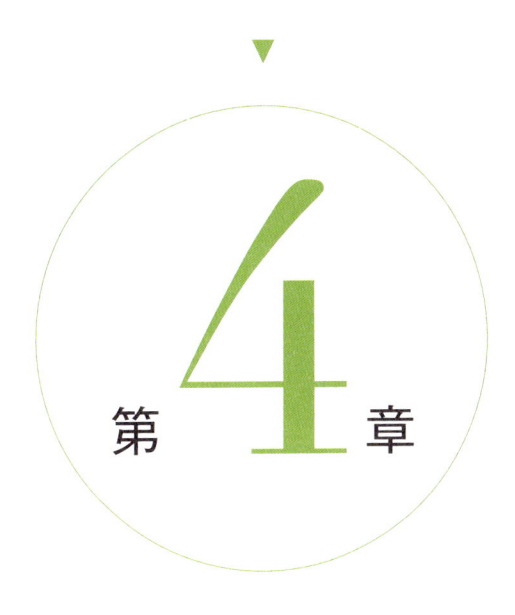

第4章

思考・言語・知能

A 思考

① 思考とは

1 思考の定義

思考▶ 記憶のなかにたくわえられた情報を関連づけたり，新しい関係を見いだしたりする心のはたらきを，一般に**思考**という。論理学では，思考は概念，判断，および推理の作用と定義される。

概念・判断・推論▶ **概念**とは，個々の異なる事象から共通点を抽出し，抽象化した意味やイメージ，言語をいう。私たちは，スズメ，カラス，インコ，クジャク，ダチョウが鳥であると認識する。これは，形も色も違う対象から共通点を抽出し，抽象化した鳥という概念を形成しているからである。また，**判断**とは，「犬は哺乳類だが，鳥は哺乳類ではない」というように，概念間の関係から真偽を見きわめる心的作用という。そして，**推論**とは，「目の前にいる動物はワンワン鳴くから，犬ではないか」「ダルメシアンもチワワも犬だから，柴犬も犬ではないか」というように，概念やいくつかの判断から別の判断を導く作用をという。

2 思考の分類

思考は，いくつかの種類がある。ジョンソン゠レアード Johnson–Laird, P. N.(1988)は，思考を図 4-1 のように分類した。

ジョンソン゠▶
レアードの分類 思考は，まず，目標の存在の有無によって区分される。目標がなくとりとめのない思考を**白昼夢**という。一方，解決しようとする目標がある思考を**問題解決**という。問題解決は，思考の手順とその結果が決まっている(決定論的)かどうかによって区分される。決まっている思考を**計算**といい，いくつかの選択

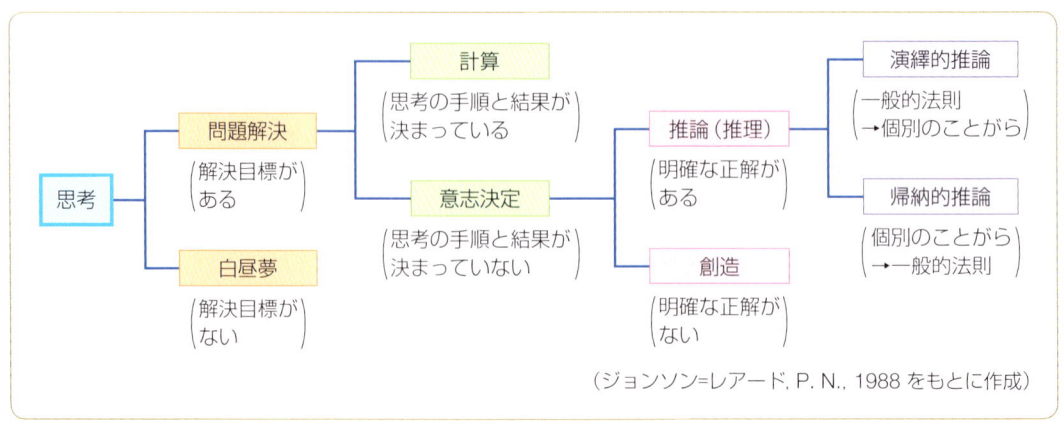

（ジョンソン゠レアード, P. N., 1988 をもとに作成）

▶図 4-1　思考の分類

肢の中から最適な手順と結果を選ぶ思考を**意志決定**という。さらに意志決定は，正確な目標が存在するかどうかによって区分される。「新聞紙からなにをつくるか」のように手順や正確な目標が決まっていない，つまりはっきりした正解がない思考を**創造**という。一方，手順は決まっていないが，はっきりした正解は存在する思考を**推論**または**推理**という。

演繹的推論と ▶
帰納的推論

推論のうち，「人間は死ぬ」「ソクラテスは人間である」「よってソクラテスは死ぬ」というように，ある一般的な法則から個別のことがらについての結論を得る思考を**演繹的推論**という。また，「このカラスは黒い」「あのカラスも黒い」「よってすべてのカラスは黒い」というように，個別のことがらから一般的法則を結論づけようとする思考を**帰納的推論**という。演繹的推論は一般的法則から個別のことがらの結論を導くため，新しい発見がない。一方，帰納的推論は，個別のことがらを集めて，新しい一般的法則を導き出す。

② 問題解決

1 問題解決の構造

日常のなかにある ▶
問題解決

問題解決とは，先述したように解決しようとする目標が存在する思考をさす。定義的にいうと，現在の状態と目標となる状態とがあり，可能な操作を用いて現在の状態を目標となる状態へ変化させることである。したがって，さまざまな食材から特定の料理をつくること，職場を目ざして家から駅へ向かうこと，パズルをとくことなど，多くの日常的な行動が問題解決だといえる。

問題解決の ▶
構成要素

これらさまざまな問題解決は，すべて ① 初期状態，② 目標状態，③ 演算子，④ 制約条件の4つの要素から構成される。**初期状態**とは問題が解決する前の状態をいい，**目標状態**とは問題が解決したあとの状態をいう。また，**演算子**とは解決する際に許されている操作を，**制約条件**とは許されない操作をいう。

ハノイの塔 ▶

たとえば，問題解決を研究する際によく用いられる課題として「ハノイの塔」がある。これは，図4-2のように，左側の棒に3枚の穴の開いた円盤が大きいものから順に刺さっている状態を，右側の棒に大きいものから順に刺さっている状態に移動させるという課題である。ただし，1回に1つの円盤しか移動できない，小さな円盤の上に大きな円盤を置いてはいけないという規則がある。このハノイの塔の場合，初期状態は左側の棒に円盤が刺さっている状態，目標状態は右側の棒に円盤が刺さっている状態，演算子は円盤を1枚ずつ移動すること，制約条件は小さな円盤の上に大きな円盤を置いてはいけないことである。

2 アルゴリズムとヒューリスティクス

問題解決の方略 ▶

問題解決で演算子を操作する際に，正しく適用すれば確実に解決にいたる方

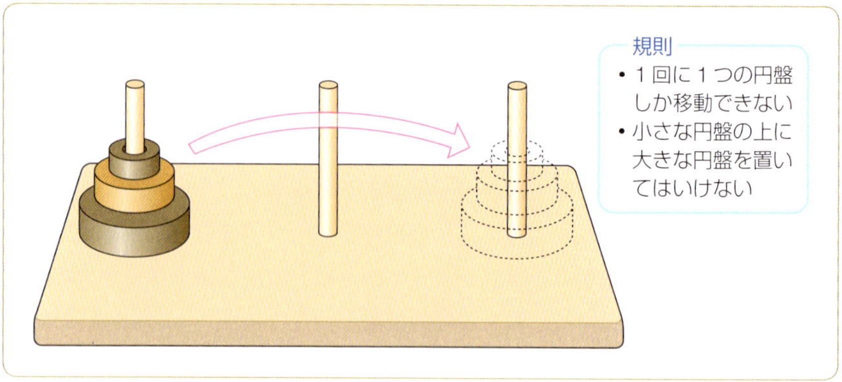

規則
- 1回に1つの円盤しか移動できない
- 小さな円盤の上に大きな円盤を置いてはいけない

▶図4-2　ハノイの塔の課題

▶表4-1　代表的なアルゴリズムとヒューリスティクス

アルゴリズム	悉皆探索	すべての選択肢をすべて試す。
	順行探索	初期状態から目標状態へ順番にといていく。
	逆行探索	目標状態から初期状態へ逆に順番にといていく。
ヒューリスティクス	手段目的分析	現在の状態と目標状態の差を小さくすることで，目標状態に近づこうとする。
	下位目標設定方略	目標状態に到達するために必要なプロセスを下位目標として設定し，とりあえずその下位目標に到達することで目標状態に近づこうとする。
	類推	以前に成功したことのある解法を現在の問題にあてはめ，とこうとする。

略と，必ずしも解決にいたる保証はないが適用が簡便な方略がある。前者をアルゴリズム，後者をヒューリスティクスという。

　表4-1に示すように，代表的なアルゴリズムには，悉皆探索，順行探索，逆行探索がある。また代表的なヒューリスティクスには，手段目的分析，下位目標設定方略，類推がある。

ヒューリスティクスを用いる理由 ▶　先にあげたハノイの塔の課題の場合，可能な演算子の操作をすべて作業記憶（▶41ページ）内で思い浮かべ，そのなかから最も適切な演算子のパターンを選択すれば，間違いなく目標状態に到達できる。しかし実際，私たちはこのようなアルゴリズムを使わず，とりあえず1枚でも多く左の棒から右の棒へ円盤を移動させることで，初期状態と目標状態の差を小さくしようとする。このようなヒューリスティクスを使うのは，あとで説明するようにアルゴリズムを用いるには演算子が多すぎることに加え，私たちが初期状態と目標状態の差を小さくすることで解決に近づくことを経験的に学習しているからである。

3 簡単な問題解決とむずかしい問題解決

ハノイの塔の課題では，たとえば円盤の枚数が3枚の場合と7枚の場合では，問題解決のむずかしさが異なる。同じ構造でありながら，簡単な問題解決とむずかしい問題解決があるのはなぜだろう。

演算子パターン ▶ の数　その理由の第1に，作業記憶内に思い浮かべなければなればならない演算子パターンがある。たとえば，ハノイの塔において目標状態にいたるまでの移動回数は，3枚では最低7回であるが，5枚では31回，7枚では127回になる。3枚であれば，目標状態にいたるまでの演算子パターンを作業記憶内に思い浮かべることは可能だが，5枚ではむずかしくなり，7枚ではほぼ不可能になる。

このように，思い浮かべなければならない演算子パターンが多くなると，作業記憶容量をこえてしまい，問題解決がむずかしくなる。

定義のあいまいさ ▶　第2の理由は，演算子や制約条件が明確に定義されているかどうかである。ハノイの塔のようなパズルの場合は，演算子パターンが少なければ，問題解決はそれほどむずかしくない。一方，「患者のためになる看護実践を行う」というような日常的な問題解決の場合では，演算子パターンの数が少なくても，一般的にむずかしい。

これは，演算子や制約条件が，パズルの場合では明確であるのに対し，日常的な問題解決では，たとえば「患者のためになる」こととはなにかを具体的に示すのがむずかしいように，あいまいで定義しにくいためでる。この定義のしにくさが，解決を阻害してしまう。

したがって，日常の複雑な問題解決でも，演算子を具体的にし，制約条件を整理することで解決が容易になる。

③ 推論

1 演繹的推論

三段論法 ▶　演繹的推論の代表例として三段論法がある。三段論法には，「人間は死ぬ」（大前提），「ソクラテスは人間である」（小前提），「だからソクラテスは死ぬ」（結論）のような定言三段論法のほか，表4-2に示す仮言三段論法などがある。いずれも，大前提と小前提があり，それら前提が間違っていなければ，正しい結論が導き出せる明快な形式になっている。

4枚のカード問題 ▶　しかし，このように明快な三段論法で推論することがむずかしい場合もあることが指摘されている。その例が，図4-3に示す「4枚のカード問題」である。

この問題は，「表が母音ならば，その裏面は偶数である」という大前提と「表は〜である」という小前提からなる仮言三段論法である。仮言三段論法では，「PならばQである」という大前提に対して，「Pである」という小前提か

▶表4-2　さまざまな仮言三段論法

	純粋仮言三段論法	肯定文	否定文
パターン	①Pならば Qである(大前提)。 ②Qならば Rである(小前提)。 ③だから，PならばRである(結論)。	①Pならば Qである(大前提)。 ②Pである(小前提)。 ③だから，Qである(結論)。	①Pならば Qである(大前提)。 ②Qではない(小前提)。 ③だから，Pでない(結論)。
例	①雨が降れば，試合は中止だ。 ②試合が中止ならば，試合は順延だ。 ③だから，雨が降れば試合は順延だ。	①雨が降れば，試合は中止だ。 ②雨が降っている。 ③だから，試合は中止だ。	①雨が降れば，試合は中止だ。 ②試合は中止ではない。 ③だから，雨は降っていない。

> どのカードにも片方の面にはアルファベット，もう片方の面には数字が書かれています。「母音の裏には，必ず偶数がある」というルールがなりたっていることを確認するには，最低どのカードをめくればよいですか？

 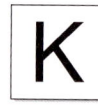 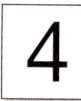 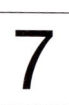

▶図4-3　4枚のカード問題

ら「Qである」という結論を導出する場合(論理学では肯定文という)と，「Qではない」という小前提から「Pではない」という結論を導出する場合(否定文という)，その結論は正しい。したがって，調べなければならないカードは，A(Aの裏が偶数であるか)と7(7の裏が母音でないか)の2枚である。

　この4枚のカード問題を，ウェイソン Wason, P. C. とシャピロ Shapiro, D.(1971)が大学生を対象に実施したところ，調べなければならないカードは「Aと4」あるいは「Aのみ」と答えた者が79％であったのに対して，正しく「Aと7」と答えた者は4％だけであった。

主題性効果▶　ところが，同じ仮言三段論法でも，題材が4枚のカード問題のような数字やアルファベットではなく，日常的なことがらにあてはめたものだと，容易に正しい推論ができる。その例が，図4-4の4枚のカード問題の飲酒バージョンである。この問題の「ビール」と「16歳」は，それぞれ図4-3の「A」と「7」におきかえると同じ構造であることがわかる。それにもかかわらず，私たちは，間違えることなく「ビールを飲んでいる人が何歳か」と「16歳の人はビールを飲んでいないか」を確認すればいいということを推論する。

警察官になったつもりで考えて下さい。「ビールを飲んでいるなら，20歳以上でなければならない」という規則を取り締まるとします。4枚のカードには，4人それぞれについての情報が書かれています。カードの片面に年齢，もう片面には飲んでいるものが書いてあります。この人たちが規則に違反しているかどうかを調べるためには，どのカードを調べることが必要でしょうか。

| ビールを飲んでいる | コーラを飲んでいる | 24歳 | 16歳 |

▶図 4-4　4枚のカード問題（飲酒バージョン）

　このように，同じ推論問題でも，具体的なことがらでは正しい結論が得られることを**主題性効果**という。この主題性効果は，記号やアルファベットのような抽象的な演繹的推論でも，日常の身近で具体的なことがらにおきかえてみると，比較的容易に推論できることを示している。

2　帰納的推論

帰納的推論の特徴 ▶　帰納的推論は，個々の多くの事例から一般的な規則を見いだす推論である。したがって，結論が必ずしも真理であるとは限らない。たとえば，100羽のカラスを調べたところすべてが黒かった場合，私たちは「すべてのカラスは黒い」と結論を下すだろう。しかし，さらに多くのカラスを調べてみれば，白いカラスがいる可能性はある。このように，帰納的推論は，前提が正しくても結論の正しさは保証されない。

帰納的推論の利点 ▶　それにもかかわらず，帰納的推論は，演繹的推論と同様に私たちの思考の重要な位置を占めている。それは，新たな発見を可能にするとともに，認知的負担を軽減させるからである。たとえば，賞味期限の切れたチーズやパンを食べてお腹をこわしたことのある人は，賞味期限の切れたソーセージを食べないだろう。これは，賞味期限が切れたチーズやパンを食べたときの経験から，「賞味期限が切れた食品を食べるとお腹をこわす」という一般的な規則を形成し，その規則に基づいて予測を立てたからである。

　このように，帰納的推論は，個々の事例から一般的な規則を発見することで個々の事例を記憶する必要がなくなり，さらに新しいできごとへの対応を可能にするのである。思考の主要な側面である概念は，この帰納的推論によって学習される。

B｜言語とコミュニケーション

① 言語とは

1 言語のはたらき

コミュニケーションの手段▶ 　私たちが社会のなかで他者とともに生きていくためには，自分の考えや気持ちを他者に伝えたり，他者の考えや気持ちを理解しなければならない。このように，互いに意志や感情，思考を伝達し合うことを**コミュニケーション**という。

　言語あるいは**言葉**とは，このコミュニケーションのために用いられる音声または文字の記号体系である。ただし，コミュニケーションには，言語だけではなく，ジェスチャーや表情，声のトーンなど言語によらない手段もある。言語によるコミュニケーションを**言語的コミュニケーション**，言語によらないコミュニケーションを**非言語的コミュニケーション**という。

思考機能▶ 　言語のはたらきには，以上のようなコミュニケーション機能だけでなく，**思考機能**がある。前述したように，私たちは概念を用いて思考する。しかし，その概念をなんらかのかたちで表現しなければ，思考の道具として使用することはできない。概念は，ジェスチャーや図案によって表現することも可能であるが，ほとんどの場合，言語で表現する。これは，人間の言語が多くの情報を表現でき，概念をおきかえる労力もほかの方法に比べて少ないためである。概念を言語におきかえることを**概念の言語化**といい，言語におきかえられた概念を**名辞**という。

行動調整機能▶ 　さらに，言語のはたらきには，自分の意図にしたがって行動を始動したり停止したりする**行動調整機能**がある。行動を始動する機能を**行動発動機能**，停止する機能を**行動抑制機能**という。

　ルリア Luria, A. R.(1961)は，幼児に対して，緑のランプが点灯したらボタンを押し，赤いランプが点灯したらボタンを押さないという課題で実験した。その際，緑のランプがついたときは幼児自身が「押せ」と言い，赤いランプのときは「押すな」と言うようにした。その結果，5〜6歳の子どもは言葉通りに行動をコントロールできたが，3〜4歳の子どもはどちらのランプが点灯してもボタンを押した。このことは，3〜4歳までの子どもは，言語による行動発動機能はもっているが行動抑制機能は未発達なため，言語の意味によって，適切に行動のコントロールができないことを示している。

2 言語と思考

外言と内言▶ 　言語と思考の関係について，ヴィゴツキー Vygotsky, L. S.(1934)は，言語機能を**外言**と**内言**に区分してとらえている。外言とは他者とのコミュニケーション

の道具としての言語のはたらきをいい，内言とは思考の道具としての言語のはたらきをいう。したがって，外言は具体的な発声を伴うが，内言は必ずしも発声を伴う必要がない。

幼児は集団の場で，「どうしようかな。あっ，こうしよう」というように，他者とのコミュニケーションのためではないひとり言を頻繁に発する。これについて，ピアジェ Piaget, J.(1923)は**自己中心性**(▶177ページ)という発達途上にある幼児独特の非論理的思考のあらわれと考え，**自己中心的言語**とよんだ。

それに対して，ヴィゴツキーは，このような集団内でのひとり言が，3歳ではあまりみられないが4歳以降に多く出現すること，むずかしい課題を与えたり課題の遂行を妨害したりすると多くあらわれることから，外言が内言化する過程にみられる現象であると考えた。すなわち，言語は，コミュニケーションの道具として出発し，一方ではコミュニケーションの手段である外言としてより洗練されていくが，もう一方では思考の手段である内言として内在化していく。7〜8歳ごろには，集団内のひとり言は消失することから，このころには内言は完全に思考の道具として内在化すると考えられる。

言語相対性仮説▶ 概念の言語化によって，思考は多様になり柔軟になるが，その一方で，言語の制約を受ける。すなわち，言語の枠組みの中でしか思考できなくなるのである。

これについて，サピア Sapir, E. とウォーフ Whorf, B. L.(1929, 1940)は，**言語相対性仮説**(サピア＝ウォーフ仮説)を提唱している。これは，知覚や記憶，思考は，その人の話す言語の構造や体系によって規定されるため，異なる言語の話し手は異なる知覚や記憶，思考をする，というものである。

たとえば，日本人は虹を見たとき，7つの色を知覚するが，アメリカ人は6色しか知覚しない。これは，日本語における「赤・橙・黄・緑・青・藍・紫」のうち，英語には青と紫の間を表現する言葉がないためである。ドイツは5色，フランスは日本と同じく7色，さらには3色や2色とする国などもある。いずれも，色を表現する言葉の種類によって，知覚される色の種類も異なっている。

3 言語の獲得

子どもが言語を獲得し発達させていくには，さまざまな要因が関与するが，それらは大きく環境的・経験的要因と遺伝的・生得的な要因に分類できる。両者が言語の獲得と発達には不可欠であることはいうまでもないが，どちらに重きをおくかによって，言語学習論と言語生得論の2つの理論で言語の獲得と発達が説明される。

言語学習論▶ 言語学習論は，行動主義心理学(▶7ページ)的な観点から言語獲得を説明する立場である。行動主義心理学では，人間の行動は，外界の刺激に対してある反応がおきたとき，報酬が伴うことで形成されると考える(▶80ページ，「オペラ

ント条件づけと学習の理論」)。したがって，言語においても，赤ちゃんに対して母親が「私がママよ」と繰り返し話しかけ(刺激)，その赤ちゃんが「ママ」と言う(反応)と，母親が「あら，いい子ね」とほめる(報酬)というような連合を繰り返し経験することで，獲得していくと考える。また，このような直接経験による学習だけではなく，父親が母親を「ママ」とよぶ様子を観察し，それを模倣することでも言語を学習していくと考える。

　しかし，子どもは大人が使わないような文法の誤用を行う。たとえば，誤用しても報酬が与えられないにもかかわらず，英語圏の子どもは発達過程のある時期に"go"の過去形として"went"のかわりに"goed"を頻繁に使うことが知られている。また，逆に大人は，主語を省略したり正しい文法通りに話さないなど，日常的に不完全な話し方しかしないにもかかわらず，子どもは正確な文法を獲得する。この大人の話し方のように言語的に不完全な状況を刺激の貧困とよび，こうした大人の話す様子を観察して学習するならば，子どもは不完全な話し方になってしまうはずだが，実際にはそうはならない。

言語生得論▶　チョムスキー Chomsky, N. A.(1965)は，このような言語学習論の矛盾を指摘し，言語能力は生得的であるとする**言語生得論**を主張した。チョムスキーによると，人間には文法が生まれつき備わっているという。この文法は，「日本語」「英語」「ドイツ語」のような個別の言語の文法ではなく，あらゆる言語に共通する**普遍文法**である。そして，生後，日本語や英語などの個別の言語環境に接することで，語順など，その言語に固有の特徴を固定化していく。異なる言語環境であっても，あらゆる地域・文化の子どもが2〜3歳ごろに言語を獲得するのは，このような普遍文法を生得的に備えているためだと考えられる。

② 言語の障害と検査

1 言語障害とは

話し言葉と▶
言語知識　言語には**話し言葉**と**言語知識**がある。前者は言語知識が音声に変換されたものをいい，後者は音韻や文字に関する知識，言葉の意味，文法など言語についてのあらゆる知識をいう。

さまざまな▶
言語障害　言語障害は，これらの両方，あるいはどちらか一方の障害をいう。話し言葉の障害には，発声・発話にかかわるさまざまな器官がそこなわれることによって声の質がわるくなる**音声障害**，きれいな発音ができなくなる**構音障害**，発音のなめらかさが失われる**プロソディ障害**がある。声がしわがれる嗄声は音声障害，発声がどもる吃音はプロソディ障害の一種である。一方，言語知識の障害には，脳の言語中枢の損傷によって生じる**失語症**，同年齢の子どもに比べて言語発達の状態が遅れている**言語発達遅滞**がある。

2 失語症

失語症は，大脳皮質の損傷部位により症状が異なる。

運動性失語症 ▶ 左側頭葉のうち，図4-5-a のブローカ野(運動性言語野)が損傷されると，言葉の理解に支障はないが，たどたどしく非流暢な発話になり，ときには音を誤りながらようやく話すような状態になる。自発的な発話が少なく，復唱ができない。このタイプの失語症は，発語の運動面に障害が生じることから運動性失語症(ブローカ失語)とよばれる。

感覚性失語症 ▶ また，図4-5-b のウェルニッケ野(感覚性言語野)が損傷されると，言葉の理解に支障をきたし，単語の意味があいまいになり，文を理解できなくなる。「椅子」を「すいか」と読んだりする錯読や，「父」と書かねばならないのに「姉」と書いてしまうような錯書が生じる。発話の流暢性は保たれているが，言語理解に支障をきたしているので，同じ内容を繰り返したり，文の中に意味のない句が入ったり，あるいは言おうとした語とは違う語を話してしまう錯語が生じることもある。このタイプの失語症は，「聴く」ことに関して障害が生じることから感覚性失語症(ウェルニッケ失語)とよばれる。

その他の失語症 ▶ その他，症状は運動性失語症と同じだが復唱はできる超皮質性運動失語，症状は感覚性失語症と同じだが復唱ができる超皮質性感覚失語，文の理解は良好だが復唱ができない伝導失語など，さまざまな種類があるが，いずれも脳の損傷部位が少しずつ異なっている。

失行・失認 ▶ また，失語症は独立した高次脳機能障害であるが，しばしば失行や失認などの障害が合併する。失行は，獲得した動作や行動が意図的にできなくなる障害で，運動性失語症では発語失行が合併することが多い。一方，失認は，感覚器官には問題がないにもかかわらず，感覚を通じて対象を認知できない障害で，感覚性失語症では聴覚失認が合併しやすい。

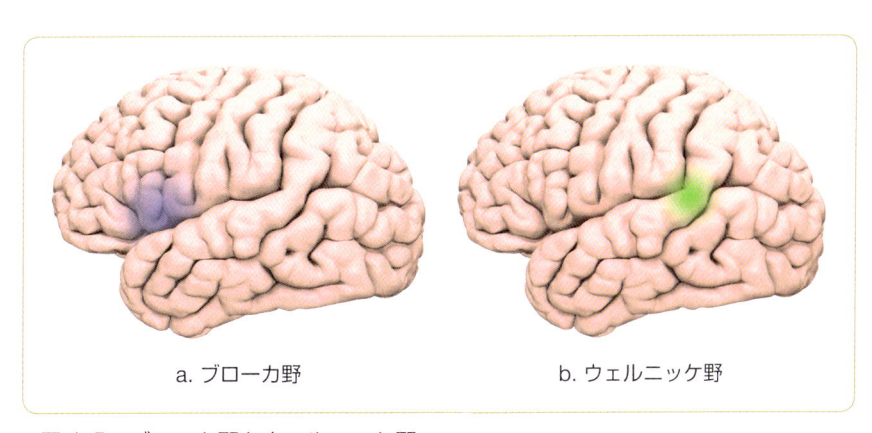

a. ブローカ野　　　　　　b. ウェルニッケ野

▶図4-5　ブローカ野とウェルニッケ野

3 言語発達遅滞

言語発達遅滞が生じる原因には，言語環境と子ども側の問題が考えられる。

言語環境による問題 ▶ 言語環境が言語発達に強く影響することは，第9章で説明する野生児研究（▶172ページ）から明らかである。幼児期に自然な言語学習の場が与えられないと，言語の発達に著しい支障をきたす。さらに，母国語の言語形成には，その形成に適した時期がある。言語に限らず，ある行動や能力が適切に学習され，形成される期間を**臨界期**という（▶173ページ）。母国語の場合，臨界期は7歳ごろと推定される。したがって，この時期までに適切な言語的な経験をしないと，のちのちまで言語発達に影響することになる。

子ども側の問題 ▶ 一方，子ども側の問題には，図4-6のように，聴覚や知的機能，対人関係，運動機能，高次脳機能の障害などがある。これらのうちの1つあるいは複数に問題があることで，種々のタイプの言語発達遅滞が生じる。

4 言語機能検査

失語症に関する検査 ▶ 言語機能検査は，失語症に関するものと言語発達に関するものとに区分できる。失語症に関する標準化された検査として，**標準失語症検査（SLTA）**，**ウェスタン失語症検査（WAB）**，**老健版失語症鑑別検査（D. D.）**などがある。いずれも，失語症患者の言語症状をとらえること，失語症の有無や失語症のタイプを診断することなどを目的としている。

たとえば，WABは，8つの項目（自発話，話し言葉の理解，復唱，呼称，読み，書字，行為，構成）と38の検査項目から言語症状をとらえ，その採点結果によって失語症を分類する。また，失語症は失行や失認などを合併するため，

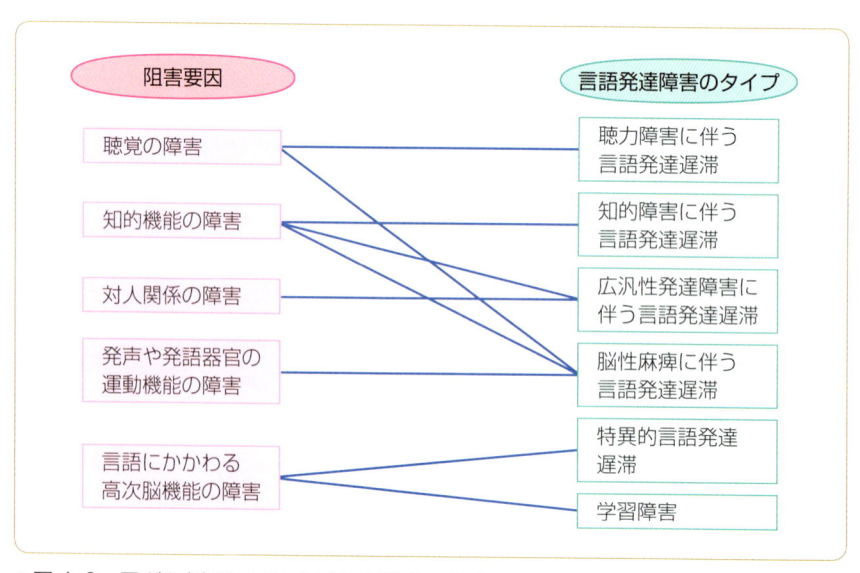

▶図4-6 子ども側の原因による言語発達の阻害要因

WABでは，これらについての課題も含まれている。

言語発達に関する ▶
検査

言語発達に関する代表的な検査には，**ITPA言語学習能力診断検査**や**絵画語い発達検査(PVT-R)**，**質問－応答関係検査**などがある。

それらの多くは，言語の理解面と表出面とに分け，どれだけ多くの種類の単語を知っているかという語彙力，文を構成するしくみにかかわる統語力，質問に対して受け答えたり逆に知りたいことを質問する質問-応答行動などの発達レベルを判定する。たとえば，ITPA言語学習能力診断検査では，「言葉の理解」「絵の理解」「言葉の類推」「絵の類推」「言葉の表現」「動作の表現」など10項目から，情報の受容から表現までの各過程を検査する。絵画語い発達検査や質問－応答関係検査は，語彙力や質問－応答行動のそれぞれの標準的な発達と照らし合わせながら，それらの発達水準を検査する。

また，言語発達は，子どもの精神発達全体や知能発達との関連が深いため，**乳幼児精神発達診断法**(津守・稲毛式乳幼児精神発達診断法)や**新版K式発達検査**などの発達検査や後述する各種知能検査が併用されたり，さらに聴覚上の問題が考えられるため聴力検査が併用されたりする。

C 知能

① 知能とは

1 知能の定義

知能は，日常的に「頭のよさ」や「かしこさ」にかかわる言葉として用いられるように，知的活動能力の個人差を説明する概念である。しかし，日常的に「頭がよい」といった場合，学校での成績が優秀であること，むずかしいことをすばやく理解すること，仕事で成功すること，深い知識をもつこと，幸福な人生を選択することなど，さまざまなことが含まれる。これと同様に，心理学においても，知能についての定義は，**表4-3**のように複数存在し，統一されていない。これまでの定義を分類すると，4つに大別される。

知能をめぐる ▶
4つの立場

第1は，ターマンTerman, L. M.(1916)のように抽象的思考力を重視する立場である。たしかに，記号や数字を形式的に操作する能力は知能の本質ではあるが，知能をこのように定義してしまうと，このような形式的操作(▶183ページ)のできない幼児・児童の知能を，どうとらえるのかが問題となる。

第2は，ディアボーンDearborn, W. F.(1928)のように，学習する能力を重視する立場である。この定義は，教育や学校では最も実際的な定義であるが，学習の定義が幅広いため，知能の定義もあいまいになってしまう。

第3は，シュテルンStern, W.(1928)のように環境に対する適応能力を重視す

▶表 4-3　各心理学者の知能の定義

研究者名	知能の定義
ターマン	抽象的思考
スピアマン	関係の抽出と相関者の抽出
ディアボーン	学習する能力，または経験によって獲得していく能力
シュテルン	生活の新しい課題と条件に対する一般的・精神的順応力
ウェクスラー	目的的に行動し，合理的に思考し，効果的に環境に対処する総合的・全体的能力
ボーリング	知能検査で測定されたもの

る立場である。この立場の定義は，現在，最も広く受け入れられている。しかし，環境への適応を規定する要因には，知的要因だけではなく，感情的要因や動機づけ要因がある（▶107 ページ）。このため，知能をこのように定義してしまうと，知的要因以外の要因も知能に含めてしまうことになる。

　そして，第 4 は，ボーリング Boring, E. G.(1923)に代表される「知能検査で測定されたもの」とする立場である。これは，温度を「温度計で測ったもの」と定義するように，ある概念を測定方法によって定義する考え方で，自然科学ではよく用いられる。この定義の仕方を**操作的定義**という。このような定義は，一見，奇異かもしれない。しかし，知能がなんであるかわからない段階で，知能らしきものを反映している課題を多く作成し，それを分析することで知能の実体をさぐることは，最も妥当な考え方であるともいえる。

2　知能についての理論

因子分析 ▶　知能についての理論は，知能を知能検査で測定したものと定義し，検査の結果を因子分析することで，大きく発展した。**因子分析**とは，個々のデータのその背後にあると想定される因子をさがし出す統計的手法である。

　たとえば，国語，算数，理科，社会の試験結果を分析したところ，国語と社会の相関，算数と理科の相関がそれぞれ高かった場合，国語と社会に共通する因子として「文系能力」，算数と理科に共通する因子として「理系能力」があり，これら共通する因子がそれぞれの科目の結果に影響を及ぼすと考えることができる。知能についても，同様に，知能を測定していると思われる多くの課題を実施し，因子分析を行うことで，背後にある因子を特定することができる。このような方法によって，現在までに知能についての多くの理論が提唱されている。

2 因子説 ▶　スピアマン Spearman, C. E.(1904)は，**2 因子説**を提唱した。この説では，図 4-7-a のように，知能を一般的な頭のよさに関連する**共通因子**(g)と，個別の課題の得意・不得意に関連する**特殊因子**(S)に分類する。共通因子は各課題を

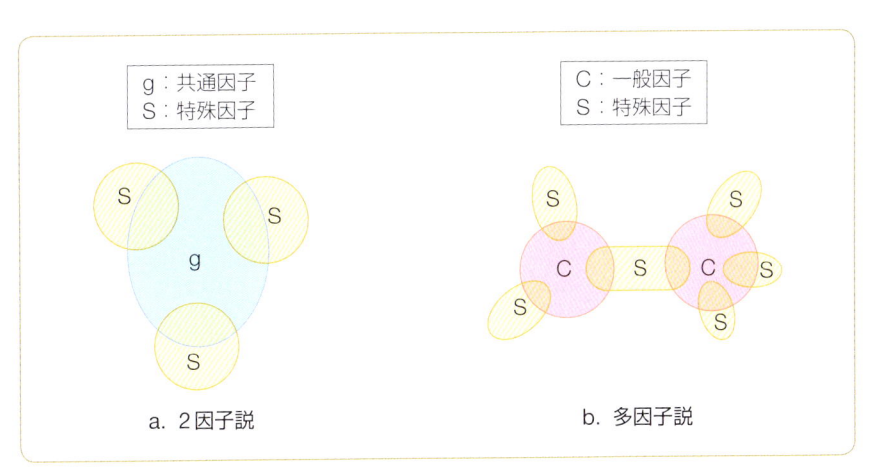

▶図 4-7　知能の 2 因子説と多因子説

通じて不変的な能力であるため因子は 1 つであるが, 特殊因子は各課題のみについての能力であるために因子は複数になる。スピアマンは, 共通因子を知能ととらえ, 特殊因子を誤差と考えていたことから, 2 因子説というより 1 因子説といったほうが妥当だろう。

多因子説▶　一方, サーストン Thurstone, L. L. (1938) は, 知能を 1 つの共通因子で説明するには無理があると考え, 図 4-7-b のような, いくつかの一般因子(C)からなる**多因子説**を提唱した。彼は, 50 種類の知能課題から, ① 言語(語彙や文章理解), ② 数(簡単な計算), ③ 空間(形の関係の把握), ④ 記憶, ⑤ 推理, ⑥ 語の流暢さ(同義語の列挙や押韻), ⑦ 知覚の速さ(対象物のすばやい発見)の 7 つの一般因子を抽出している。

　また, 多因子説のサーストン以外の例として, キャッテル Cattel, R. B. ら (1966) によって提唱された流動性・結晶性因子説では, 知能を, 新しい場面に臨機応変に対応する**流動性知能**と, 経験の結果として蓄積された知識・知恵である**結晶性知能**に区分している(▶192 ページ)。

知能構造モデル▶　一方, 因子分析的手法を批判したギルフォード Guilford, J. P. (1967) は, 図 4-8 のように, 知能には ① 内容(どのような種類の情報を処理するか), ② 操作(どのように情報を分析・統合するか), ③ 所産(知能がはたらくことでどのような結果が得られたか)の 3 つの過程があり, ① の内容には図形, 記号, 言語, 行動が, ② の操作には認知, 記憶, いくつもの異なる解法を導く拡散的思考, 唯一の正解に到達する集中的思考, 比べて選び出す評価が, ③ の所産には単位, 類, 関係, 組織, 変換, 含意の下位分類がそれぞれあるとした。

　たとえば, 「さまざまな図形をふるい分けする規則をたくさんさがし出す」という課題では, ①「図形」を ②「拡散的思考」によって ③「類」に分ける, といった過程を経て知能が機能していると考える。この理論を, **知能構造モデル**という。このモデルでは, 知能は 120 種類あることになるが, これら知能

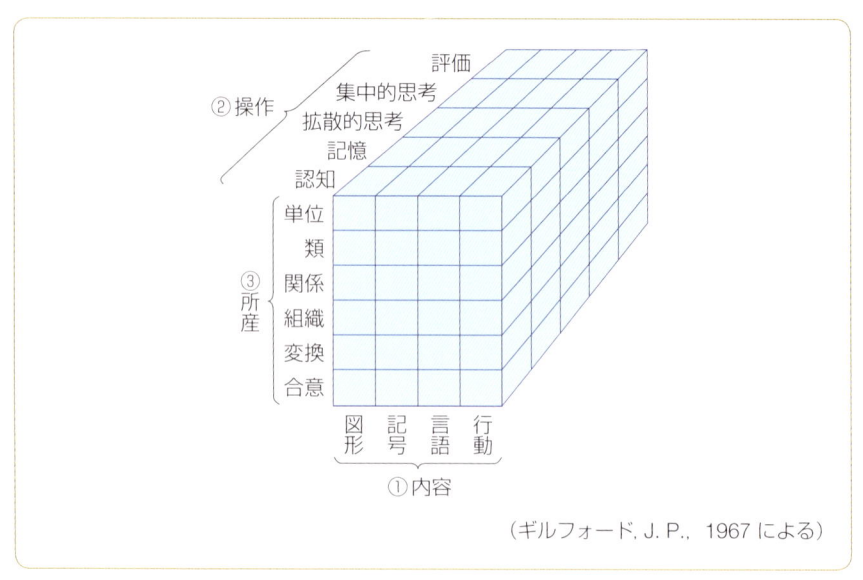

▶図 4-8　知能構造モデル

は因子分析を通じて抽出されたものではなく，理論的な仮定から得られたものである。

多重知能理論 ▶　さらに近年では，これまで知能として扱われることのなかった能力も知能と考え，それらを含めた理論の構築が試みられている。その代表として，ガードナー Gardner, H.(1983)が提唱した**多重知能 multiple intelligences(MI)理論**がある。

　ガードナーによると，知能とは「文化的に価値のある問題解決や創造の能力」であり，表4-4に示す8つの知能から構成されている。たとえば感動的な曲を演奏するときは，音楽的知能だけでなく，身体運動的知能や内省的知能を必要とするというように，ある領域の学習や仕事に対して単一の知能が対応するのではなく，複数の知能が関与する。人間は，これら8つの知能をもっているが，それぞれ得意・不得意があり，それら知能の全体が知性面の個性を決定するのである。

② 知能検査と知的障害

1　知能検査と知能指数

知能検査 ▶　**知能検査**とは，前述した知能についての理論を背景に，知能を科学的・客観的に測定するための検査である。一般に，困難度の異なる複数の課題から構成されており，それらを被検者に実施し，その結果を統計的に処理することで，被検者の知能の水準を数量として表現する。

▶表4-4　多重知能理論における8つの知能

① 言語的知能	話し言葉・書き言葉への感受性，言語学習・運用能力など（作家や演説家，弁護士）。
② 論理数学的知能	問題を論理的に分析したり，数学的な操作をしたり，問題を科学的に究明する能力（数学者や科学者）。
③ 音楽的知能	リズムや音程・和音・音色の識別，音楽演奏や作曲・鑑賞のスキル（作曲家や演奏家）。
④ 身体運動的知能	身体全体や身体部位を問題解決や創造のために使う能力（ダンサーや俳優，スポーツ選手，工芸家）。
⑤ 空間的知能	空間のパターンを認識して操作する能力（パイロットや画家，彫刻家，建築家，棋士）。
⑥ 対人的知能	他人の意図や動機・欲求を理解して，他人とうまくやっていく能力（外交販売員や教師，政治的指導者）。
⑦ 内省的知能	自分自身を理解して，自己の作業モデルを用いて自分の生活を統制する能力（精神分析家や宗教的指導者）。
⑧ 博物的知能	自然や人工物の種類を識別する能力（生物学者や環境・生物保護活動家）。

(ガードナー, H., 1983による)

ビネー式知能検査▶　知能検査のはじまりは，現在でいう知的障害児の判別を目的に，ビネー Binet, A. がシモン Simon, T. とともに作成した「ビネー-シモン尺度」(1905)である。この検査は，世界各国で自国向けに改訂され，現在広く用いられているビネー式知能検査の基礎となっている。

　代表的な改訂版の検査としては，ターマン Terman, L. M. による「スタンドフォード改訂ビネー-シモン知能尺度」(1916)，さらにそれを改訂した「新改訂スタンドフォード-ビネー知能検査」(1937)がある。後者は，2歳〜成人までを対象とする129問からなり，最も信頼できる知能検査として普及した。日本では，鈴木治太郎(1930)が「鈴木-ビネー式知能検査」を，田中寛一(1947)が「田中-ビネー知能検査」をそれぞれ開発している。

ウェクスラー式▶
知能検査　ビネー式知能検査は，判別のために，知能を概略的にとらえることを目的としている。それに対して，ウェクスラー Wechsler, D.(1939)は，診断のために，個人の知能の特徴をとらえることを目的として，「ウェクスラー-ベルヴュー知能尺度」を作成した。

　この検査は，知能が，話し言葉や文字を介してあらわされる抽象的思考である言語的因子と，視覚や運動を介してあらわされる具体的思考である動作的因子の2つの因子によって構成されるという考えから，6つの言語性検査と5つの動作性検査からなる。両検査を総合した結果だけでなく，それぞれの検査の結果を示すことができる。

　その後，「ウェクスラー-ベルヴュー知能尺度」は改訂され，5歳から15歳の子どもに適用される「WISC：Wechsler Intelligence Scale for Children」，

▶表4-5　WISC-Ⅳの下位検査

下位検査	課題
言語理解	類似，理解，語の推理，単語，知識
知覚推理	積木模様，絵の概念，絵の完成，数列推理
ワーキングメモリー	語音整列，算数，数唱
処理速度	符号，絵の抹消，記号さがし

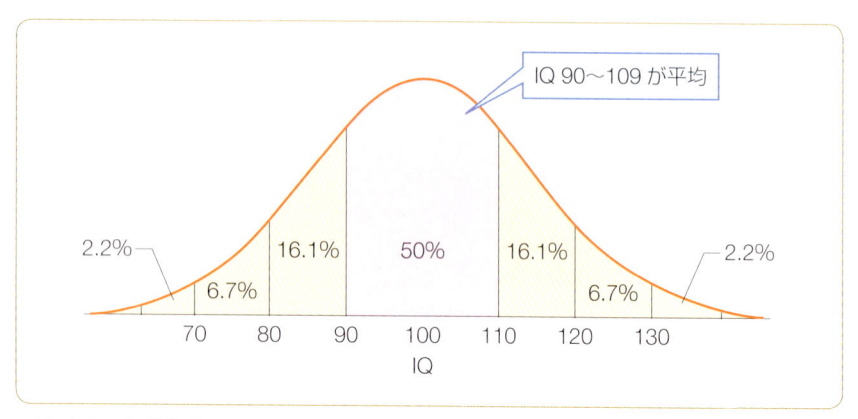

▶図4-9　知能指数(IQ)の分布

16歳以上を対象とする「WAIS：Wechsler Adult Intelligence Scale」，就学前の子どもを対象とした「WPPSI：Wechsler Preschool and Primary Scale of Intelligence」が開発された。現在，WISCは1991年に改訂されたWISC-Ⅲおよび2003年に改訂されたWISC-Ⅳがあり，WAISは2008年に改訂されたWAIS-Ⅲが使用されている。WISC-Ⅲまでは言語性検査と動作性検査の2つの下位検査からなっていたが，WISC-ⅣとWAIS-Ⅲ以降は表4-5のように4つの下位検査から構成されている。

知能検査の結果 ▶ 　知能検査の結果は，精神年齢や知能指数であらわされる。**精神年齢** mental age(**MA**)は，知能発達の程度を年齢で表現するもので，たとえば精神年齢が3歳9か月とされた場合，その子の知能が3歳9か月の幼児の平均発達水準と同程度まで達していることを意味する。「ビネー-シモン尺度」は，この精神年齢を採用している。

　一方，シュテルン Stern, W.(1912)によって考案された**知能指数** intelligence quotient(**IQ**)は，以下のように精神年齢を**生活年齢** chronological age(**CA**)で割って100をかけたもので，平均が100になる。IQは図4-9のような正規分布になることが知られており，IQ90〜109の間に50%の人が入ることになる。このIQのほかに，それぞれの年齢集団内での位置を基準として算出する**偏差知能指数**などもある。

IQ は，ターマンが「スタンドフォード改訂ビネー-シモン知能尺度」で採用して以来，多くの知能検査で用いられている。ウェクスラーによる知能検査では，偏差知能指数が採用されており，WISC-IVとWAIS-IIIでは言語理解指標(VCI)，知覚推理指標(PRI)，ワーキングメモリー指標(WMI)，処理速度指標(PSI)，そして全検査 IQ(FSIQ)を得ることができる。

$$知能指数(IQ) = \frac{精神年齢(MA)}{生活年齢(CA)} \times 100$$

$$偏差知能指数 = \frac{15(個人の得点 - 母集団の平均点)}{母集団の標準偏差} + 100$$

2 知的障害

知的障害とは▶ 　知的障害とは，定義的には，①発達期(18歳以下)にあらわれる，②明らかに知的機能が平均以下である，③実際的な適応技能に制約がある状態をいう(米国精神遅滞学会[1]，1992)。医学では**精神遅滞**とよばれることも多い。

　①は，認知症や事故の後遺症などによって生じる発達期以後の知的機能の低下は含めないことを意味する。②は，具体的には知能検査で得られた IQ が一定の基準(米国精神遅滞学会の定義では，IQ70〜75)を下まわることを示しているが DSM-5(▶203ページ)では具体的な数値にこだわらないとされている。WISC-IVでは，IQ によって，表4-6のように知能水準を分類している。③の適応技能とは，会話や読み書きなどのコミュニケーション，トイレや食事などの身辺処理，財産や家の管理などの家庭生活，地域の病院や公共機関の利用といった社会的に適応するために求められるスキルや能力をいい，表4-7に示す通り，概念的スキル，社会的適応スキル，実用的適応スキルに分類される。

知的障害の診断▶ 　知的障害の診断のポイントは2つある。1つは，知的機能と適応技能の制約の両者があってはじめて知的障害といえることから，知能検査の結果や適応技能の評価だけでは，安易に判断できないことである。もう1つは，適応技能の制約は，能力や技能といった個人の「特性」ではなく，その人が所属する社会との関係によって決まる「状態」である，ということである。たとえば，同じ適応技能をもつ障害者であっても，社会保障制度がよく整備され，周囲からの支援を受けやすい社会では制約は小さくなるが，それらが整備されていない社会では制約は大きくなる。

---

1) 2007年より米国知的・発達障害学会に名称変更された。

▶表4-6　WISC-Ⅳの知能水準の分類

IQ	分類	理論上の割合(%)
130以上	非常に高い	2.2
120〜129	高い	6.7
110〜119	平均の上	16.1
90〜109	平均	50.0
80〜89	平均の下	16.1
70〜79	低い(境界線)	6.7
69以下	非常に低い	2.2

▶表4-7　適応技能の分類

スキル	具体例
概念的スキル	言語(受容言語,表出言語),お金の概念,読み書き,自己管理
社会的適応スキル	対人関係,責任性,規則に従うこと,自尊心,自己評価,法に従うこと,だまされやすさ,被害にあうことを避ける
実用的適応スキル	生活活動,家事,食べること,交通機関の利用,移動,服薬,排泄,お金の管理,衣服の着脱,電話の使用,職業に関するスキル,食事の準備,安全環境の維持(火災,毒物,家宅の侵害防止)

(米国精神遅滞学会,2002による,一部改変)

ゼミナール

復習と課題

❶ 演繹的推論と帰納的推論の例をそれぞれあげてみよう。

❷ 言語に関する障害についてまとめてみよう。

❸ 現在利用されている知能検査にはどのようなものがあるか,調べてみよう。

参考文献　1)D. K. バーンスタイン,E. ティーガーマン編,池弘子ほか訳:子どもの言語とコミュニケーション──発達と評価.東信堂,1994.
2)多鹿秀継編:認知と思考──思考心理学の最前線.サイエンス社,1994.
3)ハワード・ガードナー著,松村暢隆訳:MI──個性を生かす多重知能の理論.新曜社,2001.

推薦図書　1)市川伸一:考えることの科学──推論の認知心理学への招待.中央公論社,1997.
2)今井むつみ:ことばの発達の謎を解く.筑摩書房,2013.

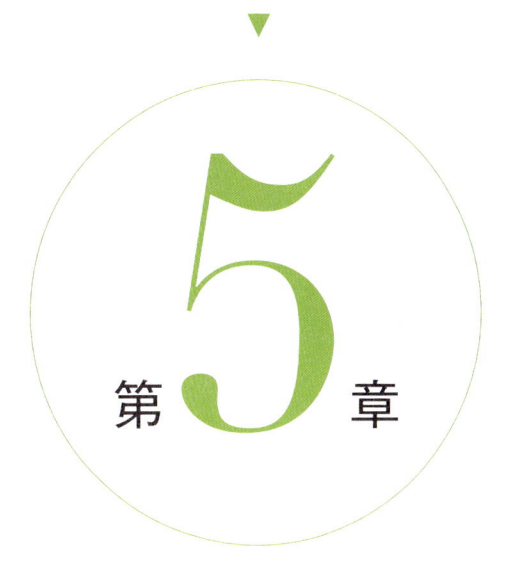

第 5 章

学習

A 学習とは

心理学領域に▶
おける「学習」

　学習 learning というと，私たちは，学校で英語の単語を覚えたり，歴史の年号を暗記するなど，いわゆる「勉強」を連想するだろう。これも確かに「学習」の一部であるが，心理学ではこのように狭い意味ではなく，もっと広い意味で「学習」という言葉を用いる。たとえば，子どもが，お手伝いをしてほめられたので，さらにお手伝いをするようになること，いたんだ食べ物を食べて腹痛や下痢をおこしたので，その食べ物を嫌いになって食べなくなることなども，心理学では学習という。

行動の変化▶
　これらに共通する点は，ある経験の結果，これまでの行動が変化することである。このことから，心理学では，学習を「経験による比較的永続的な行動の変化」と定義する。この定義でいう「経験による」とは，学習が生まれつき備わった行動ではなく，生後の経験を通じて形成される行動にかかわることを意味している。また，「比較的永続的」とは，変化した行動が消失することはあるが，それはすぐに消失するものではないことを意味する。たとえば，アルコールや薬物の摂取によっても行動が変化することがあるが，これらの場合，その変化はすぐに消失してしまうため，学習とはいわない。

　しかし，学習したことが，必ずしも行動として顕在化しない場合もある。この場合，行動の変化の基礎にあるプロセスには変化が生じているが，行動として表面化していないだけであり，学習であることにはかわりがない。

B 古典的条件づけ

① 古典的条件づけの基本原理

1 パブロフの実験

　梅干しを食べたことのある人は，梅干しを見ただけで唾液が出てしまうことがある。しかし，梅干しを食べたことのない人は，唾液を分泌しない。この違いにも学習がかかわっており，**古典的条件づけ**とよばれる学習理論で説明できる。

無条件反応と▶
無条件刺激

　古典的条件づけについて，パブロフ Pavlov, I. P. (1902) は，図 5-1 のような唾液の分泌量を測定できる装置に犬を固定し，実験を実施した。まず，犬にメトロノームの音を聞かせる。すると犬は耳をそばだてたり，音が出ているほうを向いたりする行動をとる。このような，刺激があるとそちらのほうに注意を向

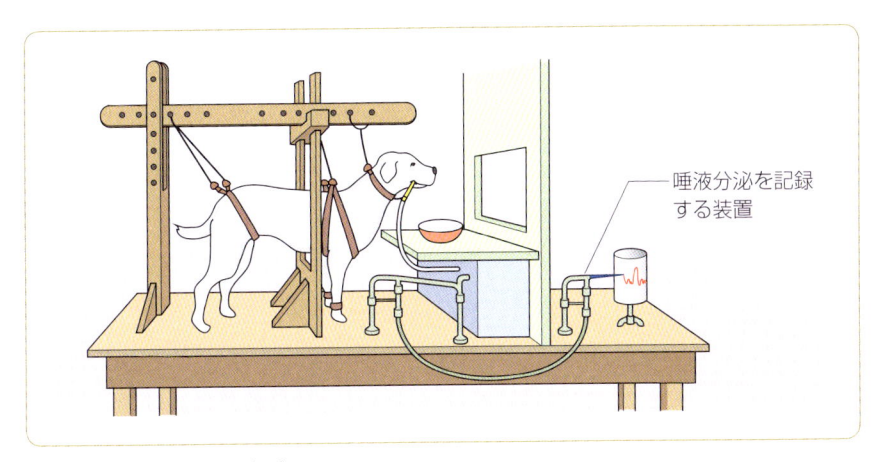

▶図 5-1　パブロフの実験

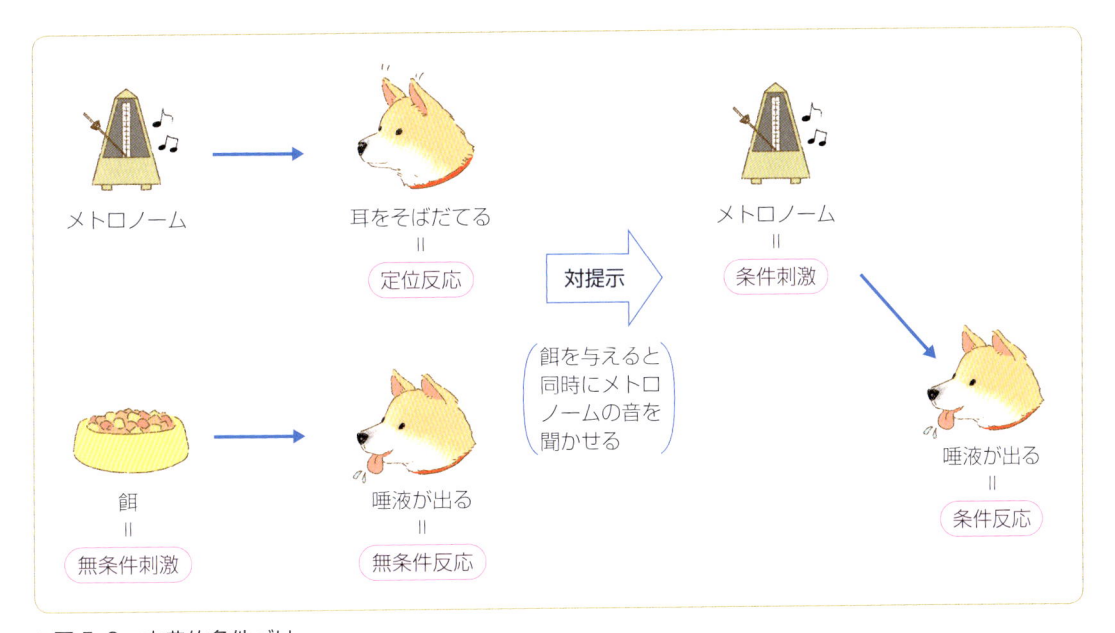

▶図 5-2　古典的条件づけ

けるような行動を**定位反応**という。また，犬に餌を与えると唾液を分泌する。この唾液分泌は生まれつき備わった無条件に生じる反応であるため，**無条件反応**とよばれる。また，餌のような無条件反応を引きおこす刺激を**無条件刺激**という。

条件反応と条件刺激 ▶　つづいて，犬に餌を与えると同時にメトロノームの音を聞かせる。このように複数の刺激を同時に与えることを，**対提示**という。これを繰り返したあと，餌を与えずにメトロノームの音だけを聞かせると，犬はその音に対して唾液分泌を生じるという新しい刺激と反応の結びつきを学習する。この唾液分泌は条件づけられた反応であることから**条件反応**といい，メトロノームの音は唾液分泌を条件づける刺激であることから**条件刺激**という（▶図 5-2）。

2　強化・消去・自発的回復

強化・消去▶　古典的条件づけは，強化したり消去したりできる（▶図5-3）。犬は，メトロノームの音を聞きながら餌を与えられつづけると，メトロノームの音に対して唾液を分泌するようになる。このように条件刺激と無条件刺激を繰り返し対提示することで，条件刺激と条件反応の結びつきが形成される過程を**強化**（きょうか）という。強化が進むと，犬はメトロノームの音を聴いただけで，唾液を分泌するようになる。しかし，餌を対提示せず，メトロノームの音だけを聴かせつづけると，しだいに犬は唾液を分泌しなくなる。このように条件刺激のみを提示しつづけることで，条件刺激によって条件反応が生じなくなる過程を**消去**という。

自発的回復▶　消去によって唾液を分泌しなくなってから，時間をあけて再びメトロノームの音を聴かせると，唾液を分泌することがある。このように，古典的条件づけが消去したあとに，条件刺激を提示すると条件反応が出現することを**自発的回復**という。ただし，自発的回復は消去してから条件刺激を再び提示するまでの時間経過が長いほど出現しにくい。

再消去▶　また，自発的回復のあと，メトロノームの音だけを聴かせ餌を与えないと，自発的回復で生じた唾液分泌は再び生じなくなる。このように，自発的回復のあとに無条件刺激と条件刺激を対提示しないことで，再び条件刺激が生じなくなる過程を**再消去**という。

再強化▶　一方，消去のあとにメトロノームの音と餌を対提示すると，犬は再びメトロノームの音を聴いただけで唾液を分泌するようになる。このように，再び無条件刺激と条件刺激を対提示する過程を**再強化**あるいは**再条件づけ**という。再消

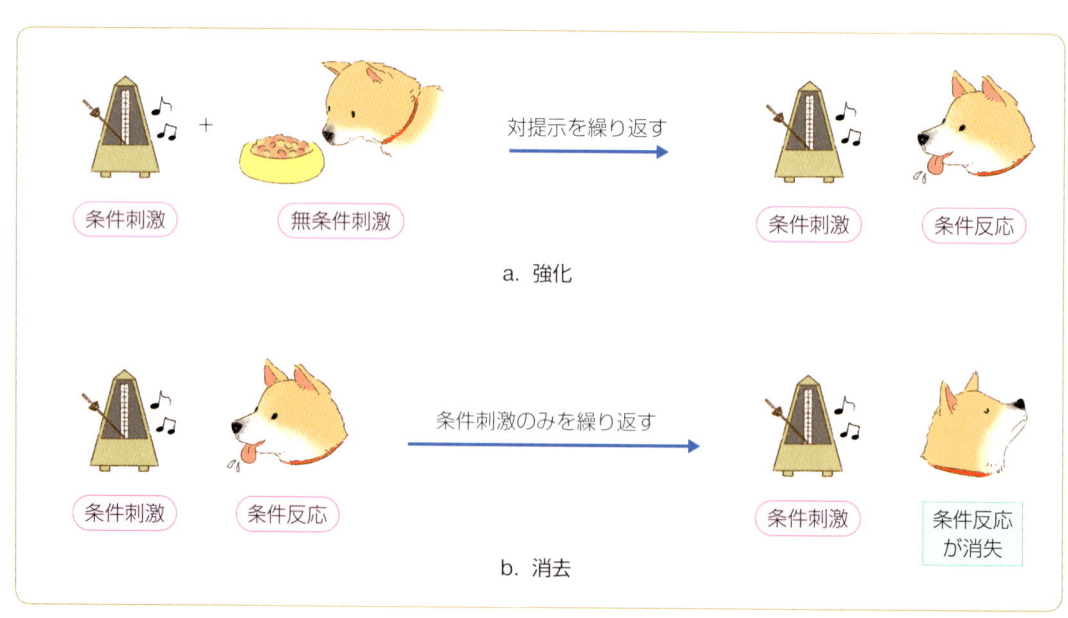

▶図5-3　強化と消去

去と再強化は，強化と消去にくらべて形成が早いという特徴がある。

3 般化と弁別

般化 ▶　1分間に100拍節のメトロノームの音と餌を対提示され，100拍節のメトロノームの音で唾液を分泌することを学習した犬は，200拍節のメトロノームの音を聴いても唾液を分泌しないが，110拍節のメトロノームの音を聴くと唾液を分泌することがある。これは，200拍節のメトロノームの音に比べ，110拍節のメトロノームの音が，100拍節と類似しているためである。このように，条件反応は条件づけで用いた条件刺激だけでなく，条件刺激と類似した刺激によってもおこることがある。これを**般化**という。般化は，与えられる刺激が条件刺激に似ているほど生じやすく，似ていないほど生じにくい。

弁別(分化) ▶　以上の例のように，般化によって110拍節にも唾液を分泌する犬に，100拍節のメトロノームの音には餌を対提示し，110拍節のそれには餌を対提示しないという手続きを繰り返すと，はじめは100拍節にも110拍節にも唾液を分泌するが，しだいに110拍節のメトロノームの音には唾液を分泌しなくなる。すなわち，100拍節と110拍節の違いを学習する。このように，2つの類似した条件刺激に対して条件反応が生じるときに，一方の条件刺激だけを強化しつづけることで，その一方の条件刺激のみに条件反応が生じ，他方の条件刺激には条件反応が生じなくなる。これを**弁別**あるいは**分化**という。

② 情動条件づけと古典的条件づけの制約

1 情動条件づけ

古典的条件づけは，喜怒哀楽などの情動(▶96ページ)の形成にも関与する。このような情動に関する古典的条件づけを，**情動条件づけ**という。

アルバート坊やの
実験 ▶　新生児の恐怖，怒り，喜びの対象はごく少ないが，発達とともにその対象は多様になり，個人によっても異なってくる。ワトソンWatson, J. B. ら(1920)は，生後9か月のアルバートを対象とした実験によって，このような情動の発達に古典的条件づけが関与することを明らかにした(▶図5-4)。

　この実験では，①まず，アルバートが白ネズミ，ウサギ，犬，サンタクロースのお面に恐怖反応を示さないことと，鉄の棒をハンマーでたたく音には恐怖反応を示すことを確認する。②つづいて，その2か月後，アルバートに白ネズミを提示し，手で触れようとした瞬間に鉄の棒をハンマーでたたく。すると，アルバートはたたいた音に対して恐怖反応を示す。③これを数日に分けて7回繰り返すと，アルバートは，白ネズミを見ただけで恐怖反応を示すようになる。④さらに，白ネズミだけではなく，白い，毛があるなどネズミに似たところのあるウサギ，犬，サンタクロースのお面に対しても，白ネズミほ

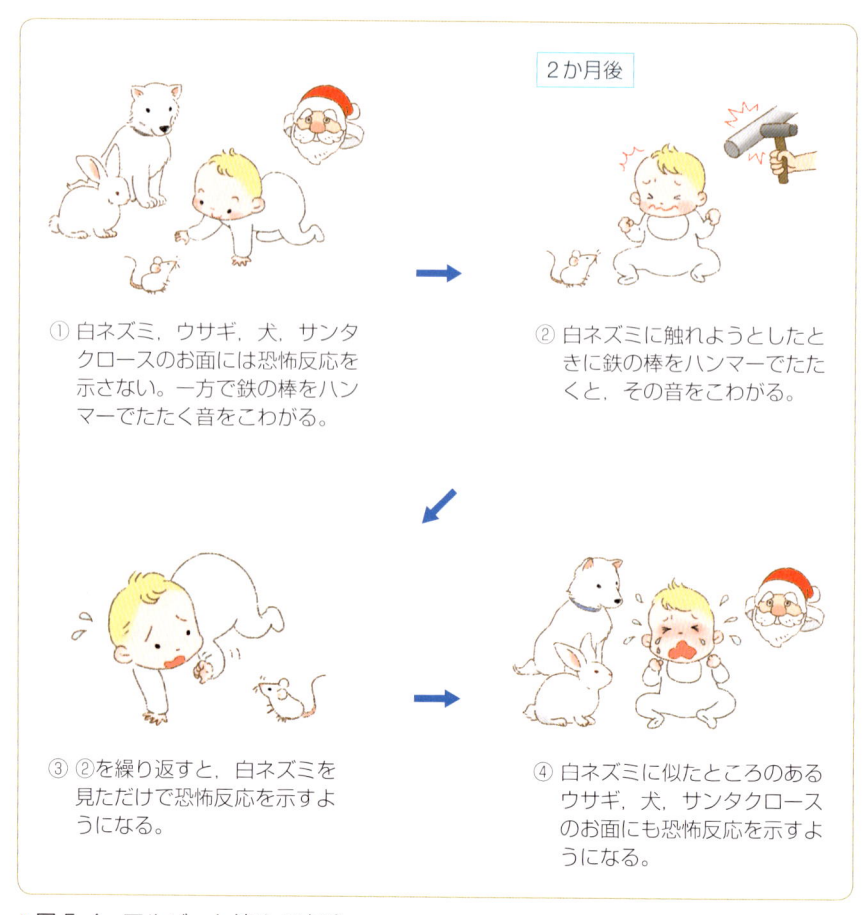

2か月後

① 白ネズミ，ウサギ，犬，サンタ
　クロースのお面には恐怖反応を
　示さない。一方で鉄の棒をハン
　マーでたたく音をこわがる。

② 白ネズミに触れようとしたと
　きに鉄の棒をハンマーでたた
　くと，その音をこわがる。

③ ②を繰り返すと，白ネズミを
　見ただけで恐怖反応を示すよ
　うになる。

④ 白ネズミに似たところのある
　ウサギ，犬，サンタクロース
　のお面にも恐怖反応を示すよ
　うになる。

▶図5-4　アルバート坊やの実験

どではないが，恐怖反応を引きおこすようになった。

恐怖の古典的▶
条件づけ
　これら一連の実験手続きは，白ネズミを条件刺激，鉄棒の音を無条件刺激と
した条件づけであり，ウサギや犬，サンタクロースのお面に対する恐怖反応は
般化である。このように恐怖反応は，古典的条件づけを通じて，さまざまな刺
激対象によって引きおこされるようになるのである。

2　古典的条件づけの生物的制約

　アルバート坊やの実験は，古典的条件づけが，さまざまな刺激と反応の結び
つきを形成することを示唆する。しかし，すべての刺激が条件づけられるわけ
ではない。たとえば，音楽を聴きながら食事をしたあと，下痢や嘔吐におそわ
れたとしよう。このような経験をすると，その食事にでてきた食べ物を嫌いに
なることはあるが，聴いていた音楽を嫌いになることはほとんどない。これに
ついて，ガルシア Garcia, J. (1966)は，味覚嫌悪学習についての実験で検討した。

味覚嫌悪学習▶
　味覚嫌悪学習とは，ある食べ物を食べたあとに気分がわるくなると，その味
覚の食べ物を嫌うようになる現象で，古典的条件づけの一種と考えられている。

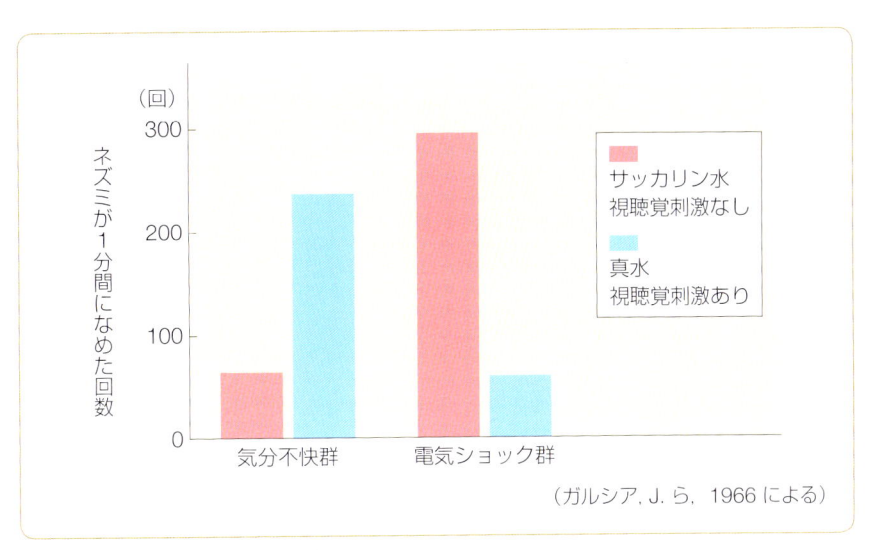

▶図 5-5　味覚嫌悪学習の実験

　ガルシアは，ネズミに甘いサッカリン溶液を飲ませ，飲んでいる間に室内光が点滅し機械音が鳴るようにした。この味覚刺激と視聴覚刺激を条件刺激とし，それに対する無条件刺激として，一方のグループのネズミ（気分不快群）にはX線を照射して気分をわるくさせ，他方のグループのネズミ（電気ショック群）には電気ショックを与える。これら条件刺激と無条件刺激の対提示を繰り返したあと，今度はサッカリン水を飲んでも視聴覚刺激が伴わない条件と，真水を飲むと視聴覚刺激が伴う条件を設定し，両条件で1分間あたりになめた回数を比較した。

　その結果，気分不快群はサッカリン水を嫌い真水を好んで摂取するのに対して，電気ショック群は視聴覚刺激が伴う真水を嫌いサッカリン水を好んで摂取した（▶図 5-5）。これは，気分不快群が視覚刺激ではなく，サッカリン水の味覚刺激（甘さ）と不快気分を条件づけているのに対して，電気ショック群は視聴覚刺激と電気ショックの痛みを条件づけていること示す。

　以上の実験は，同じ古典的条件づけでも，味覚と気分，視覚と電気ショックのように，結びつきやすい条件刺激と条件反応の組み合わせが生まれつき備わっていることを意味する。このような生得的傾向が学習に対して枠をはめている現象を，**古典的条件づけの生物的制約**という。

C オペラント条件づけと学習の理論

① オペラント条件づけ

1 スキナーの実験とオペラント条件づけ

オペラント条件づけとレスポンデント条件づけ ▶ 　前述した古典的条件づけは，餌やメトロノームの音などの特定の刺激によって唾液分泌などの特定の反応が引きおこされる行動についての学習である。しかし，私たちの行動は，つねに特定の刺激によって特定の反応が生じるわけではない。目の前に食べ物があっても，食べることもあれば食べないこともある。目的地があって歩くこともあれば，散歩のように目的地がなくても歩きまわることもあるだろう。

　スキナー Skinner, B. F.(1938)は，刺激によって反応が決定する行動を**レスポンデント行動**，その条件づけである古典的条件づけを**レスポンデント条件づけ**とよび，それに対して刺激にコントロールされない自発的な行動を**オペラント行動**，その条件づけを**オペラント条件づけ**とよんで区別した。

スキナー箱の実験 ▶ 　スキナーは，オペラント条件づけに関する次のような実験を行った。レバーを押すと粒状の餌が出るしくみになっているスキナー箱に，空腹のネズミを入れる（▶図 5-6）。ネズミは，箱の中で自由に歩きまわっているうちに，偶然レバーに触れ，餌が 1 粒出てくる。これを何度か経験すると，レバーを押す回数

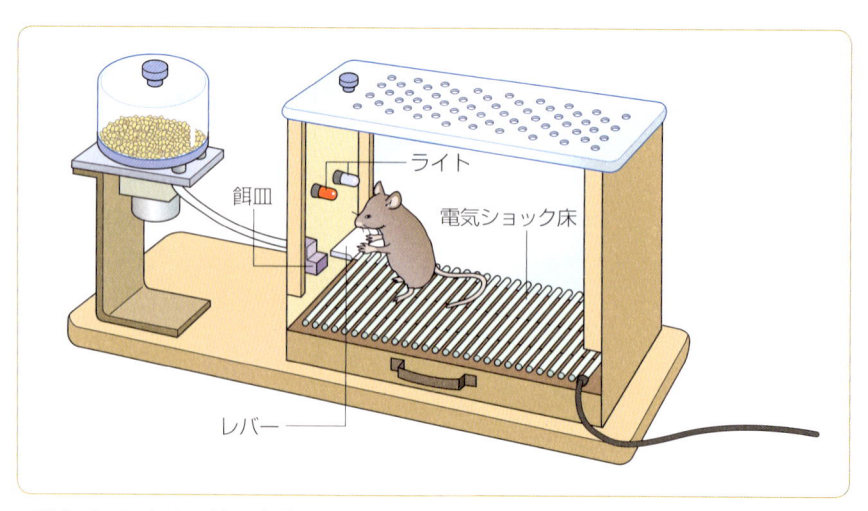

ライト

餌皿

電気ショック床

レバー

▶図 5-6　スキナー箱の実験

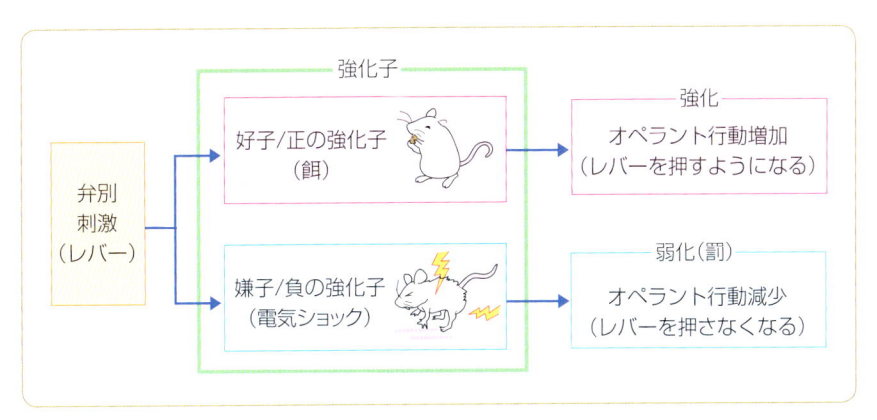

▶図5-7　強化子とオペラント行動

は急速に増加するようになる。また，レバーを押すと電気ショックが与えられるような条件にすると，レバーを押す回数は急速に減少する。

弁別刺激・オペラント行動・強化子 ▶
　この実験のレバーは，餌がほしければ「押す」という行動をすればよいことを知らせてくれる。レバーは，適切な行動がなんであるかを知らせる刺激であることから**弁別刺激**という。また，レバーを押す行動は，ネズミが自発的に行った行動なので**オペラント行動**という。そして，オペラント行動の出現頻度を変化させる刺激を**強化子**という。強化子のうち，餌のようにオペラント行動の出現頻度を増大させる刺激を**好子**あるいは**正の強化子**，電気ショックのようにオペラント行動の出現頻度を減少させる刺激を**嫌子**あるいは**負の強化子**という（▶図5-7）。

シェイピングと即時強化 ▶
　オペラント条件づけでは，さまざまな行動を条件づけることができる。しかし，自発的にあらわれる行動に強化子を与えなければコントロールできないため，なかなか出現しない複雑な行動をコントロールすることはむずかしい。そこで用いられる方法に，**シェイピング**がある。シェイピングとは，出現頻度をコントロールしたいオペラント行動を形成する一連の手続きをいう。具体的には，複雑な行動を**スモールステップ**とよばれるいくつかの単純な行動に段階的に区分し，それらの行動ができたら強化子を与える。スモールステップに分けた行動に対して強化子を与えることを，**即時強化**という。これらを繰り返すことにより，標的となるオペラント行動にしだいに近づけていく。

2　強化スケジュール

　オペラント行動の出現頻度は，強化子を与えられる方法によっても影響を受ける。どのようなタイミングで強化子を与え行動を強化するかを決めるプログラムを，**強化スケジュール**という。

強化スケジュールの種類 ▶
　強化スケジュールは，**連続強化スケジュール**と**部分（間欠）強化スケジュール**に分けられる。前者はオペラント行動が出現するごとに強化子が与えられる場

▶表5-1　部分強化スケジュールの種類

	間隔スケジュール （反応時間が基準）	比率スケジュール （反応回数が基準）
固定的 （強化の期間が一定）	固定間隔スケジュール 一定の時間が経過したら強化子が与えられる （例：定期試験）	固定比率スケジュール 一定の回数反応したら強化子が与えられる （例：出来高制の給与）
変動的 （強化の期間が変化する）	変動間隔スケジュール そのときによって期間はかわるが，時間が経過したら強化子が与えられる （例：抜きうちテスト）	変動比率スケジュール そのときによって回数はかわるが，何回か反応したら強化子が与えられる （例：ギャンブル，ゲーム）

合であり，後者はときどき（部分的に）強化子が与えられる場合である。さらに，部分強化スケジュールは，反応の回数を基準にしている**比率スケジュール**と時間を基準にしている**間隔スケジュール**，強化子が与えられるまでの期間が一定の**固定的**と変化する**変動的**があり，表5-1のように4通りのスケジュールに区分される。

強化スケジュール
とオペラント行動 ▶　連続強化スケジュールと部分強化スケジュールとを比較すると，前者のほうが効率的に反応を形成するが，後者は消去しにくいという特徴がある。とくに，パチンコのようなギャンブルや，パーティゲームのような偶然に基づくゲームなど，変動比率スケジュールによって形成した反応は消去しにくいことが知られている。

　また，部分強化スケジュールのうち，比率スケジュールは，短時間で高頻度の反応が出現する。これは，反応すればするほど，強化子が与えられるからである。ギャンブルに夢中になっている人が，ついつい何度も賭けてしまうのは，賭ければ賭けるほど勝つ回数が増えるからである。

　一方，間隔スケジュールでは，反応する回数によって強化子が与えられるわけではないので，反応の出現頻度は多くない。とくに，固定間隔スケジュールでは，強化子が与えられる直前には反応頻度が高くなるが，直後には極端に低下する。この現象を**スキャロップ**という。定期試験の直前には猛勉強をするが終わったらまったく勉強しなくなることは，スキャロップで説明できるだろう。

3　正・負の強化と弱化

強化と弱化 ▶　オペラント条件づけでは，オペラント行動の出現頻度が増大することを**強化**，逆に，出現頻度が減少することを**弱化**あるいは**罰**という。また，強化と罰にはそれぞれ正と負がある。ここでいう正とは，オペラント行動がおこったら刺激が提示されることを，負とはオペラント行動がおこったら刺激が除去されることを意味する。したがって，表5-2のように，①正の強化，②負の強

▶表5-2　正の強化・負の強化・正の弱化・負の弱化

	刺激の提示（正）	刺激の除去（負）
行動の増加 （強化）	正の強化	負の強化
行動の減少 （弱化）	正の弱化 （正の罰）	負の弱化 （負の罰）

化，③ 正の弱化（正の罰），④ 負の弱化（負の罰）の 4 通りの手続きがあることになる。

正の強化 ▶　正の強化とは，オペラント行動がおこったときに強化子を与えると，オペラント行動の出現頻度が増大することをいう。たとえば，レバーを押せば餌が出てくる実験条件で，レバーを押す行動が多くなる場合である。日常例では，賃金がもらえるのでアルバイトに励んだり，単位がもらえるので勉強したりするなどがこれにあたる。

負の強化 ▶　一方，負の強化とは，オペラント行動がおこったときに強化子を取り除くと，オペラント行動の出現頻度が増大することをいう。レバーを押さない限り弱い電気ショックが与えつづけられる実験条件では，レバーを押す行動が多くなる。日常例としては，鎮痛薬を飲んで頭痛が治った人が再び頭痛になると，同じ鎮痛薬を飲みたがることなどがある。

正の弱化 ▶　また，正の弱化（正の罰）とは，オペラント行動がおこったときに強化子を与えると，オペラント行動の出現が減少することをいう。レバーを押せば電気ショックが与えられる実験条件で，ネズミがレバーを押さなくなる場合がこれにあたる。日常例としては，いたずらをして叱られた子どもが，いたずらをしなくなるなどである。

負の弱化 ▶　一方，負の弱化（負の罰）とは，オペラント行動がおこったときに強化子を取り除くと，オペラント行動の出現頻度が減少することをいう。たとえば，レバーを押さない限り一定に餌が与えられ，レバーを押すと餌が出てこなくなるという実験では，ネズミはレバーを押さなくなる。日常例では，罰則にあたる。自動車運転でスピード違反をして罰金を取られたり，免許停止処分を受けたりした者は，違反をしないようにより気をつけるようになるだろう。

4　日常場面における強化と弱化

「罰」の欠点 ▶　正の弱化は，教育場面やその他の日常的な場面で，頻繁に使用される。しかし，このいわゆる「罰」については，強化ほどの効果があるかどうか疑問視されている。実験的に検討を重ねたアズリン Azrin, N. H.(1966)らは，嫌子が強烈なショックであり，行動が出現した直後に毎回一貫して与えつづけられるならば効果はあるが，日常場面における「罰」の使用には，次のような欠点があるという。

(1)「罰」は恐怖や怒りのような否定的な情動が伴うため，学習や成績を低下させてしまう。大学生に記憶課題を行わせ，間違えるたびに音で知らせる条件とショックを与える条件を設定したところ，後者は反応が遅くなり，間違いも多くなったという研究報告がある（バラバン Balaban, M. T. ら，1990）。

(2)「罰」はわるい行動だけでなくよい行動も抑制してしまう。教室の中で手をあげて質問した生徒に対して，教師が「それはつまらない質問だ」と答えた場合，その生徒はもちろんほかの生徒も手をあげなくなるだろう。

(3)「罰」による行動のコントロールは，継続的な監視を必要とする。また，「罰」によって，不適切な行動をしないことを学ぶのではなく，不適切な行動を見つからないようにすることを学ぶ。

(4)「罰」の使用は，罰を与える者や周囲の者に対して攻撃行動を引きおこす。これは，いわゆる逆恨みに相当する。

　以上の欠点から，「罰」が使用されるのは，それしか方法がない場合に制限し，かつその使用には多大な注意が必要であるといえよう。

プレマックの原理▶　また，教育場面やその他の日常的な場面では，強化子を与えつづけることがむずかしい場合がある。たとえば，親が子どもに勉強をするよう促すような場合，勉強したら菓子をあげると言って菓子を与えつづけることは不可能であるし，勉強しないからといって叱りつづけては前述した罰の欠点のような問題が発生する。

　これについて，プレマック Premack, D.(1965)は，高い確率で生じる反応は低い確率で生じる反応の出現頻度を増やすことができるとする，**プレマックの原理**を提唱した。ふだんからゲームで遊ぶのが好きな子どもに「勉強したら，ゲームで遊んでいいよ」と親が言えば，新たに好子や嫌子を与えなくても，子どもは勉強をするだろう。これは，勉強という低い確率で生じる反応をゲームで遊ぶという高い頻度で生じる反応によって促させるためである。

② 学習の理論

1 効果の法則と動因低減説

　オペラント条件づけにおいて，好子や嫌子がオペラント行動の出現頻度をコントロールできるのはなぜだろうか。これについて，ソーンダイク Thorndike, E. L.(1898)は，オペラント条件づけの基本的な原理のもととなった道具的条件づけの研究に基づいて，効果の法則を提唱した。さらに，ハル Hull, C. L.(1943)は効果の法則を明確にした動因低減説を提唱した。

ソーンダイクの▶　**道具的条件づけ**とは，餌や金銭などの報酬を得るための，手段や道具となる
問題箱の実験　行動を学習する条件づけをいう。この条件づけについて，ソーンダイクは，

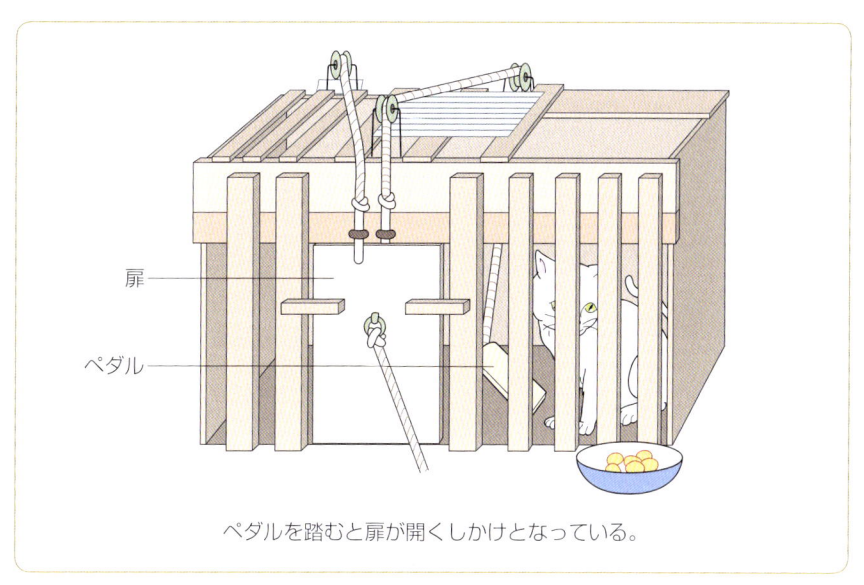

ペダルを踏むと扉が開くしかけとなっている。

▶図5-8 ソーンダイクの問題箱の実験

▶表5-3 ソーンダイクの効果の法則

満足の法則	刺激と反応の結びつきが満足や快をもたらすものであれば，強く結びつき，その状況でおこりやすくなる。
不満足の法則	刺激と反応の結びつきが不満足や不快をもたらすならば，その結びつきは弱まり，その状況でおこりにくくなる。
強度の法則	満足と不満足の程度が強いほど，変化の程度も大きくなる。

「問題箱」とよばれる実験装置を用いて検討した（▶図5-8）。

　この箱は，ペダルを踏むと扉が開く仕掛けになっている。その箱に空腹の猫を閉じ込め，箱の外に餌を置く。すると猫は，餌を取ろうとして試行錯誤を繰り返すうちに，偶然に箱の中のペダルを踏み，扉が開く。箱の中に猫を入れてから扉が開くまでを1つの「試行」として，この試行を繰り返すと，誤った行動が減少し，箱に入ってから扉が開くまでの反応時間が短くなる。つまり，猫は試行錯誤を繰り返すうちに，ペダルを踏むと扉を開けるという，刺激と反応の結びつきを学習したのである。このことから，ソーンダイクは，学習を「経験によって刺激と反応の間の結びつきが徐々に強くなる過程」と考えた。

効果の法則 ▶　また，ソーンダイクは，「刺激と反応の結びつきは，個体の反応が環境に対してなんらかの効果をもつときにあらわれる」という**効果の法則**を提唱した。上述の猫の例でいうと，餌を獲得できるという効果があるから，ペダルを踏むと扉が開くという刺激と反応の結びつきを学習するということになる。この効果の法則は，さらに，**表5-3**に示す**満足の法則**，**不満足の法則**，**強度の法則**に分類される。すなわち，行動の結果，強い満足が得られるほど，その行動は

学習されるのである。

動因低減説 ▶　ソーンダイクの効果の法則によれば，刺激と反応を結びつけるのは「満足」や「快」である。ハルは，考え方は同じであるが，この「満足」あるいは「快」という言葉を動因低減という言葉でとらえ直し，学習の**動因低減説**を提唱した。動因とは，第 6 章で説明するように，飢餓感や渇き，金銭欲や名誉欲などの心の中に生じる欠乏や欲求を充足しようと行動を駆り立てる動機の原因をいう（▶108 ページ）。金銭欲が満たされるから働くという行動が生じるように，動因の低減が，刺激と反応の結びつきを強化すると考える。

2　洞察と潜在学習説

　前述したように，ソーンダイクは，満足を伴う刺激と反応を結びつける行動は試行錯誤を通じて徐々に学習されると考えた。それに対して，ケーラー Köhler, W.(1917)は，以下で紹介する実験によって，このような行動は洞察を通じて瞬時に学習されると主張する。また，ハルの動因低減説に対して，トールマン Tolman, E. C.(1948)は，実験的な検討のもとに，動因低減が伴わなくても刺激と反応の結びつきが学習されることを明らかにし，**潜在学習説**を提唱した。

洞察による学習 ▶　ケーラーの実験では，天井からバナナがつるされ，木箱や棒が散乱している檻（おり）の中に，空腹のチンパンジーを入れる。チンパンジーは，はじめはバナナを取ろうと試行錯誤をするが，その後，なにもしない期間(休止)があらわれる。そして，突然，ひらめいたかのように木箱を積み重ね，その上に登ってバナナを取った。一度，このような方法でバナナを取ることを学習したチンパンジーは，二度と試行錯誤をすることなく，同じ方法でバナナを取るようになった。ケーラーによると，チンパンジーは，この休止期間に檻の中の木箱や棒を組み合わせることによって，どのようにバナナを取ることができるか見通しをたてるという。このように頭のなかで考え，見通しをたてる認知的な活動を**洞察**（どうさつ）という。

トールマンの ▶
ネズミの迷路実験　また，動因低減説とは矛盾する事実がトールマンの実験によって明らかにされた。その実験では，図 5-9 に示すような袋（ふくろ）小路のある複雑な迷路を用いて，ネズミを R 群(目標箱にいつも餌がある条件)，NR 群(目標箱にいつも餌がない条件)，NR-R 群(最初の 10 日目までは餌なしで 11 日目から餌ありの条件)に分けて訓練し，袋小路に迷い込む回数(誤数)を測定した。

　その結果，図 5-10 に示すように，NR-R 群は 10 日目までの誤数は NR 群と同程度であるが，餌を与えられるようになった 11 日目以降は R 群以上に誤数が減少した。動因低減説によれば，刺激と反応は動因低減が伴わなければ結びつかない，つまり学習は成立しないはずである。したがって，NR-R 群は，11 日目から学習を開始するので，R 群よりも誤数は多くなるはずである。それにもかかわらず餌が与えられた 11 日目で R 群以上に迷うことなく出口へ到達できたのは，11 日目以前に，NR-R 群のネズミが頭のなかで迷路の地図を学習

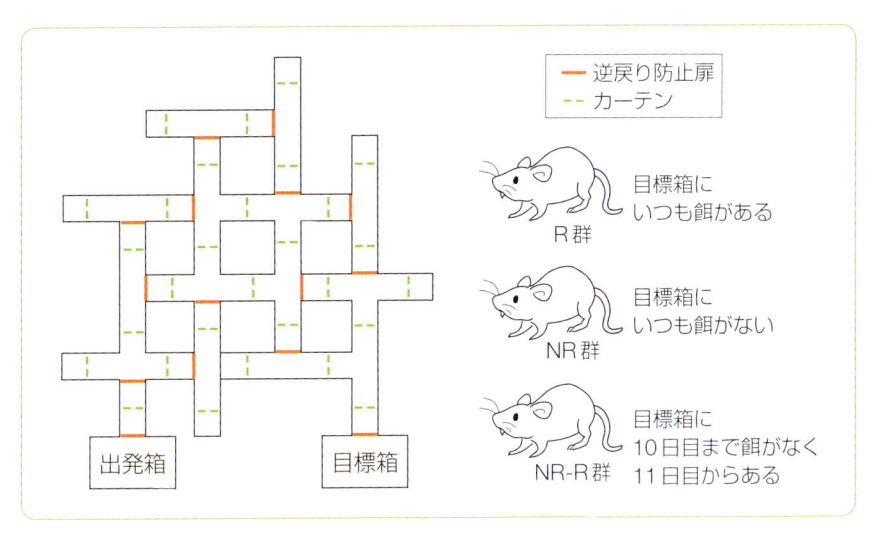

▶図5-9　トールマンのネズミの迷路実験

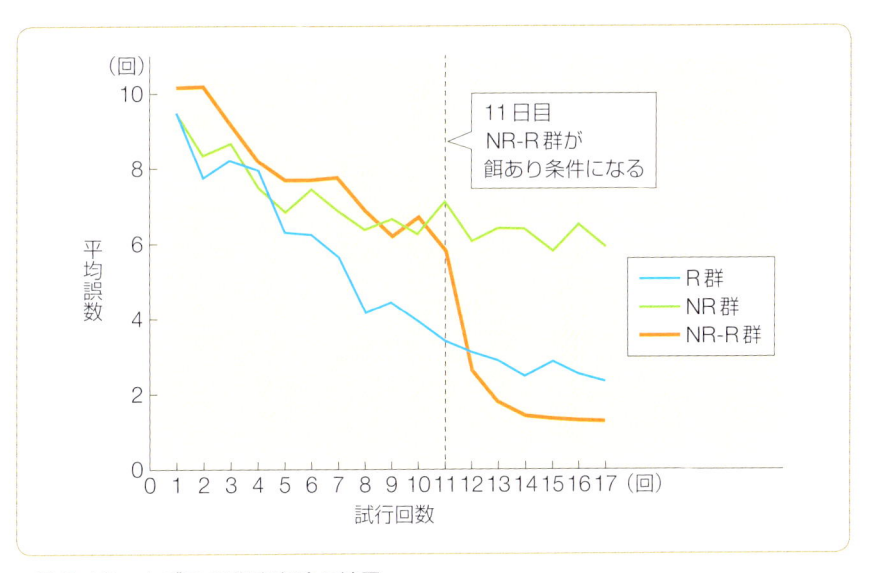

▶図5-10　ネズミの迷路実験の結果

していたためである。

潜在学習説▶　　トールマンは，頭のなかでつくられた地図を**認知地図**とよび，この認知地図は強化や動因低減が伴わなくても作成されると主張した。また，目にみえる反応は生じなくても，認知地図のように潜在的に学習は学習者の認知過程内部に生じると考えることができることから，**潜在学習説**という。

D 社会的学習と効果的な 学習方法

① 社会的学習

1 社会的学習とは

直接経験 ▶ 　学習の定義で述べたように，学習とは「経験」による行動の変化である。こ れまで説明した古典的条件づけやオペラント条件づけでは，学習者自身が行う 反応に対して対提示が与えられたり，強化子が与えられたりする経験であっ た。このような経験を**直接経験**という。

　しかし，日常生活をふり返ると，獲得した学習行動の多くはこのような直接 経験でないことに気づく。たとえば，自動車を運転するという行動は学習に よって獲得したものであるが，自動車事故を繰り返し体験するような試行錯誤 を伴った学習ではない。もし，自動車の安全運転が試行錯誤を伴う直接経験に よる学習であるならば，この世界は交通事故だらけになってしまう。

間接経験と 社会的学習 　学習に必要とされる経験の多くは，親や先輩，あるいは教師などの他者が示 した行動を見聞きしたり，まねたりすることを通じて得られる。このような他 者の行動を通じて経験することを**間接経験**といい，この間接経験を通じた学習 を**社会的学習**という。定義的に表現すれば，社会的学習とは，他者(モデル)が 見本を示し(**モデリング**)，それをみることによって，学習者がモデルと同じ行 動ができるようになる学習をいう。このモデルには，直接出会う対象だけでは なく，過去や歴史上の人物，本や映画のなかのできごと，想像などによる架空 の物語も含まれる。

2 模倣による学習

模倣 ▶ 　社会的学習の最も基本的な形態として**模倣**がある。模倣とは，モデルの行動 を観察することによって，その行動の全体，あるいは部分的に類似した行動を 繰り返すことをいう。この模倣は，人間の新生児や動物にもみられる現象であ る。

模倣の例 ▶ 　たとえば，第9章で説明する**共鳴反応(新生児模倣)**は，大人が舌を出す， 口を開ける，唇を突き出すというような表情を示すと，それを観察した新生児 が表情を模倣する現象である(▶175ページ)。また，チェーンを引けば餌がもら えるという課題を猿に実施したところ，ある猿がチェーンを引いて餌を得た様 子を観察していた別の猿は，それを模倣して，試行錯誤を繰り返すことなくす

ぐに餌を得ることができる(ワーデン Warden, C. J. ら，1940)。

　さらに，日本の島に生息する猿の群れに，砂浜に小麦の粒をまいて与えたところ，当初は小麦を1粒ずつ拾って食べていたが，ある猿が砂ごと小麦をつかみ海面にばらまいてから浮いてきた小麦を効率よく食べはじめたところ，ほかの猿たちも模倣し，この行動は群れ全体に一斉に広まったという報告がある(河合，1965)。これらのことから，初期の心理学では，模倣は本能的な性質をもった生得的行動であると考えられていた。

模倣学習の実験▶　それに対して，ミラー Miller, N. E. とダラード Dollard, J.(1941)は，模倣が報酬による学習であることを，次の実験によって明らかにした。その実験では，モデルとなるネズミと同じ行動をすると餌が与えられる条件のネズミ(模倣群)と，同じ行動をすると餌が与えられない条件のネズミ(非模倣群)を訓練した。その結果，模倣群は訓練が進むにつれてモデルと同じ行動をとり，非模倣群はモデルとは違う行動をとるようになった。この実験では，モデルとなるネズミを弁別刺激，模倣をオペラント行動，餌を強化子とおきかえることができ，模倣群は好子が与えられるためにモデルと同じ行動をしたと考えられる。このことから，模倣はオペラント条件づけの一種であるといえる。

オペラント条件▶
づけによらない
模倣学習　ただし，ミラーとダラードによる模倣の解釈は，学習者がモデルの行動を観察でき，直後に反応をまねし，そのまねた行動に対して好子が与えられる場合にしか適用できない。しかし，日常でみられる模倣は，このようなものだけではない。たとえば，ふだんから母親が玄関の鍵を開ける様子を観察していた子どもは，鍵の開け方を訓練されていないにもかかわらず，母親がいないときに玄関の鍵を開けて，外へ出てしまうことがある。このような模倣学習は，モデルも好子もないことから，オペラント条件づけでは説明できない。

3 観察学習

観察学習とは▶　バンデューラ Bandura, A.(1961)は，社会的学習の本質とは，直接的な報酬や罰がなくても(無強化学習)，またモデルと同じ行動を訓練しなくても(無試行学習)，モデルの行動を観察するだけで新しい行動が学習されることであると考え，オペラント条件づけの枠組みでは説明できないと主張した。そしてこのような無強化，無試行学習を特徴とする社会的学習を**観察学習**とよび，以下に示す有名な実験で検討した。

ボボ人形の実験▶　この実験では，3〜6歳の子どもたちに，モデルの大人が攻撃行動をするビデオ映像を視聴させる。その内容は，モデルが大人と同じ大きさのビニール人形"ボボ"に馬乗りになったり，木槌でたたいたり，投げたり蹴ったりするという攻撃行動であった。つづいて，子どもたちは3つのグループに分けられ，それぞれ別の結末で終わる映像を視聴した。第1のグループはビデオ映像のなかのモデルが別の大人から「お前は強いチャンピオンだ」とほめられる結末(代理的報酬群)，第2のグループはモデルが別の大人に「この弱いものいじめの

暴れもの！　おまえにも同じことをしてやるぞ」といわれ，馬乗りされ，丸めた雑誌で頭をたたかれる結末(代理的罰群)，そして第3のグループはほめられも叱られもしない結末(統制群)であった。

　その後，すべてのグループの子どもは，"ボボ"やその他のおもちゃが置いてある遊戯室に連れていかれ，「自由に遊んでいいよ」と言われ，映像と同じような攻撃行動がどの程度あらわれるかが観察された。この条件は，攻撃行動をとくに引きおこすような誘導をしていないため，無誘因条件という。その結果，図5-11の「無誘因」に示すように，すべてのグループの子どもは，程度は違うものの，攻撃行動を模倣した。このことから，モデルの行動を観察しただけで，遊び方に影響を受けたといえるだろう。ただし，代理的罰群は，ほかの群と比較して，最も攻撃行動が出現しなかった。この結果をオペラント条件づけの枠組みで解釈するならば，代理罰群はほかの群に比べて攻撃行動を学習していないということになる。

　代理罰群がほかの群に比べて攻撃行動を学習していないかどうかを検討するため，「かわいいシールをあげるから，ビデオで見たことと同じことをしてご

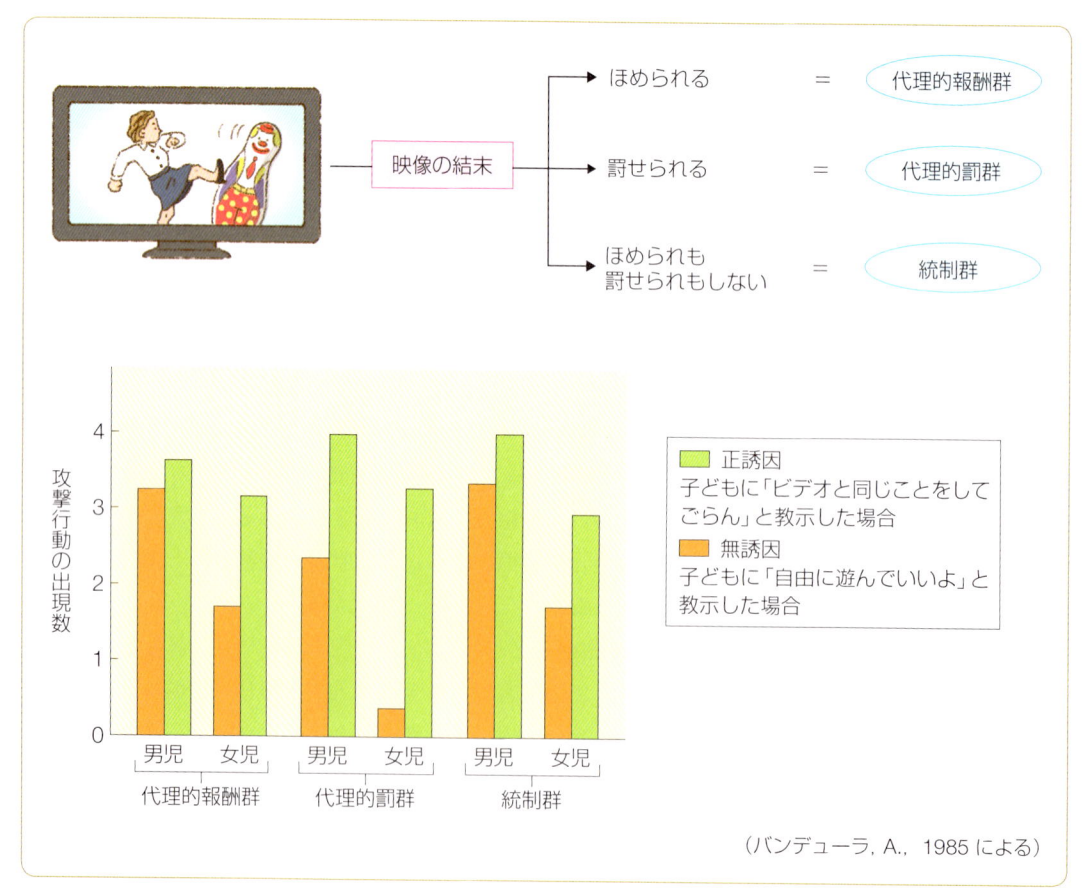

（バンデューラ. A., 1985 による）

▶図5-11　ボボ人形の実験

らん」と言って、「ビデオと同じようにボボをいじめたら、いじめかえされる
かもしれない」という警戒心を取り除いたうえで、攻撃行動があらわれるか観
察した。この条件は、攻撃行動を引きおこす誘導があるため、正誘因条件とい
う。その結果、図5-11の「正誘因」に示すように、代理的罰群もほかの群と
同様に攻撃行動を模倣した。このことは、モデルが罰を与えられる映像を見て
攻撃行動を出現しなかった子どもたちも、攻撃行動を学習していたが、警戒心
によって攻撃行動を抑制していたことを示唆している。

4 社会的学習理論

　　バンデューラ Bandura, A.(1971)は、実験で示された観察学習を説明するため
に、**社会的学習理論**を提唱した。社会的学習理論によると、観察学習が成立す
るには、図5-12のような4つの過程があるという。
　①**注意過程**　観察学習が成立するためには、学習者はモデルの行動に注意を
向け、よく観察しなければならない。前述した実験において、子どもたちがビ
デオ映像を視聴していなければ、その後、攻撃行動を模倣することはない。
　②**保持過程**　モデルの行動を模倣するには、その情報を記憶に保持していな
ければならない。ビデオ映像を注意深く視聴しても、それを忘れてしまっては、
子どもたちは攻撃行動を模倣できないだろう。この段階で重要となるのは、リ
ハーサルである。第3章で説明したように、ある情報を記憶にとどめるには、
繰り返しが必要である（▶35ページ）。子どもたちは、映像のなかのモデルがボ
ボ人形にさまざまな攻撃をする姿を視聴して、攻撃行動を学習したと考えられ
る。
　③**運動再生過程**　モデルの行動を注意深く観察し、その情報を記憶に保持し
ていても、その情報を再生できる運動技能がなければ、学習者は模倣できない。
　④**動機づけ過程**　モデルが示した行動を模倣する学習が潜在的に成立してい
ても、実行行動として出現するかどうかは、学習者の動機が影響する。前述の
実験での代理罰群の子どもたちは、映像の結末から「攻撃行動をすると罰せら
れる」と予想して攻撃行動をしようとしなかったが、「かわいいシールをあげ
るから、ビデオで見たことと同じことをしてごらん」と促されると攻撃行動を
模倣した。たとえ学習が成立していても、必要がなければ行動は顕在化しない

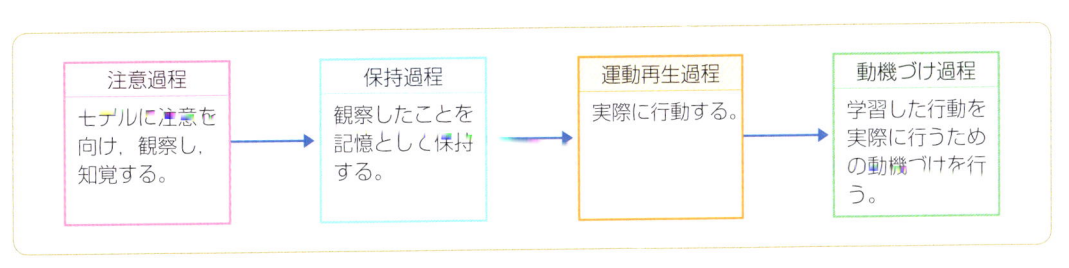

▶図5-12　社会的学習理論

ことは，トールマンの潜在学習説（▶87ページ）と同じである。

② 学習の効果的な方法と転移

1 効果的な学習方法

全習法と分習法 ▶ たとえば，ピアノの練習をするとしよう。練習の仕方にも，1曲の最初から最後まで全体を練習してしまう方法と，いくつかのパートに分けて練習する方法がある。前者のように，学習材料をひとまとめにして反復学習する方法を**全習法**，学習材料をいくつかに区分して，その一部ずつを学習していく方法を**分習法**という。さらに分習法は，**完全分習法，累進的分習法，反復的分習法**に分類される（▶図5-13）。

全習法と分習法のどちらが効率的に学習できるかについては，学習材料の量や性質，学習者の能力や意欲によって違うが，① 学習材料が有意味で量的にあまり多くない場合，② 学習者の知的レベルが高い場合，③ 結果についての知識がすぐ得られない場合，④ 学習の完成が近い場合，⑤ 休憩をときどき挿入する分散学習の場合では，全習法のほうが有利である。

集中学習と分散学習 ▶ 全習法と分習法が学習材料の分割に関する分類であるのに対して，**集中学習**と**分散学習**は，学習時間の分割に関する分類である。前者は学習の間に休憩を入れないで連続的に反復学習する方法であり，後者は学習期間中に一定の休憩を入れ反復学習する方法である。一般的に集中学習より分散学習の方が効率的であるといわれているが，それは条件によって異なる。

これについて，ハーモン Harmon, J. M. とミラー Miller, A. G.(1950)は，ビリ

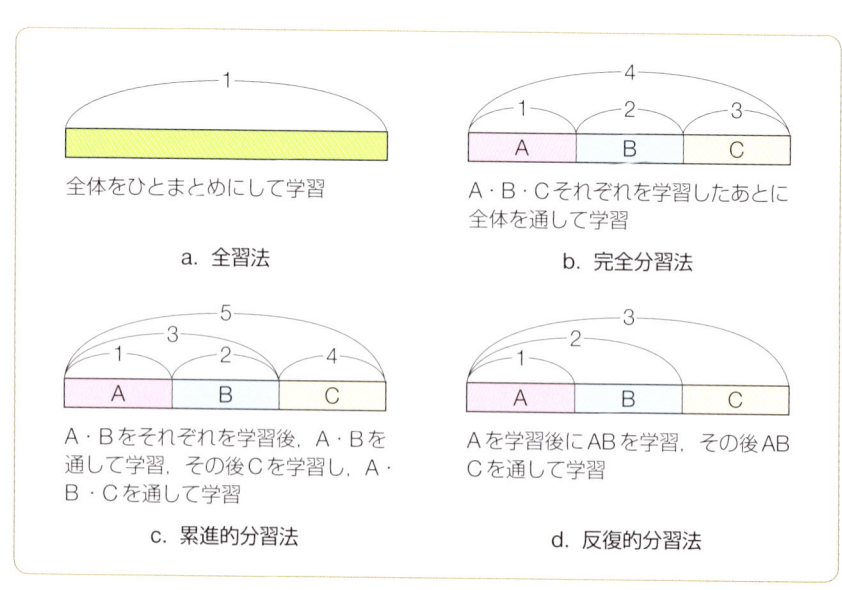

a. 全習法
全体をひとまとめにして学習

b. 完全分習法
A・B・Cそれぞれを学習したあとに全体を通して学習

c. 累進的分習法
A・Bをそれぞれを学習後，A・Bを通して学習，その後Cを学習し，A・B・Cを通して学習

d. 反復的分習法
Aを学習後にABを学習，その後ABCを通して学習

▶図5-13 全習法と分習法

ヤードの練習を課題として，集中学習と休憩のパターンをかえたいくつかの分散学習を比較した。その結果，最初の3日間は集中学習し，その後は休憩の時間を徐々に延長していくパターンの分散学習が最も効率がよく，はじめから長い休憩時間を入れていたパターンの分散学習が最も効率がわるかった。このことから，学習の初期の段階では集中学習をし，ある程度学習が進展したら分散学習に切りかえる学習方法が適切だといえよう。

ただし，適切な練習パターンは，課題によって異なる。以上のような練習パターンは，試行錯誤が必要な問題解決課題に有効である。しかし，自動車の運転やスキーの滑り方，靴ひもの結び方などのスキルにかかわる学習は，はじめに分散学習を行い途中から集中学習に切りかえた方が効率がよいといわれる。また，学習課題の困難度が増大するほど，分散学習が有利とされている。

2 学習の転移と学習の構え

学習の転移 ▶　英語を習得した人は，ドイツ語やフランス語を比較的簡単にマスターできる。このように，ある経験や学習(**先行学習**)があとの学習(**後続学習**)に影響を及ぼす現象を**学習の転移**という。

学習の転移には，以上の例のように，後続の学習を促進する**正の転移(積極的転移)**と，バドミントンをしていた人がテニスをすると手首を使いすぎてしまうというように，先行の学習が後続の学習を妨害する**負の転移(消極的転移)**がある。

同一要素説 ▶　学習の転移を説明する主要な理論には，ソーンダイク Thorndike, E. L. とウッドワース Woodworth, R. S.(1901)が提唱した同一要素説と，ジャッド Judd, C. H.(1908)が提唱した一般化説がある。

同一要素説では，先行学習と後続学習の課題に含まれる刺激の特徴(要素)が同じであるほど正の転移が生じると考える。日本語に比べ英語は，ドイツ語と文法や単語のスペルなどの要素が類似している。そのため，英語をマスターした人は，日本語をマスターした人よりもドイツ語の習得が効率的になる。

一般化説 ▶　一方，**一般化説**では，転移は要素の類似性ではなく，先行学習と後続学習の両方にあてはまる一般的原理を先行学習で学習し，それを後続学習に適用することで生じると考える。語学の例にあてはめてみると，英語であろうが日本語であろうが，文法構造や規則を把握していれば，ドイツ語の文法の習得も容易になるだろうと考えられる。ジャッドの実験では，なにも説明しないグループと光の屈折原理を説明したグループに，水面下12インチ(約30 cm)の的にダーツを投げる練習をさせたあと，的を4インチに移して成績を比較したところ，後者のほうが成績が良好であった。これは，光の屈折原理の説明から練習を通じて水面下の的にダーツを当てるための一般的原理を導き出し，その原理を的を4インチに移した新しい場面に適用したためであると考えられる。

学習の構え ▶　また，ハーロウ Harlow, H. F.(1949)は，チンパンジーを被験体として，報酬

が入っている黄色い覆^{おお}いのあるコップと報酬が入っていない赤い覆いのある
コップを選ばせる課題を 6 試行行わせた。さらに，覆いの色をかえて同様の課
題を 300 回行わせたところ，はじめのうちは正答率が徐々に高まっていったが，
課題を繰り返すにつれて，第 1 試行を試みただけで高い正答率を得るように
なった。この結果から，ハーロウは，「第 1 試行で正答ならばその色の覆いの
あるコップを選びつづけ，第 1 試行で誤答ならばもう一方の色の覆いのある
コップを選択すればよい」という問題の学習の仕方を学習したと考えた。

　このように，多数の学習課題を経験することによって課題間に共通する法則
を把握し，問題解決が容易になることを，**学習の構え**^{かま}(学習の仕方の学習)とい
う。

ゼミナール
復習と課題

❶ 心理学における「学習」の定義をまとめ，日常生活のなかでこの「学習」にあ
たるものをいくつかあげてみよう。

❷ 古典的条件づけについて〔無条件刺激・無条件反応・条件刺激・条件反応〕の用
語を使って説明しよう。

❸ オペラント条件づけの正の強化，負の強化，正の弱化(正の罰)，負の罰(負の
罰)について，それぞれ例をあげてみよう。

❹ 第 4 章で学んだことから，効果的な学習をするためにはどのようにすればよ
いか，考えてみよう。

参考文献　1)今田寛：学習の心理学(現代心理学シリーズ 3)．培風館，1996．
2)ジェームズ・E.メイザー著，磯博行ほか訳：メイザーの学習と行動　日本語版．二瓶社，
2008．

推薦図書　1)東洋・大山正：学習と思考(心理学入門講座　新版 3)．大日本図書，1969．
2)杉山尚子：行動分析学入門──ヒトの行動の思いがけない理由．集英社，2005．

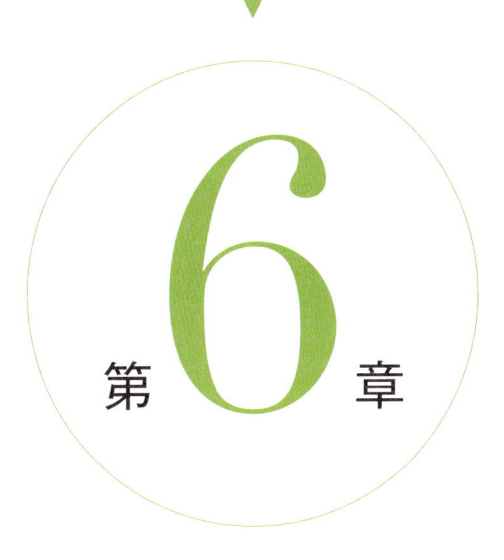

第 6 章

感情と動機づけ

A 感情の諸相

① 感情とは

1 感情の定義

　喜ぶこと，悲しむこと，怒ること。日常的には，これらを総称して感情という。しかし，心理学では，一般に認められた標準的な感情の定義は存在しない。また，感情と類似した言葉に情動や気分などがあるが，心理学ではこれら用語を次のように使い分けている。

　①情動／情緒　原因が明らかで，笑う，怒る，泣くなど，身体的な変化を伴う比較的激しい一過的なものを情動あるいは情緒という。喜怒哀楽は，情動の最も典型的な例である。

　②気分　原因が不明確で，情動に比べておだやかでありながら比較的持続する状態を気分という。雨の日のうつうつとした状態や，晴れた日の爽快な状態は，気分の一例である。

　③狭義の感情／情感　赤色から興奮を，青色から沈静を感じるように，生理的変化や行動的変化を伴わないが，対象から感じられる主観的経験を狭義の感情あるいは情感という。

　そして，これら記憶や推論などの認知領域には含まれない心理状態を総称して，広義の感情あるいは単に感情という。ただし，これら用語の意味合いは，研究者によって相違がある。

2 感情の3要素

　このように感情に関する用語を整理すると，感情が，いくつかの要素によって構成されていることがわかる。まず，第1は，興奮して心拍が上昇したり，悲しくて涙が出るといった生理的要素である。つづいて第2は，うれしければ「笑う」，悲しければ「泣く」といった行動として出現する行動的要素である。そして，第3は，ある状態を「うれしい」「悲しい」「ゆううつだ」などの意識として感じる主観的要素である。

　ある感情が生じたとき，必ずしもこれら3つの要素のすべてが変化するわけではない。気分は，主観的要素が不明確であるが，生理的要素や行動的要素の変化を伴う場合の感情である。一方，情感は，主観的要素は明確であるが，生理的要素や行動的要素の変化が伴わない。また，情動は，これら3つの要素がすべて変化した場合の感情である。

3 情動の種類

　　情動，気分，情感のうち，情動は感情の要素のすべてに変化が生じることから，最も明確で基本的な感情といえるだろう。情動は，大きく基本情動と自己意識的情動に区分される。

基本情動 ▶ 　　**基本情動**は，社会や文化をこえて普遍的であり，人間の脳に生まれつき組み込まれている。その種類は研究者によって異なるが，エクマン Ekman, P. ら(1972)は「怒り」「嫌悪」「おそれ」「喜び」「悲しみ」「驚き」の6種類を，プルチック Plutchik, R. (1980)は，「怒り」「嫌悪」「悲しみ」「驚き」「おそれ」「受容」「喜び」「期待」の8種類をあげている。

　　ただし，これら基本感情は出生直後から備わっているわけではない。ブリッジス Bridges, M. B. (1932)は，図6-1 に示すように，生後すぐは未分化であった感情が発達とともに分化していくとする**情動分化発達説**を提唱した。これによると，基本感情は3か月ごろから分化し，1歳から2歳にかけて出そろう。

自己意識的情動 ▶ 　　一方，**自己意識的情動**は，他者との関係からとらえた自己の評価によって生じる情動である。発達的には，基本情動より遅れて，生後2年目から出現する。自己意識的情動は，さらに自己評価的情動と社会的比較情動に分けられる。前者は，「罪悪感」「誇り」「恥」「思いあがり」「照れ」など，自分が所属する社会集団の規範を満たしているか，逸脱しているか，あるいは他者からどのようにみられているかにかかわる情動である。一方，後者は「ねたみ」「あざけり」「あわれみ」や優位な者の失敗をほくそ笑む「シャーデンフロイデ」など，自

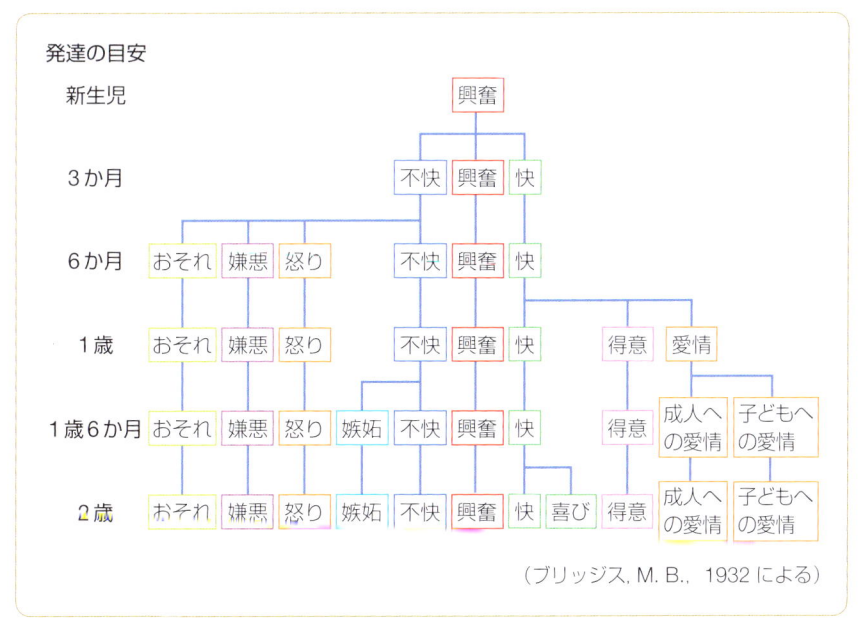

▶図6-1　情動の発達

分と他者との比較によって生じる情動である。その他，「畏敬」や「感謝」，「義憤」，「同情」など，道徳的規範に関連する道徳的情動がある。

② 感情の生理的要素

1 感情と自律神経系

感情に伴う生理的変化を生じさせる末梢神経系のはたらきは，自律神経系につかさどられている。自律神経系は，交感神経系と副交感神経系に分かれ，内臓器官などに対して図6-2のように作用する。

自律神経系の特徴▶ 自律神経系は身体に対して多様な作用をするが，いくつかの共通した特徴がある。第1に，ほとんど意志の支配を受けず，不随意にはたらくことである。心拍の拍動をしずめたり，涙を抑えたりするのがむずかしいのは，自律神経系を意識的にコントロールできないためである。第2に，交感神経系と副交感神経系が各器官に対して拮抗的に作用することである。たとえば，交感神経系は，

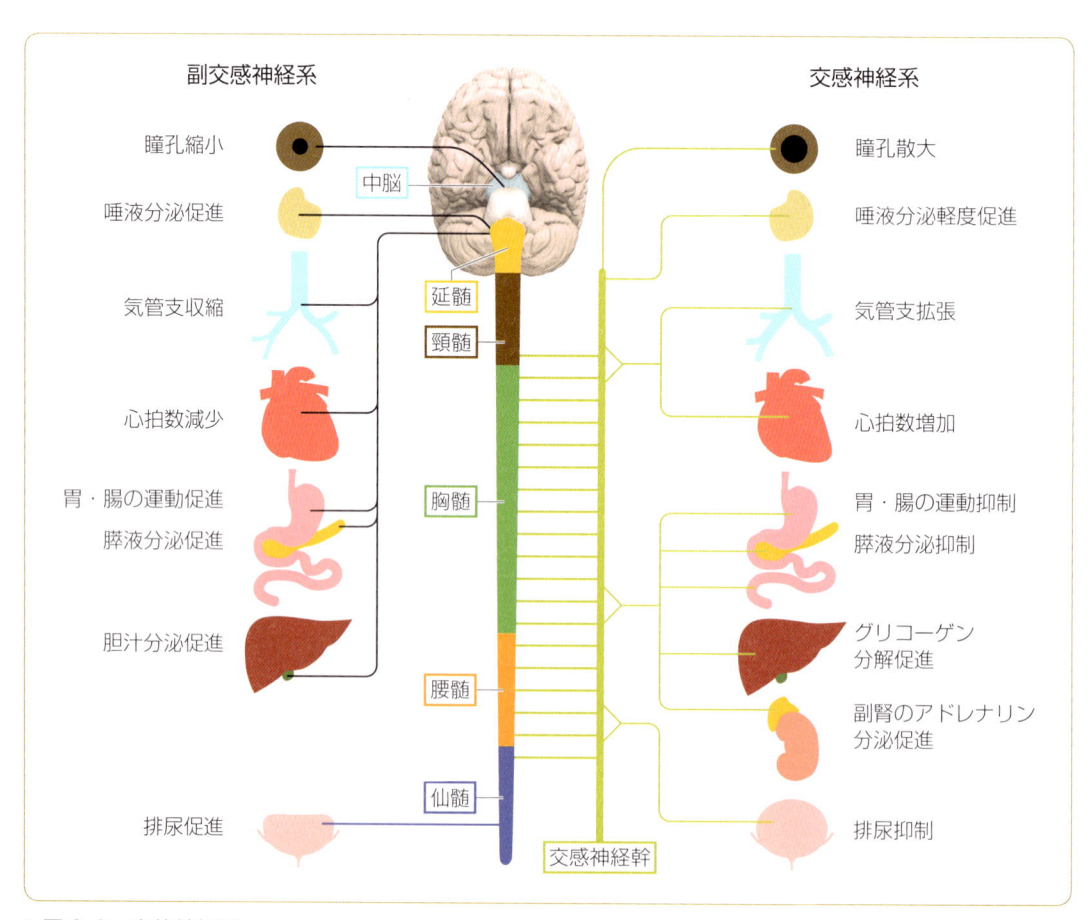

▶図6-2　自律神経系

心拍数を増加させ，胃の運動を抑制する。一方，副交感神経系は，心拍数を減少させ，胃の運動を促進する。そして，第3に，交感神経系の亢進が怒りやおそれ，興奮といった主観的感情を伴うのに対して，副交感神経系の亢進は，リラックスといった感情を伴うことである。

「戦争と平和」▶　このような交感神経系と副交感神経系のはたらきについて，キャノン Cannon, W. B.(1929)は「戦争と平和」という比喩で表現している。

すなわち，交感神経系は，怒りやおそれを伴う脅威的なできごとや対象に遭遇したときに亢進する神経系で，運動に必要な筋肉にエネルギーを供給するよう心拍を高め，二酸化炭素を排出して酸素を供給するよう気管支を拡張することで，たたかったり逃げたりするための身体の準備状態を確立する。この準備状態の確立を緊急反応という。

一方，副交感神経系はリラックスしているときに亢進する神経系で，胃腸の消化を促進し，呼吸を整え，身体のすみずみまで血液が行きわたるように血管を拡張させることで，消耗したエネルギーを回復させ，栄養を補給するはたらきを担う。

2 感情と中枢神経系

近年の脳科学の発展により，感情をつかさどるおもな脳部位は，大脳辺縁系（▶図6-3）と脳幹部にある網目状の神経組織である脳幹網様体であることが明らかにされている。大脳辺縁系は，海馬や扁桃体から構成され，視床下部と密接な連絡がある。

視床下部と感情▶　ヘビを恐れる猿の扁桃核や海馬を破壊すると，ヘビに近づき食べようとする（クリューバー Klüver, H. とビュシー Bucy, P. C., 1939）。また，猫の視床下部に電極

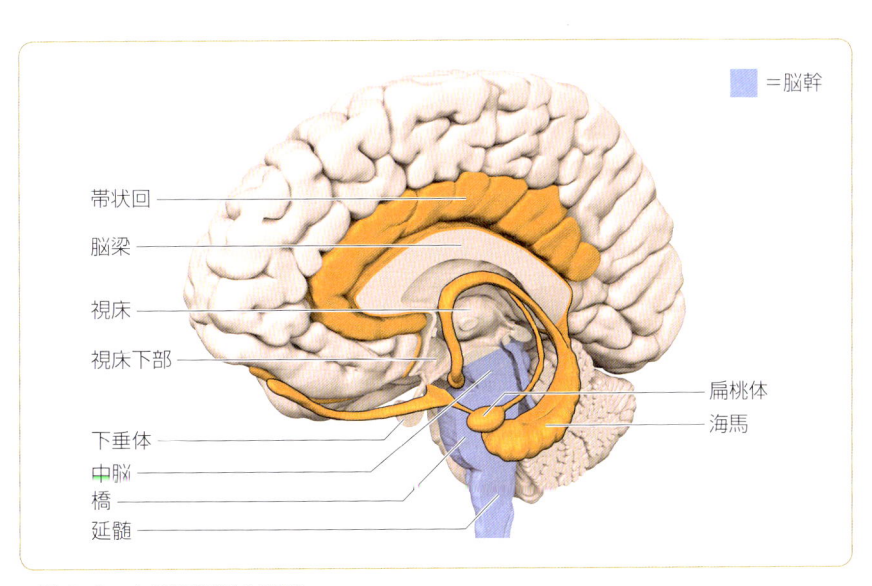

▶図6-3　大脳辺縁系と脳幹

を埋め込み電気刺激を与えると，うなり声をあげ，毛を逆立てるなどの怒りの行動が観察される(ヘス Hess, W. R., 1936)。これらの研究から，扁桃体が外界情報の感情的評価を行い，その評価を受け取った視床下部が生理的反応や行動的反応で重要な役割を果たしていると考えられる。

脳幹網様体と感情▶ 一方，脳幹網様体は，覚醒(かくせい)の程度を変化させ，昏睡(こんすい)・眠りから怒りのような強い情動までを引きおこす。しかし，覚醒の程度だけでは，感情の強度は説明できても，個々の異なった感情を説明することはできない。そこで，ルーテンバーグ Routtenberg, A.(1971)は，脳幹網様体が覚醒の程度を，大脳辺縁系が快－不快の次元にそった感情の質をつくり出すとする説を提唱している。

③ 感情の行動的要素

1 感情表出と表情

感情表出とは▶ 感情は身体内部の生理的変化を生じさせるだけでなく，表情，姿勢，発声，身振りにも変化を与える。これを**感情表出**という。気分がよいときは**開姿勢**(かい)(顔を上げ，胸をはり，背筋をのばす)が，気分がわるいときは**閉姿勢**(へい)(うつむき加減，背筋がまるまる)がとられる。興奮しているときは声の音程が上がり，悲しみや愛情を表現するときは音程が低くなり，変動も少なくなる。また，表情を抑制すると，手などそれ以外の部位に感情が表出される傾向がある。

表情と感情の関係▶ これら感情表出のうち，最も感情を反映するのは，顔の表情である。顔には50近くの表情筋があり，これらの筋群の組み合わせにより，さまざまな表情をつくり出すことができる。

表情と感情との関係については，生物学者のダーウィン Darwin, C. R.(1872)が，ヒトとヒト以外の動物とに類似性があると指摘している。

表情と文化▶ さらにエクマン Ekman, P.(1978)は膨大(ぼうだい)なビデオデータの分析を通じて，感情と表情との対応関係を検討している。その研究では，表情筋の動きのパターンをコード化した顔面行為符号化システム(FACS)を作成し，どのような感情状態のときにどの表情筋が変化するかを詳細に記述した。その結果，図6-4に示すように，基本情動に対応する特徴的な表情筋の運動パターンがあることを見いだした。このことから，エクマンは，社会や文化をこえて普遍的である基本情動に対応する表情もまた普遍的であり，さらに進化の過程を通じて獲得されたものだと主張している。

神経－文化モデル▶ 一方，表情表出が文化によって異なることも知られている。たとえば，電車などに乗り遅れたときに，欧米人は怒りや落胆をあらわす。それに対して日本人は笑ってごまかすことが多いように，文化人類学者のバードウィステル Birdwhistell, R. L.(1970)は，多くの文化で不幸なときに笑うのを発見している。このような文化による表情表出の相違について，エクマン(1978)は**神経－文化**

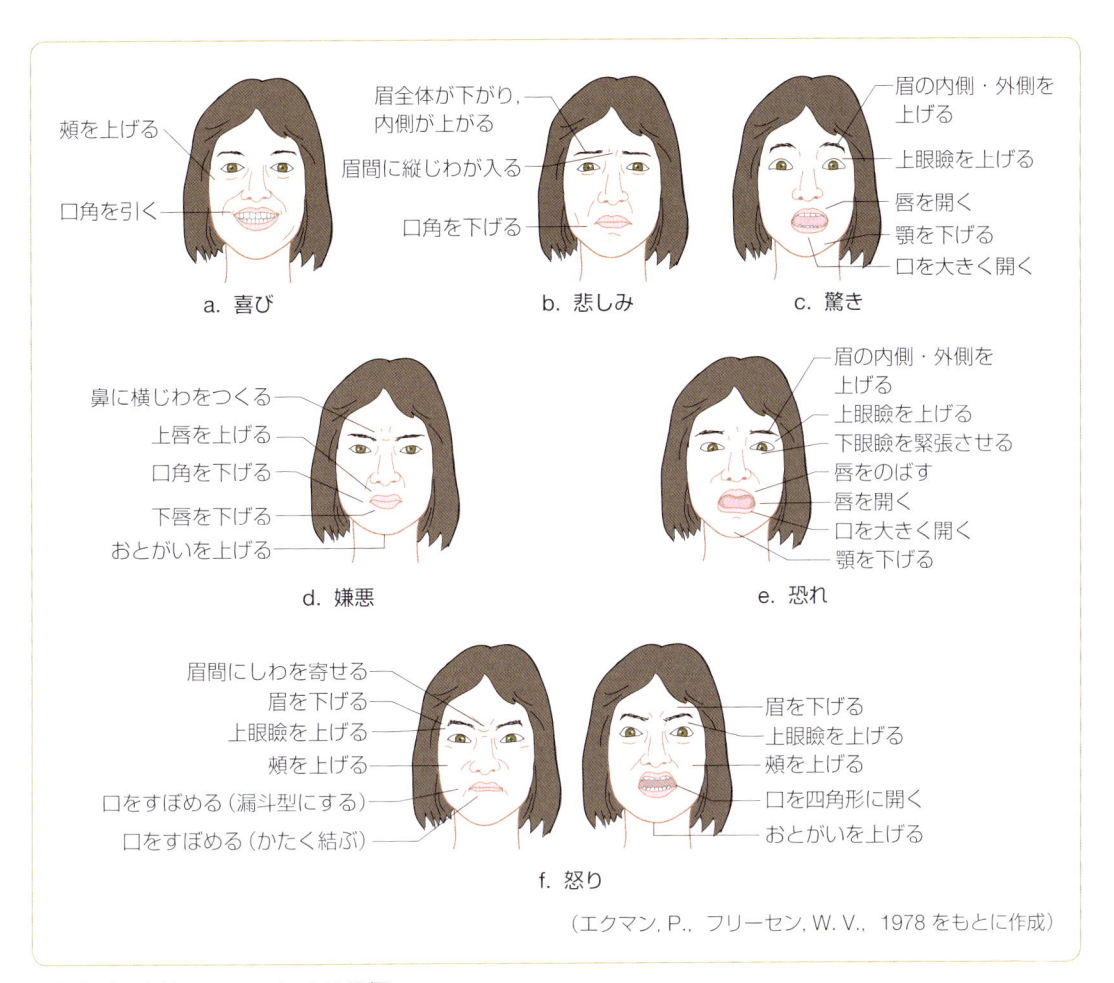

▶図6-4　表情のFACSによる評価

モデルを提唱した。

　それによると、情動の本体は生得的な基本情動であるが、それがどのような状況で生じるか、またその表情をどのように制御するかは、それぞれの文化に固有の表情表出についてのルールの影響を受ける。このルールを**表示規則**という。たとえば、「男は泣いてはいけない」「女の子はにこやかにしていなければならない」といった表示規則のある文化では、悲しみや嫌悪の感情はそのまま表出されず、弱められたり、隠されたり、ほかの表情によってカムフラージュされるだろう。日本人が、電車に乗り遅れたときに笑ってごまかすのは、公的な場で不快感を表出すべきではないという表示規則を適用しているからである。

2　表情の識別

　多様な感情を表現する表情は、言葉とともにコミュニケーションの手段として有効である。

表情尺度の実験 ▶　表情の識別能力について、ウッドワース Woodworth, R. S. (1938) は、被験者

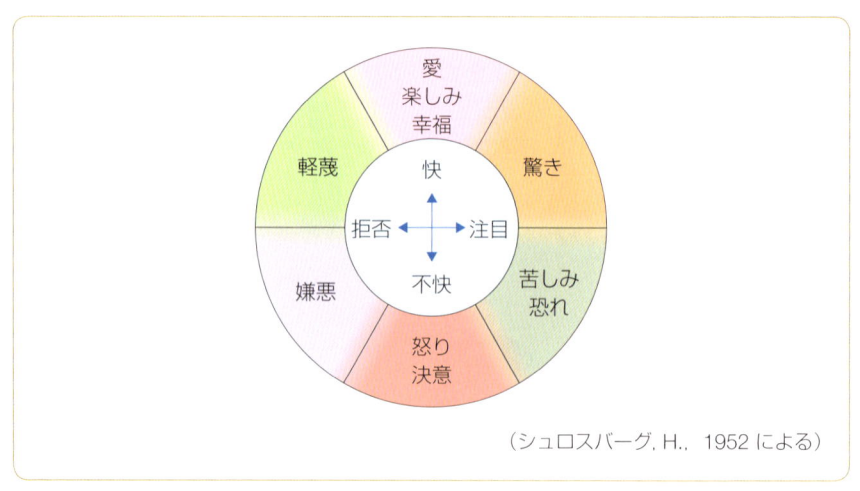

（シュロスバーグ, H., 1952 による）

▶図6-5　シュロスバーグの表情尺度

にさまざまな表情の顔写真を示し，それらがどのような感情を示しているかを，「愛・楽しみ・幸福」「驚き」「苦しみ・おそれ」「怒り・決意」「嫌悪」「軽蔑」の6段階からなる尺度で判断させた。その結果，「愛・楽しみ・幸福」と「驚き」のように6段階の尺度で隣り合う表情を混同することはあったが，「愛・楽しみ・幸福」と「苦しみ・おそれ」，「嫌悪」のように離れている表情を混同することはないことを明らかにしている。

　さらに，シュロスバーグ Schlosberg, H.(1952)は，「軽蔑」と「愛・楽しみ・幸福」にも混同があることを見いだし，表情識別のカテゴリーが図6-5に示すように円環状になっていると考えた。その後，彼は，表情識別の感情カテゴリーは，快－不快と注目－拒否の2次元に配置できると主張している。

文化差▶　この表情識別の文化差について，エクマンら(1969)は，チリ，アルゼンチン，ブラジル，日本，アメリカの5つの文化圏の人々にさまざまな表情の顔写真を提示し，それら表情が「幸福」「嫌悪」「驚き」「悲しみ」「怒り」「おそれ」の基本情動のいずれを表出しているかを判断させ，一致率を算出した。その結果，どの文化圏においても一貫して高い値を示した。また，これら文化圏と接触のないニューギニアの部族に対しても，同様の実験を行ったところ，おそれと驚きの表情に混同があったものの，それ以外の表情については高い一致率を示した。これらの結果から，表情の識別は文化による差がないといえるだろう。

④ 感情の主観的要素

1 感情を表現する言葉

感情語▶　感情の主観的要素は，感情が生じた本人には意識として感じ取れるものであ

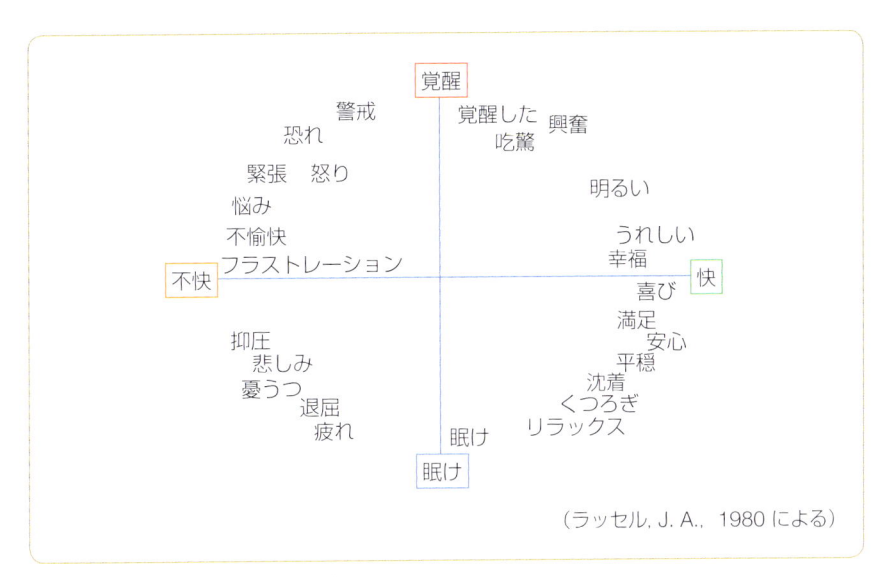

▶図6-6　ラッセルの円環モデル

るが，感情が生じた本人にしか感じ取れないものでもある。他者にその主観的感情を伝えるには，「うれしい」「悲しい」「こわい」というように，言葉として表現するか表情で示さなければならない。前者のように感情状態を表現する言葉を感情語という。感情語は感情状態そのものではないが，主観的感情を反映していると考えられることから，この感情語を収集して分析することで，主観的感情の構造をさぐることができる。

感情語の分析 ▶　ノーリス Nowlis, V. とノーリス Nowlis, H. H.(1956)は，感情にかかわる130語の形容詞を選び出し，大学生にさまざまな時点での感情状態をそれら感情語によって評定させた。そしてその結果を分析したところ，主観的な感情状態が12種類に分類できることを明らかにした。

　また，ラッセル Russell, J. A.(1980)は，感情語の分析を通じ，すべての感情が「快−不快」と「覚醒−睡眠」の2次元で円環状に整理できるとする円環モデルを提唱した(▶図6-6)。このモデルによれば，「幸福」と「満足」のような類義語は近接した円環上に位置し，「幸福」と「不愉快」のような対義語は円環上の対極に位置する。

2　形態感情と色彩感情

　私たちは，しなやかな曲線に対してはやわらかな印象を，直角からなる図形に対しては力強い印象を受ける。また，だいだい色をみるとあたたかさを感じ，青色をみると冷たさを感じる。このように，対象を知覚するとき，多かれ少なかれ，それに対して印象をいだく。このような印象は情感の一種と考えられることから，その対象が形である場合には形態感情，色彩である場合には色彩感情という。その他，音や居住空間などでも同様の情感が生じる。

B 感情のメカニズム

① 感情の末梢起源説と中枢起源説

1 末梢起源説——泣くから悲しい

　前述したように，感情には主観的要素，生理的要素，行動的要素がある。これら要素を総合して，感情生起のメカニズムを説明する試みもなされている。その最も初期のものに，ジェームズ James, W.(1884)とランゲ Lange, C.(1885)によって提唱された感情の末梢起源説(ジェームズ-ランゲ説)がある。ジェームズ(1890)は「悲しいから泣くのではない。泣くから悲しいのだ」という有名な言葉を残している。

末梢起源説の▶
メカニズム
　それを，神経系のメカニズムにそって図解すると，図6-7-aのようになる。まず，視覚や聴覚の感覚受容器を通じて外界の情報が大脳皮質に伝えられる(A)。この段階では主観的感情は生起せず，自律神経系に伝達されて骨格筋や内臓を変化させる(B)。そして，それらの変化が再び大脳皮質に伝えられ，主観的な感情が生起する(C，D)。すなわち，はじめに生理的要素や行動的要素の変化があり，それにつづいて主観的要素に変化が生じることになる。

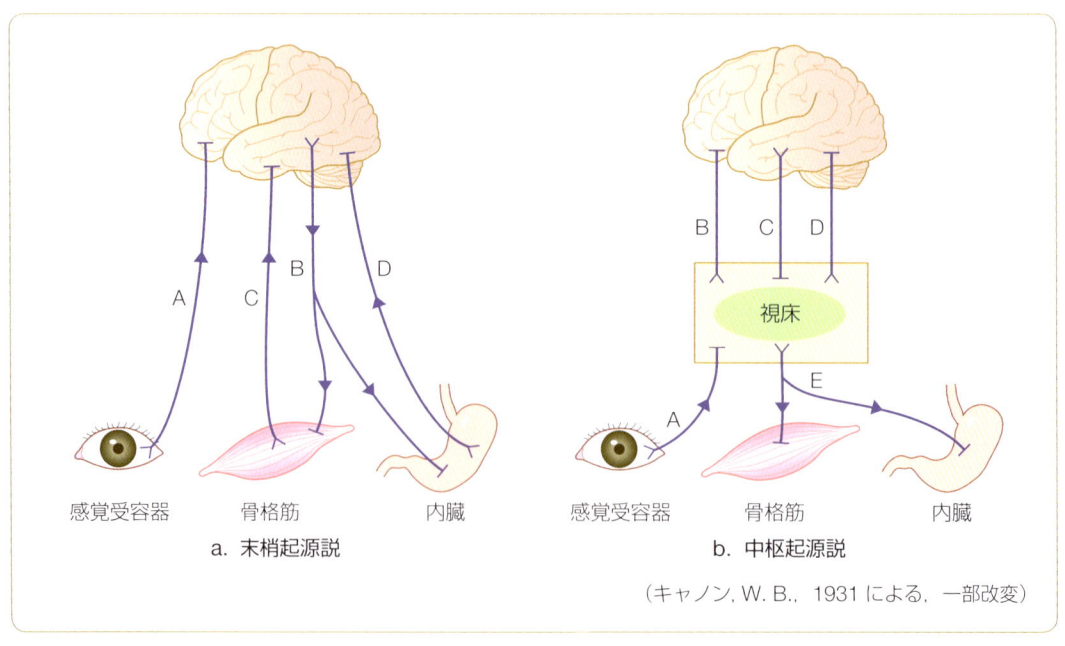

a. 末梢起源説　　　　　　　b. 中枢起源説

（キャノン, W. B., 1931 による，一部改変）

▶図6-7　感情の末梢起源説と中枢起源説

2 中枢起源説──悲しいから泣く

キャノン Cannon, W. B.(1927)は，主観的感情と内臓や骨格筋の変化はほぼ同時に生じるか，主観的感情のほうが内臓や骨格筋の変化よりも速く生じることから，感情の末梢起源説を批判した。そして，キャノンと弟子のバード Bard, P. は，図6-7-b に示す感情の中枢起源説(キャノン-バード説)を提唱している。

中枢起源説の ▶
メカニズム

これによると，まず，感覚受容器で受けとられた情報は視床に送られ，そこで感情的性質を帯びているかどうか評価される(A)。もし，感情的性質を帯びていると評価されたならば，大脳皮質に伝わり，主観的感情を生起する(B)。その主観的感情が強い場合には，視床を興奮させる(C)。視床の興奮は大脳皮質に再び伝わる(D)とともに，視床下部を経由して自律神経系を亢進させ，内臓や骨格筋を変化させる(E)。

すなわち，主観的要素と生理・行動的要素の変化は，視床を通じて同時に生じることになる。視床が感情の中心とする考えは，大脳辺縁系を感情の中心とする近年の脳科学的見解とは異なるものの，現代に通じる感情の神経基盤の理解の先駆けとなった。

② 感情の2要因説

1 アドレナリン実験

感情の末梢起源説や中枢起源説では，もっぱら感情の生理的側面が強調されてきた。しかし，感情の生起メカニズムには，心理的な認知の側面も大きく関与する。これについて，シャクター Schachter, S. とシンガー Singer, J.(1962)は，図6-8 に示すアドレナリンを注射した実験によって明らかにした。

この実験では，まず被験者全員に，ビタミン剤であると説明してアドレナリンを注射する。アドレナリンは，交感神経系の亢進と類似した身体的変化をもたらすホルモンである。この注射のあとに，第1・第2グループの被験者には注射のせいで興奮性の変化があらわれるという正しい情報を与えたが(正情報群)，もう一方の第3・第4グループの被験者には身体にはなんの変化もないという誤った情報が与えられた(無情報群)。

その後，第1・第3グループと第2・第4グループは，それぞれ別の部屋に入れられる。第1・第3グループが入った部屋には，「サクラ」として有頂天になり浮かれて遊んでいる人がいる(正情報－有頂天群と無情報－有頂天群)。第2・第4グループの部屋には，腹の立つような内容のアンケートに答え，怒っているサクラがいる(正情報－立腹群と無情報－立腹群)。そして，各グループの行動を観察したところ，第1の正情報－有頂天群と第2の正情報－立腹群はサクラに同調することなく平然としていたが，第3の無情報－有頂天群

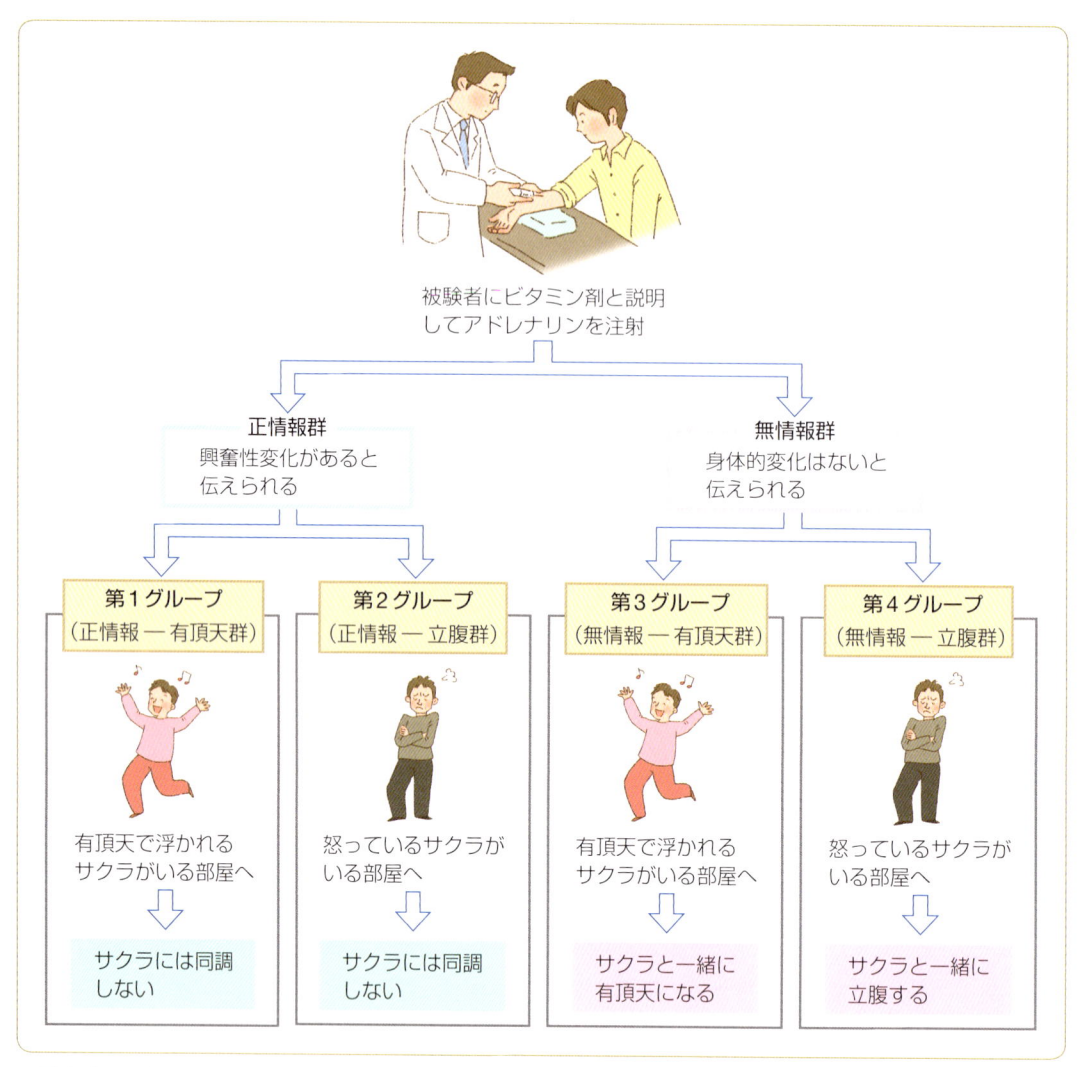

被験者にビタミン剤と説明
してアドレナリンを注射

正情報群
興奮性変化があると
伝えられる

無情報群
身体的変化はないと
伝えられる

第 1 グループ
（正情報 ─ 有頂天群）

第 2 グループ
（正情報 ─ 立腹群）

第 3 グループ
（無情報 ─ 有頂天群）

第 4 グループ
（無情報 ─ 立腹群）

有頂天で浮かれる
サクラがいる部屋へ

怒っているサクラが
いる部屋へ

有頂天で浮かれる
サクラがいる部屋へ

怒っているサクラが
いる部屋へ

サクラには同調
しない

サクラには同調
しない

サクラと一緒に
有頂天になる

サクラと一緒に
立腹する

▶図 6-8　アドレナリン実験

と第 4 の無情報─立腹群はサクラと一緒に有頂天になったり立腹したりする同調行動がみられた。

2 感情と原因帰属

　以上の実験は，興奮の原因をなにに帰属するかによって，感情の内容が異なることを示している。帰属とは，できごとや行動の原因を解釈し，推測する認知的過程である（▶147 ページ）。

感情の 2 要因説 ▶　正情報群は，あらかじめ注射のせいで興奮性の身体的変化があらわれると説明を受けていたため，興奮が生じても，その原因を注射したことに帰属することができた。一方，無情報群は，注射によって興奮が生じるという説明を受けていなかったため，興奮の原因をサクラの状況に帰属する。無情報群のうち，

つり橋の実験

　感情の2要因説は、日常生活のなかでもしばしばみられる。その一例が、ダットン Dutton, D. G. とアロン Aron, A. P.(1974)によって行われた恋愛感情に関する実験である。

　その実験では、男性あるいは女性のインタビュアが、不安定なつり橋と頑丈な石橋の上で男性の通行人に図版を提示して、それに基づいて物語を作成するよう依頼する。そして、あとで電話をしてくれたならば結果を報告する旨を伝え、研究室の電話番号のメモを渡す。

　メモを受け取った人数、後日電話をかけてきた人数は、表の通りであった。インタビュアが女性の場合、つり橋条件でも石橋条件でも質問紙に回答した人数と電話番号を受けとった人数には差がなかったにもかかわらず、実際に電話をかけてきたのはつり橋条件のほうが多かった。この結果は、つり橋を渡ったときに感じた興奮を、女性のインタビュアに対する興奮であると誤って帰属したためであると考えられる。

インタビュア	条件	質問紙の回答人数	電話番号を受け取った人数	電話をしてきた人数
女性	石橋	22/33	16/22	2/16
	つり橋	23/33	18/23	9/18
男性	石橋	22/42	6/22	1/6
	つり橋	23/51	7/23	2/7

(ダットン, D. G., アロン, A. P., 1974 による)

有頂天群は興奮を浮かれているサクラに帰属し、立腹群は興奮を腹を立てているサクラに帰属する。そのため、同じアドレナリン注射による興奮でも、一方では「楽しい」という主観的感情が生じ、もう一方では「腹立たしい」という主観的感情が生じることになる。このように、同じ興奮が生じても、どんな内容の主観的感情が生じるかは状況の認知(原因帰属)によって決定するという考えを、感情の2要因説という。

C 動機づけ

① 動機づけの諸側面

1 動機づけの定義

　私たちはさまざまな行動をするが、それらの行動が生じるにはなんらかの要因がある。食べるという行動ならば、空腹だから食べるのかもしれないし、その食べ物が好きだから食べるのかもしれない。あるいは、目の前にあるので、

つい食べてしまうこともあるだろう。勉強ならば，その勉強の内容がおもしろいから勉強に夢中になるかもしれないし，よい成績をとりたいために勉強をしつづけるかもしれない。**動機づけ**とは，このような原因に基づいて行動が生じ，持続しつづける過程をいう。

　動機づけには，空腹やその食べ物が好きであるなど，人の内部にあって行動を引きおこす要因と，目の前にある食べ物やよい成績など，人の外部にあって行動を引きおこす要因がある。前者のような内的要因を**欲求**または**動因**といい，後者のような外的要因を**誘因**または**目標**という。

2　生理的動機と社会的動機

　動機は，大きく**生理的動機（一次的動機）**と**社会的動機（二次的動機）**に区分される。前者は，生きていくために充足しなければならない生得的な欲求に基づく動機で，飢餓，性，睡眠，呼吸，排泄，苦痛の除去などがある。一方，後者は，生理的動機を基礎として，生後の経験を通して獲得され，人間関係や社会活動を通じて満たされる社会的な欲求に基づく動機をいう。すぐれたことをなしとげたいという達成動機や，他者と仲よくしたいという親和動機などは，その一例である。

3　外発的動機と内発的動機

外発的動機づけ▶　人は「なにかが欲しい」，「ほめられたい」，「叱られたくない」などの欲求から動機づけられることがある。このように周囲からの刺激によって生じる動機づけを，**外発的動機づけ**という。この動機づけは，報酬（賞）と罰によって行動を変容させるオペラント条件づけ（▶80 ページ）の原理によって説明される。したがって，この「アメとムチ」をうまく使うことで，さまざまな行動を動機づけることができる。

外発的動機づけ▶
　の特徴　しかし，この外発的動機づけには，いくつかの配慮すべき点がある。まず，罰による動機づけには，副作用が伴う（▶83 ページ）。そのため，罰よりも，報酬（賞）による動機づけや，罰と報酬を組み合わせた動機づけのほうが効果的である。ただし，あとで説明するように，報酬は内発的動機づけを低下させる原因となる。

内発的動機づけ▶　一方，「知りたい」，「おもしろそう」，「がんばってみよう」というように，行動すること自体が報酬になる動機づけがある。これを**内発的動機づけ**という。内発的動機づけを構成する要素は，知的好奇心，有能感（コンピテンス），そして自己決定感である。

　知的好奇心とは，報酬や罰に関係なく，知らないことがらを知りたいと思う欲求である。**有能感**とは，「やればできる」というような，自分の力を発揮して満足できる成果が得られたという感覚である。この感覚を得たいという欲求が，内発的動機づけを高める。したがって，努力をすれば達成可能な課題は，

簡単すぎる課題やむずかしすぎる課題よりも，内発的動機づけを高める。そして，**自己決定感**とは，自発的・自律的に行動しているという感覚をいう。人は，誰にも拘束されず自分のことは自分で決めたいという欲求をもつため，自分で決めたことがらは，報酬や罰に関係なく最後までなしとげようと動機づけられる。

内発的動機づけの特徴 ▶ 　内発的動機づけは，外発的動機づけに比べて，次のような利点がある。第1に，外発的動機づけでは報酬や罰がなくなれば行動をしなくなるが，内発的動機づけでは報酬や罰に関係なく行動が生じ，持続する。そのため，行動が長続きする。第2に，外発的動機づけでは関心が行動自体よりも報酬や罰に向くが，内発的動機づけでは行動自体に向く。したがって，動機づけられる行動が勉強や仕事の場合，成績や収入ではなく，それらの内容に関心が向くため，深い理解や質のよい結果が得られやすい。

4 マズローの欲求階層説

　これまで説明してきた生理的動機と社会的動機，外発的動機づけと内発的動機づけをまとめた欲求と動機づけの理論に，**マズロー** Maslow, A. H.(1943)の欲求階層説(欲求の5段階説)がある。

5段階の欲求 ▶ 　この理論では，人間は自己実現に向かってたえず成長する生きものであるという考えに基づいて，図6-9のように，欲求は低次から高次のものへ順に分類される。

　①**生理的欲求**　生存のための食欲，性欲，睡眠欲など，基本的な本能的欲求。

　②**安全欲求**　危険を回避したい，衣類や住居などを確保して安全・安心な暮らしがしたいという欲求。

　③**愛と所属の欲求**　他者とかかわりたい，集団に所属したいという欲求。社会的欲求という場合もある。

　④**自尊欲求**　自分が集団のなかで価値ある存在として認められたいという欲

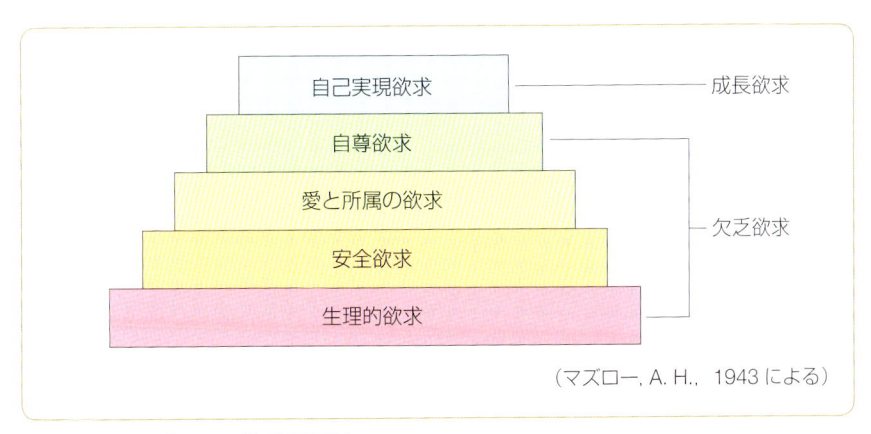

（マズロー, A. H., 1943 による）

▶図6-9　マズローの欲求階層説

求。尊厳欲求ともいう。

⑤**自己実現欲求**　自分の能力や可能性を発揮し，自己の成長をはかりたいという欲求。

欠乏欲求と
自己実現欲求 ▶　マズローの説では，低次の欲求が満たされてからでなければ，それより高次の欲求が生じないとされる。すなわち，食欲が満たされていない場合には安全で安心な暮らしがしたいという欲求が生じない。また，集団に属していなければ，その集団のなかで他者から認められたいという欲求は生じない。生理的欲求から自尊欲求までは，不足しているものを周囲の人やものによって満たそうとする欲求であることから**欠乏欲求**という。それに対して，自己実現欲求は，欠乏欲求が満たされたうえで，自らの力でさらに成長しようとする欲求であることから**成長欲求**といわれる。

② 葛藤と欲求不満

1 葛藤（コンフリクト）

葛藤とは ▶　日常生活では，単一の動機や欲求だけがはたらくことはまれで，複数の動機や欲求がはたらき，それを満たす誘因も同時にいくつも存在する。これら複数の動機や欲求を同時に充足できればいいのだが，多くの場合は，「勉強はしたくないが，試験には落ちたくない」というように，同時に充足できない場合が多い。このように，2つ以上の対立する動機や欲求が，ほぼ等しい強さで同時に存在し，行動の決定ができない状態を**葛藤（コンフリクト）**という。

葛藤の分類 ▶　レヴィン Lewin, K. (1935)は，葛藤の状態を次の3つに分類している。

①**接近−接近コンフリクト**　2つまたはそれ以上の誘因が同等の魅力（正の誘意性）をもっており，どちらか一方を選択しなければならない葛藤である。たとえば，2人の魅力的な異性に同時にデートに誘われた場合である。

②**回避−回避コンフリクト**　2つまたはそれ以上の誘因が同等の避けたい対象（負の誘意性）であるが，どちらか一方を選択しなければならない葛藤である。たとえば，勉強はしたくないが試験にも落ちたくない場合である。

③**接近−回避コンフリクト**　1つの誘因が正と負の両方の誘意性をもつ場合である。たとえば，ケーキは食べたいが太るのはいやだという場合である。また，同一人物が愛情の対象であると同時に攻撃・敵意の対象となる**両面価値（アンビバレント）**も，この葛藤の一例である。

葛藤の解消 ▶　接近−接近コンフリクトは，認知的不協和理論（▶152ページ）によると，一方を選択すると，選択しなかった他方の魅力は低下するため，やがて葛藤は解決するという。また，時間をずらして両方の誘因を選択することも可能である。

一方，回避−回避コンフリクトや接近−回避コンフリクトは，誘因を選択したくない状況であるため，葛藤状況から逃げだそうとする。それもできないときは，

不安や抑うつなどの感情が生じ，種々の精神障害のきっかけとなることがある。

2 欲求不満（フラストレーション）

欲求不満とは▶ 　人間は，自分の動機や欲求を充足しようと行動するが，それらがいつも充足されるとは限らない。前述した葛藤もその一例である。このように，動機や欲求の充足がなんらかの妨害要因によって阻止されている状態を**欲求不満（フラストレーション）**という。

適応機制▶ 　欲求不満は，不適応状態であり，不快感情を伴うため，人間はこのストレス状態を解消しようとする。この行動を**適応機制**という。欲求不満を解消するために生じるおもな適応機制には，攻撃と逃避がある。そのほか，フロイトFreud, S. らが明らかにした各種の防衛機制（▶130ページ）もある。

攻撃▶ 　**攻撃**とは，欲求不満を引きおこす妨害要因を排除・克服しようとする機制である。たとえば，上司に仕事上の不備を指摘されたときに，逆にその上司を非難する場合などである。また，妨害要因を直接的に攻撃できない場合には，「やつあたり」や「弱いものいじめ」といった妨害要因とは関係のない対象への転移的攻撃が生じる。

逃避▶ 　**逃避**とは，欲求不満を引きおこす妨害要因から逃げる機制である。たとえば，いやな人と面会しなければならないときに，なにかと理由をつけて面会を断る場合である。逃げるために意識的にうそをつくこともあるが，心因性の身体疾患（腹痛や頭痛など）が生じることもある。

D｜動機づけの理論

① 過剰正当化効果

1 デシの実験

　報酬は，外発的動機づけの源である。したがって，報酬が多ければ多いほど動機づけは高まるはずである。しかし，デシDeci, E. L.(1971)は，内発的動機づけでは報酬は逆の効果をもつことを，次のような実験で明らかにした。

　2つのグループに分けられた大学生は，ともにパズルをとくよう求められた。ただし，一方のグループには正解するたびに1ドルの報酬が与えられ，もう一方のグループにはなにも与えられなかった。その後，8分間の休憩に入り，両グループの大学生は，パズルをしたり雑誌を読んだりと自由に過ごしてよいことを告げられた。その8分間の両グループの過ごし方を観察したところ，報酬のなかったグループがパズルをしていた時間は平均208.4秒であったのに対し，報酬をもらっていたグループでは平均108.6秒であった。

2 報酬と動機づけ

デシの実験が示すように，報酬のような外発的動機づけが内発的動機づけを低下させる現象を**過剰正当化効果（アンダーマイニング効果）**という。この現象は，原因帰属から説明することができる。

報酬と内発的動機づけの低下 ▶ デシの実験で内発的動機づけによってパズルをといていた大学生は，パズルをとく行動の原因を，パズルの楽しさに帰属している。すなわち，「パズルが楽しいから，パズルをといている」と考えている。しかし，報酬を与えると，パズルをとく行動の原因を，報酬に帰属するようになる。すなわち，「報酬がもらえるから，パズルをとく」と考えるようになる。その結果，報酬がもらえない状況では，パズルをとこうとする内発的動機づけが低下してしまうことになる。

内発的動機を高める報酬 ▶ ただし，すべての報酬が内発的動機づけを低めるわけではない。デシによると，報酬には2つの側面があるという。1つは人の行動をコントロールする制御的側面，もう1つは行動が正しいことを知らせる情報的側面である。前者は「報酬のために行動している」という考え方と結びついて内発的動機づけを低下させるが，後者は「自分の行動は正しい」という情報を与えられるため自己有能感や自己決定感と結びついて内発的動機づけを高める。一般的に，金銭や品物などの物質的報酬は制御的になりやすく，ほめ言葉のような言語的報酬は情報的になりやすい。

② 原因帰属理論と自己効力感

1 ワイナーの原因帰属理論

4つの原因 ▶ 原因帰属は内発的動機づけだけではなく，達成動機などの動機づけ全般に影響を及ぼす。ワイナー Weiner, B.(1972)は，人は自分の行動の成功と失敗の原因を2つの次元に帰属させるとした。1つは原因が自分の内部にあるか外部にあるかという次元で，**統制の位置**という。もう1つは，原因が時間的に安定しているか変動するかという次元で，**安定性**という。この2つの次元の組み合わせによって，表6-1のように能力，努力，課題の困難度，運の4つの原因に分類される。

たとえば，「テストでよい成績をとった」ことについて，能力に帰属すれば「私は頭がいいから」，努力に帰属すれば「私はがんばったから」，課題の困難度に帰属すれば「このテストが簡単だったから」，運に帰属すれば「たまたまラッキーだったから」とそれぞれ考えるだろう。成功や失敗の原因をどこに帰属させるかは，その後の感情や期待，動機づけ，行動に影響する。

帰属による影響 ▶ 統制の位置は，誇りや有能感，恥やあきらめのなどの自尊感情に影響を及ぼ

▶表6-1　ワイナーの原因帰属理論

		統制の位置	
		内的	外的
安定性	安定的	能力 （私は頭がいいから）	課題の困難度 （このテストが簡単だったから）
	不安定的	努力 （私はがんばったから）	運 （たまたまラッキーだったから）

す。同じ「テストでよい成績をとった」場合でも，その原因を運のような外的要因に帰属するよりも，能力や努力のような内的要因に帰属したほうが誇りを強く感じるだろう。

　一方，安定性は，将来の類似した場面で同じような結果になるかどうかという期待（予期）に影響を及ぼす。仕事でミスをした場合，能力や課題の困難度といった安定的な要因に帰属すると「私は，明日も明後日もミスをしつづけるだろう」と予期し，努力や運といった不安定な要因に帰属すると「ミスは今日だけだ」と予期する。したがって，失敗した原因を，安定的な要因に帰属した場合，今後も失敗しつづけると思うため，動機づけが低下するのに対し，不安定的な要因に帰属した場合は，次回は成功するかもしれないので動機づけが維持される。

2　自己効力感

　「自分はやればできる」と考えていても実際にがんばるとは限らない。たとえば，テストでわるい成績をとった原因を努力不足に帰属しても，その努力をすること自体ができないと思っているならば，動機づけは低下してしまう。

結果予期・効力▶
予期と自己効力感

　こうした動機づけの低下について，バンデューラ Bandura, A.(1977)は，図6-10のように，**結果予期**と**効力予期**を区別して考えた。結果予期とは，行動するとどのような結果が得られるかという期待である。効力予期とは，結果を生み出すための行動がどの程度うまくできるかという期待である。

　そして，効力予期が高い状態，すなわち「私はやればできる」という感覚を
自己効力感（じ こ こうりょくかん）とよんだ。たとえば，看護師になりたい人や教師になりたい人が国家試験や採用試験に向けて勉強している場合，看護師や教師になることが結果予期，そのための国家試験や採用試験ための勉強がうまくできるかが効力予期，そして，自分が勉強をやり抜く自信があることが自己効力感になる。

　結果予期と効力予期の高低の組み合わせによって，さまざまな動機づけの状態が決まってくる。結果予期と効力予期が両者ともに高い場合に動機づけが最も高くなり，両者ともに低い場合に動機づけが最も低くなるのはもちろんであるが，結果予期が低く効力予期が高い場合と，結果予期が高く効力予期が低い場合とでは，後者の動機づけが低くなる。このことからも，効力予期とその効

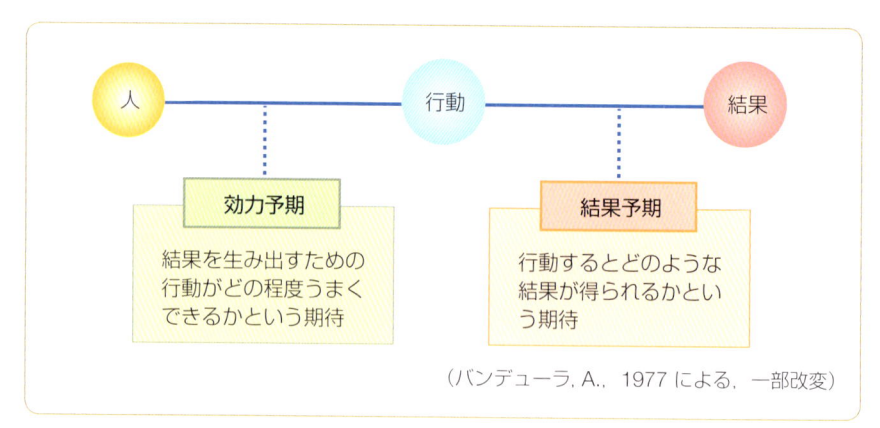

▶図6-10 結果予期と効力予期

力予期が高いという感覚である自己効力感が、動機づけを高めるうえで重要であることがわかる。

自己効力感を▶ 自己効力感を高める要因として、バンデューラは、次の4点をあげている。
高める要因
①遂行行動の達成　成功経験を体験することであり、自己効力感を高める最も強力な要因である。

②代理的経験　他者(モデル)が行っている様子を観察することである。モデルが成功した様子を観察して「自分でもできそうだ」と感じることで、自己効力感は高まる。とくに、そのモデルが自分と似た状況の場合や同じ目標をもっている場合に、その効果は高くなる。

③言語的説得　文字通り、言葉による励ましである。たとえば、努力や結果が他者に高く評価される場合、自己効力感は高まるだろう。

④情動的喚起　生理的反応を体験することである。なにかをしようとするときに心身がリラックスしていると感じると、「これなら大丈夫」と安心し、自己効力感は高まるだろう。

3 達成目標と知能観

遂行目標と▶ なにかをなしとげる際に、どのような達成目標を設定するかによって、動機
習得目標
づけは影響を受ける。ドウェック Dweck, C. S.(1986)は、勉強場面における達成目標を遂行目標と習得目標に区分し、この問題について検討した。遂行目標は他者よりもすぐれた成績をとることを目標とし、習得目標は課題の理解や自分の能力の向上を目標とする。したがって、遂行目標を設定した場合、よい成績さえ得られれば内容を問うことはなく、さらに他者よりもわるい評価を受けると動機づけが急速に低下する。一方、習得目標を設定した場合、学習内容がよければ他者の評価に関係なく動機づけが維持される。

実体的知能感と▶ どちらの目標を設定するかは、学習者の知能に対する考え方が影響する。
拡大的知能感
「知能は生まれつきかわらない」という考えを実体的知能観、「努力すれば知能

はのびる」という考えを**拡大的知能観**という。実体的知能観をもつ人は遂行目標を，拡大的知能観をもつ人は習得目標を設定する傾向がある。また，実体的知能観をもつ人は努力を過小評価するのに対し，拡大的知能観をもつ人は努力を過大評価する。失敗や挫折を繰り返しても，努力を継続しつづけるかどうかは，知能観と目標の設定が関係しているといえるだろう。

③ 学習性無力感

1 抑うつと無力感の学習

動機づけが極端に低下した状態に，抑うつや無力感がある。この抑うつや無力感の形成について，セリグマン Seligman, M. E. P. ら(1967)は，次のような実験を行った(▶図6-11)。

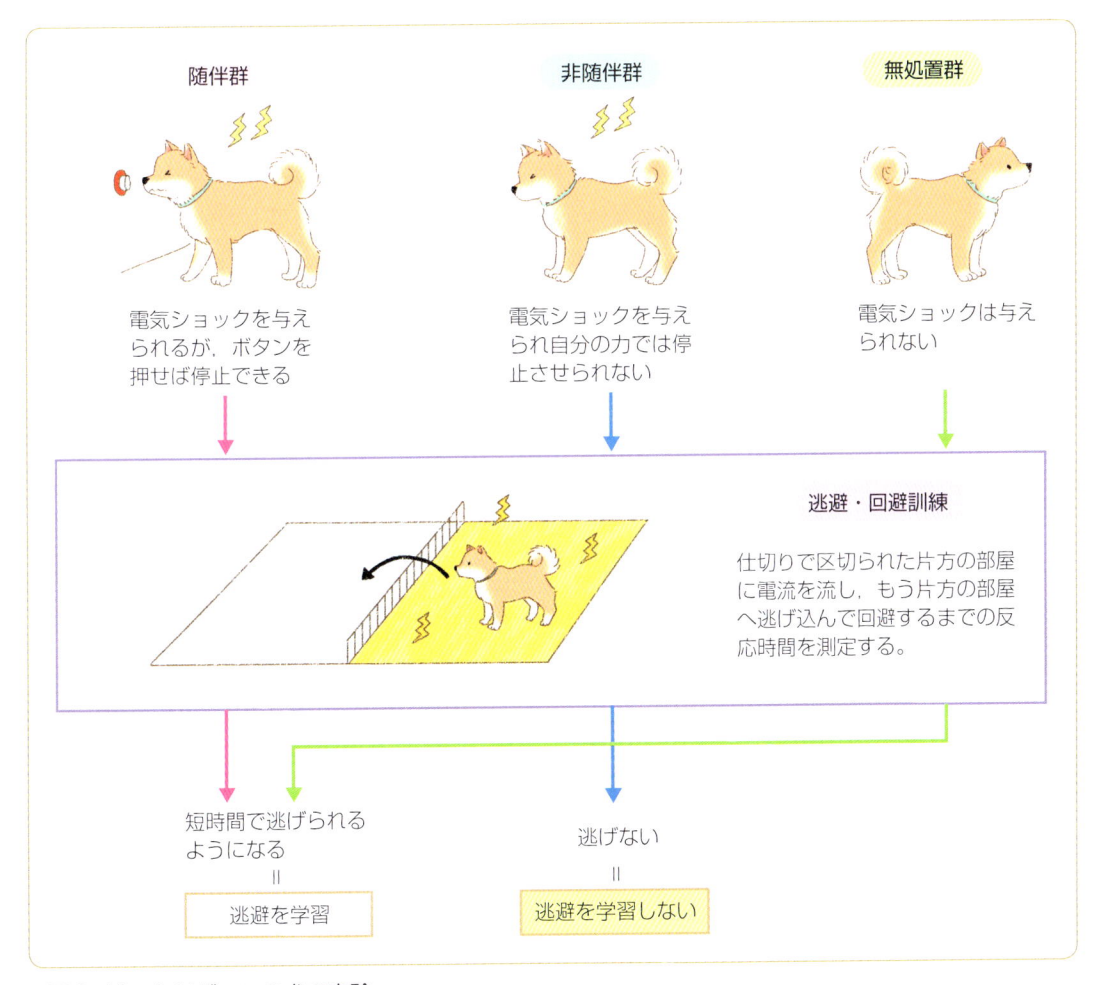

▶図6-11 セリグマンの犬の実験

セリグマンの犬
の実験 ▶

　まず，犬を随伴群，非随伴群，無処置群に分ける。随伴群と非随伴群には，電気ショックが同時に与えられる。ただし，随伴群は鼻でボタンを押すことにより電気ショックを停止することができる。一方，非随伴群は，随伴群がボタンを押したときだけ電気ショックが止まるようになっており，自分で電気ショックをコントロールできない。随伴群と非随伴群は，電気ショックの与えられ方やその量はまったく同じであり，電気ショックを自分でコントロールできるかどうか(随伴性があるかないか)の点だけが違っている。なお，無処置群には電気ショックは与えられない。

　つづいて，逃避・回避訓練が行われた。この実験では，随伴群，非随伴群，無処置群のすべての犬に逃避・回避可能な電気ショックが与えられた。すなわち，仕切りで区切られた片方の部屋に犬を入れ，その部屋の床に電流を流す。犬は仕切りを飛びこえてもう片方の部屋へ逃げ込むことにとより，電気ショックを回避することができる。電気ショックが与えられてから仕切りを飛びこえるまでの反応時間を測定したところ，随伴群と無処置群はすぐに逃避訓練を学習したが，非随伴群は，床にうずくまるばかりで逃避を学習することはなかった(▶図6-12)。

学習性無力感 ▶

　この実験結果について，セリグマンらは，電気ショックを自分自身でコントロールできないという経験によって，非随伴群が抑うつや無力感を学習したと考えた。つまり，電気ショックをコントロールできなかった経験を通じて，「次に電子ショックが与えられる状況でも，回避・逃避できないだろう」と結果を予期し，その予期が抑うつ感情を高め，回避・逃避に対する動機づけを低下させるのである。この抑うつや動機づけの低下は，経験によって形成された学習であることから，セリグマンらは**学習性無力感**とよんだ。

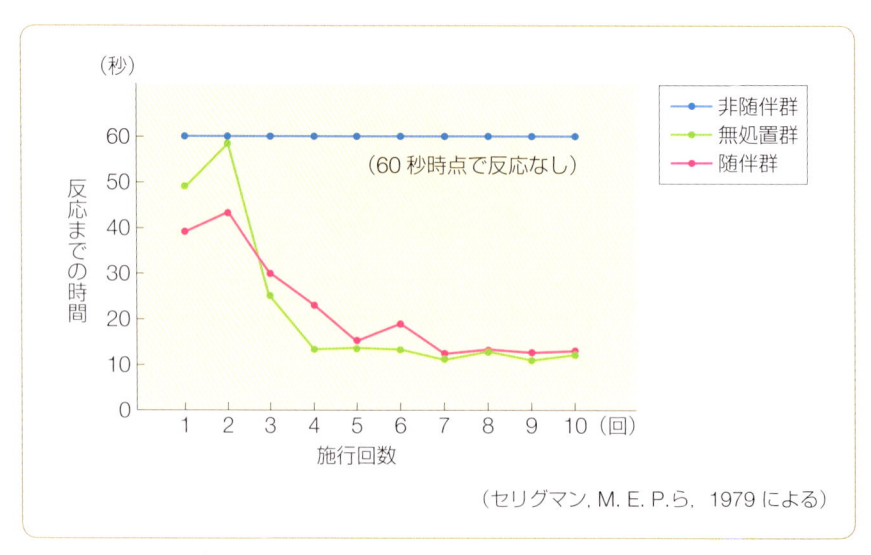

▶図6-12　セリグマンの犬の実験結果

2 学習性無力感の形成メカニズム

改訂学習性無力感 ▶
理論

　セリグマンらは，結果をコントロールできないという経験がその後の予期を
つくり，学習性無力感を形成すると考えた。このような考えを，学習性無力感
理論という。しかし，研究が進むにつれ，結果をコントロールできない経験を
しても，学習性無力感に陥る場合と陥らない場合があることが明らかになった。
これについて，セリグマンは，学習性無力感理論に，「コントロール不可能の
認知」と「原因帰属」を加えることで説明している。これを**改訂学習性無力感
理論**という。

コントロール ▶
不可能の認知

　コントロール不可能の認知とは，ある状況に対して，主観的にコントロール
が不可能であると認知する過程である。しかし，実際にはコントロール可能な
状況でもコントロール不可能であると認知する場合もある。また逆に，コント
ロール不可能な状況をコントロール可能であると認知する場合もある。

原因帰属 ▶

　原因帰属とは，コントロール不可能な原因を帰属する過程である。この原因
帰属の過程は，ワイナーの原因帰属理論を基礎にして，**表6-2**に示す内在性，
安定性，全般性の3つの次元から検討される。

　第1の内在性の次元は，コントロール不可能の原因を自分に求めるか(内的)，
自分以外に求めるか(外的)についてである。内的原因に帰属した場合の学習性
無力感には，自尊感情の低下が伴う。第2の安定性の次元は，コントロール不
可能の原因が時間的に安定したものか(安定的)，不安定なものか(不安定的)に
ついてである。安定に帰属した場合，無力感は長引くことになる。そして，第
3の全般性の次元は，コントロール不可能の原因を，類似した場面すべてに当
てはまるととらえるか(全般的)，その場面に限定したものととらえるか(特殊
的)についてである。全般的ととらえた場合には，無力感はさまざまな場面に
も広がる。

説明スタイル ▶

　こうした改訂学習性無力感理論から，抑うつに陥るか陥らないかの違いは，

▶表6-2　心理学の試験の点数がわるかった場合の原因帰属の例

				内在性	
				内的	外的
全般性	全般的	安定性	安定的	私は頭がわるいから	試験はどの科目もむずかしいから
			不安定的	勉強するのを怠けたから	今日は運がわるかったから
	特殊的	安定性	安定的	心理学に向いていないから	心理学の試験はいつもむずかしいから
			不安定的	心理学の試験のための勉強をするのを怠けたから	今日の心理学の試験がむずかしかったから

原因帰属の違いによるものと考えられる。セリグマンらは，その後の研究を通じて，この原因帰属の違いには性格のように比較的安定した傾向があることを明らかにしている。すなわち，自分にとってわるい(ネガティブな)できごとに遭遇^{そうぐう}したときに，その原因を一時的・特異的・外的な要因で，またよい(ポジティブな)できごとに遭遇したときにその原因を安定的・全体的・内的な要因で説明する人は抑うつに陥りにくい。そして，わるいできごとの原因を安定的・全体的・内的な要因で説明し，よいできごとの原因を一時的・特異的・外的な要因で説明する人は抑うつに陥りやすい。

　これらの傾向を**説明スタイル**とよび，とく抑うつに陥りにくい説明スタイルを**楽観的説明スタイル**，抑うつに陥りやすい説明スタイルを**悲観的説明スタイル**という。抑うつや無気力に陥っている人は，説明スタイルのような状況に対する考え方をかえることで，立ち直ることが可能である。認知行動療法は，このように状況に対する認知をかえることで抑うつの改善をはかる心理療法である(▶218 ページ)。

ゼミナール
復習と課題

❶ 感情の 3 要素についてまとめてみよう。
❷ マズローの欲求段階説の 5 つの欲求をあげてみよう。また，それぞれの欲求の例を日常生活のなかからさがしてみよう。
❸ 自己効力感を高めるために，具体的にどのようなことができるか考えてみよう。

参考文献
1) 上淵寿編著：動機づけ研究の最前線．北大路書房，2004．
2) 安田一郎：感情の心理学——脳と情動．青土社，1993．

推薦図書
1) 今田純雄・北口勝也編：動機づけと情動(現代心理学シリーズ 4)．培風館，2015．
2) 遠藤利彦：喜怒哀楽の起源——情動の進化論・文化論．岩波書店，1996．

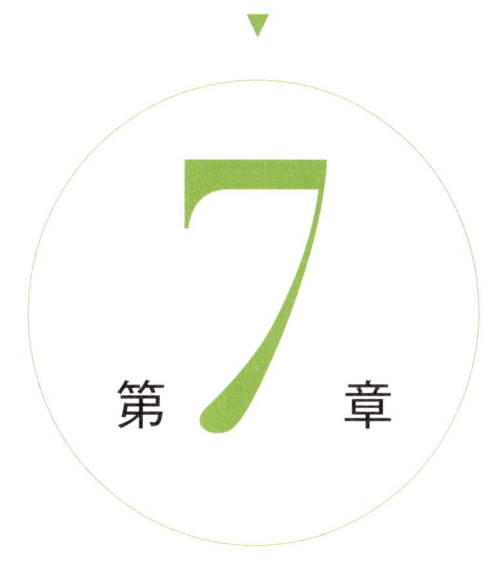

心理学

第**7**章

性格とパーソナリティ

A 性格とは

① 性格の定義

性格 ▶　私たちは，人を特徴づけるのに，「おしゃべり好き」「きちょうめん」，あるいは「おおらかだ」「神経質っぽい」などと，その人の好みや考えやふだんの行動に注目する。これは，好みや考えや行動がそのときどきの状況や環境の変化によって影響を受ける一方で，一貫して安定した傾向があり，この傾向が個人を特徴づけていると考えているからである。

　このように状況がかわっても一貫して個人を特徴づける傾向を，**性格** character という。性格の心理学的な定義はさまざまあるが，個人の行動にみられる情動や意志の特徴であること，一貫性と安定性をもつものという点では一致している。

パーソナリティ ▶　性格に類似した用語にパーソナリティ personality（「人格」と訳されることが多い）がある。オルポート Allport, G. W.(1937) が「個人のうちにあって，その個人に特徴的な行動や思考を決定する心理的・生理的システムの力動的な体制」と定義しているように，パーソナリティは性格とほぼ同義に用いられることが多い。両者を区別する場合，性格が比較的変化しにくい個人的特徴を強調しているのに対して，パーソナリティは環境に対する適応機能も含めた個人の全体的特徴を強調しているため，個人の情動や意志的側面だけでなく，知能や態度，価値観といった知性的側面をも含める。

気質 ▶　また，パーソナリティと密接にかかわる概念に，**気質** temperament がある。これは刺激に対する感受性，反応の強度や速さ，気分など，個人を特徴づける情動的側面で，身体的・生理的過程との関連が強い。

　発達的には，性格が環境的な要因の影響をうけて後天的に形成される部分であるのに対して，気質は遺伝的に決定される先天的な部分であると考えられる。したがって，気質的特徴の違いは乳児にもみられる。「疳の強い子」という言葉があるように，生まれつき夜泣きやかんしゃくをおこしやすい子とおこしにくい子がいるのは，気質の違いを反映しているといえよう。

② 性格の形成要因

パーソナリティの 層理論 ▶　性格やパーソナリティを形成する要因には，遺伝的要因と環境的要因がある。さらに環境的要因は，社会的・文化的影響によって形成される部分と個人の独自の環境条件によって形成された部分がある。この遺伝的要因と環境的要因から，気質，性格，パーソナリティを連続した層構造としてとらえることができる。これを**パーソナリティの層理論**という。

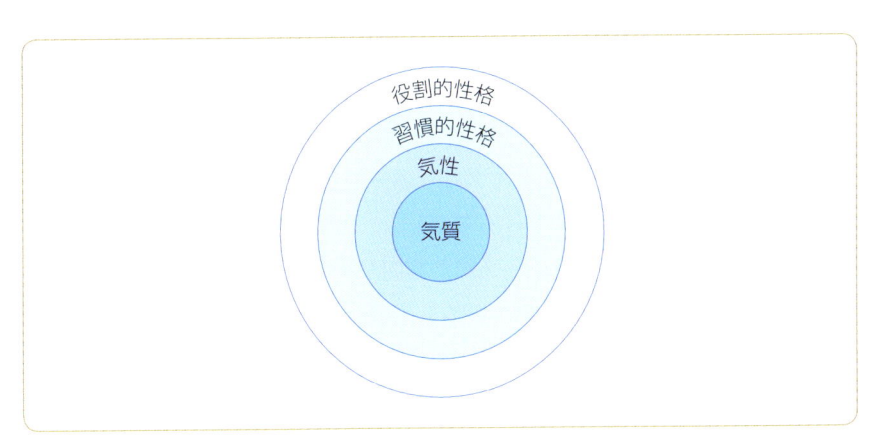

▶図7-1　パーソナリティの層構造

性格の層構造▶　この理論によると，図7-1のように，層の中心にあるのが**気質**で，これは先天的に決定している割合が大きい部分である。そのまわりにある**気性**は，幼少期の家族関係のなかで形成される部分である。長男・長女と末っ子では，性格に違いがあるのは，この気性の例である。次の**習慣的性格**は，その後の友人との生活や学校生活などで形成される性格をいう。そして層の最も外側にある**役割的性格**は，警官が警官らしく，教師が教師らしくふるまうように，個人がおかれた地位や役割によってつちかわれた性格である。

　この層構造は，内部ほど先天的・遺伝的な影響が強く，生涯にわたって変化しないパーソナリティの側面を示し，外部ほど後天的で環境的な影響によって変化しやすいことを意味する。気質は一貫性が高く，なかなかかわらない。一方，習慣的性格や役割的性格は，社会状況が変化したり，現在の役割から離れたりすると容易に変化する。

B 性格の理論

① 類型論

1 類型論とは

　「Aさんはエネルギッシュな企業家タイプ」「Bさんは繊細な芸術家タイプ」「Cさんは理屈っぽい学者タイプ」というように，私たちは，しばしば人それぞれの個性をタイプとして表現する。このように一定のカテゴリーや基準を設定して個人差を分類し，性格を把握する考え方を**類型論**という。

類型論のはじまり▶　この類型論は，2世紀ごろのギリシャの哲学者ガレノス Galenos が提唱した**四気質説**にさかのぼることができる。この理論では，体内には血液，胆汁，

黒胆汁, 粘液の 4 種類の体液があるという当時の考え方に基づき, 気質も多血液質(快活, 気がかわりやすい, 世話好き), 胆汁質(せっかち, 積極的, 興奮しやすい), 黒胆汁質(用心深い, 抑うつ, 敏感), 粘液質(冷静, 勤勉, ねばり強い)の 4 タイプに分類できるとしている。

現代における▶
類型論
現代における類型論は, 分類の基準を身体的・生物的側面を基盤とするものと, 心理的・文化的側面を基盤とするものとがある。前者の代表としてクレッチマー Kretschmer, E. によるものと, シェルドン Sheldon, W. H. によるものがある。一方, 後者の代表としてユング Jung, C. G. によるものがある。

2　クレッチマーの類型論

気質と体型▶
クレッチマー Kretschmer, E.(1921)は, 自身の医師としての経験から, 躁うつ病には肥満型が, 統合失調症には細身型が, また, てんかんには筋骨たくましい闘士型が多いことを見いだした(▶図7-2)。実際, これら体型と精神疾患との関係を調べたところ, 図7-3 の結果のように, 躁うつ病患者の 6 割以上は肥満型, 統合失調症患者の半数以上は細身型であった。さらに, これらの患者が発症する以前に一定の気質的特徴がみとめられることから, 彼は精神疾患－体格－気質が連続するものとみなし, 精神疾患と体型の関係が健常者における気質と体型の関係に対応すると考えた。

クレッチマーの▶
分類
細身型に多い**分裂気質**は, 非社交的, 内気, きまじめ, かわり者といった基本的な特徴があり, 内面がそのまま外面にあらわれにくい。さらに, 敏感な側面(神経質, 臆病, 興奮しやすい, 内気, 傷つきやすい)と鈍感な側面(従順, お人よし, 温和, 無関心)が共存している。

また, 肥満型に多い**循環気質**は, 社交的, 親切, 善良, 温厚といった基本的な特徴をもち, 躁状態の特徴(陽気, 活発でユーモアに富む, 激しやすい)とうつ状態の特徴(陰気, もの静か, 不活発, 柔和)が混在している。とくに, 前者の傾向が強い場合を陽気型, 後者の傾向が強い場合を陰気型という。

闘士型の体型に多い**粘着気質**は, ねばり強い, ものごとに熱中する, きちょうめん, 融通がきかないなどの基本的特徴があり, 一般的に温和で礼儀正しい

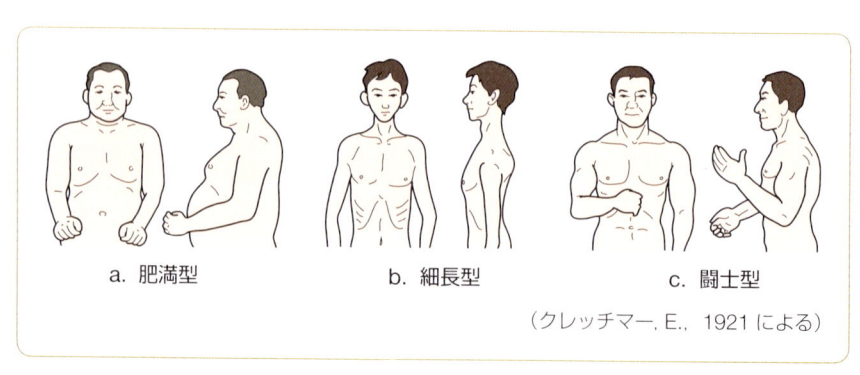

a.　肥満型　　　　b.　細長型　　　　c.　闘士型

(クレッチマー, E., 1921 による)

▶図7-2　体形の分類

　クレッチマーは，学者の肖像画を収集し，それらを細身型と肥満型に分類したところ，細身型には神学者や哲学者，法学者，数学者が多く，肥満型には，臨床医，植物学や解剖学などの自然科学者が多いことを明らかにした（▶表）。これは，細身型に多い分裂気質は構造や形式など超感覚的で非現実的なものにひきつけられる傾向があるのに対して，肥満型に多い循環気質は具体的な対象に直接ふれることに喜びを感じる傾向があるためだと考えられる。

	細長型	混合型	肥満型	合計
神学者 哲学者 法学者	35人 59%	15人 25%	9人 15%	59人 100%
医師および 自然科学者	44人 9%	39人 33%	68人 58%	118人 100%

(クレッチマー，E.，1921 による)

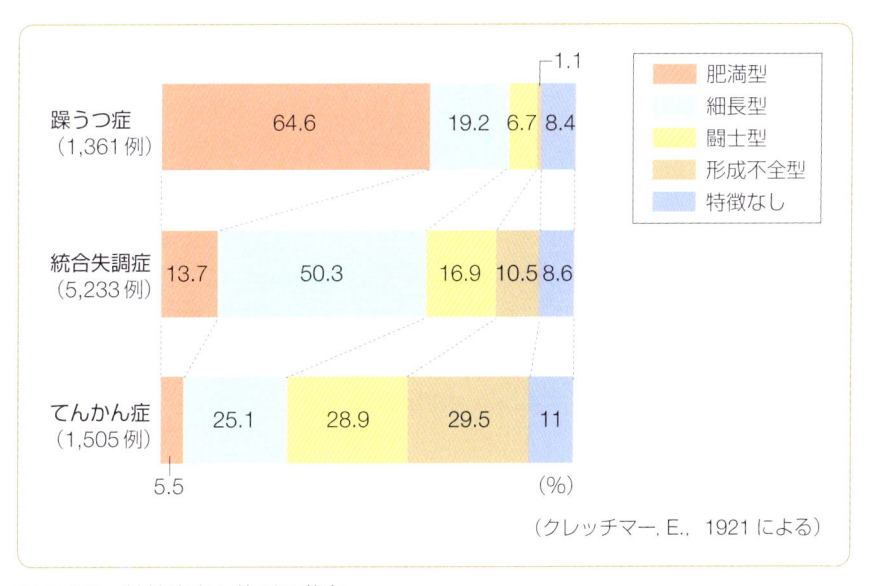

(クレッチマー，E.，1921 による)

▶図 7-3　精神疾患と体型の分布

が，その反面，激高する傾向もあわせもつ。

3　シェルドンの類型論

　クレッチマーが精神病理学的観点から体型と気質との関連を検討したのに対し，シェルドン Sheldon, W. H. ら(1942)は精神疾患のない健康な成人を対象にして，体型と気質との関連を検討した。彼は，男子大学生の全身像の写真に基づいて，体格を，内胚葉型，中胚葉型，外胚葉型に分類した。これらは，ク

レッチマーにおける肥満型，闘士型，細身型にそれぞれ対応する。

　つづいて，パーソナリティ関連の文献を調べ，気質を表現する語を 50 語にまとめたうえで，33 名の大学生を対象に 1 年間にわたって調査したところ，**内臓緊張型**(安楽を好み，社交的で，すぐにリラックスする)，**身体緊張型**(大胆で活動的，攻撃的)，**大脳緊張型**(控えめで緊張しやすく，安眠できず疲労感を感じやすい)の 3 つの気質が見いだされた。そして，体型と気質との関連について 200 名の大学生を対象に調査し，内胚葉型と内臓緊張型，中胚葉型と身体緊張型，外胚葉型と大脳緊張型にそれぞれ高い相関があることを明らかにしている。

4　ユングの類型論

一般的態度 ▶　ユング Jung, C. G.(1921)は，自分自身の臨床経験に基づいて，性格を 2 つの一般的態度と 4 つの心理機能に分類している。

　一般的態度とは，自分の興味や関心が向いている方向を意味し，**外向型－内向型**の 2 種類に分類される。外向型の人は，関心や興味が外界の事物や人など，客観的な現実に向けられる。一方，内向型の人は，関心が自分自身の内面や主観的世界に向いている。この 2 つのタイプの特徴は，**表 7-1** のようにまとめられる。

心理機能 ▶　また，心理機能とは，異なる条件でも一定に保たれる心の活動形式で，**思考機能，感情機能，直観機能，感覚機能**の 4 つに分類される。人は，この 4 つの心理機能のうちのいずれか 1 つが発達しており，その発達した心理機能を用いて環境に適応しようとする。その人にとって最も発達している心理機能を**主機能**という。たとえば，灰皿を見たとき，思考機能が発達している人は「これは陶器である」など，その属性や特徴について考える。一方，感情機能が主機能の人は，灰皿のデザインが好みかそうでないかの判断をする。また，感覚機能

▶表 7-1　ユングの外向型と内向型の分類

	外向型	内向型
感情的側面	感情表出が活発 気分の変化が多い 陽気であっさりしている	感情表出が控えめ 気分の変化が少ない 心配性で気むずかしい
意志的側面	独立的で指導力がある 決断が早いがあきっぽい 新しい状況に対する適応が早い	依存的で，追従的である 思慮深くこり性 新しい状況への適応が遅い
認知的側面	常識的な考えをもつ 折衷的 他者の考えを受け入れる	懐疑的で批判的な考えをもつ 理論的 自説へのこだわりが強い
社会的側面	社交的 交友関係が広い 会話好きで話がうまい	非社交的 交友関係がせまい 人付き合いが苦手で話下手

が優勢な人は，その色や形を把握するなど，感覚から的確に情報を得る。一方，直感機能が優勢な人は，その灰皿が別な用途で使えるかどうかなど，事物そのものよりその背後にある可能性を考える。

ユングの分類▶　以上に述べた2つの一般的態度と4つの心理機能の組み合わせによって，ユングは性格のタイプを8つに分類した。

①**外向思考型**　客観的な事実に基づいて，実際的にものごとを考えるタイプ。

②**外向感情型**　自分の気持ちに従ってそのまま生き，しかもその気持ちが周囲の要求と一致しているタイプ。

③**外向直観型**　世間のことがらについて，既存の考えではなく，インスピレーションに基づいて可能性を求めて行動するタイプ。

④**外向感覚型**　客観的事実をそのまま受けとめ，それを経験として蓄積していくリアリストタイプ。

⑤**内向思考型**　独創的にものごとを考えるが，ひとりよがりになりがちなタイプ。)

⑥**内向感情型**　外見的には控えめで，無感情のように見えるが，内面に同情や激しい感情を秘めているタイプ。

⑦**内向直観型**　世間のことがらには無頓着で，自分の内的な世界の中に閉じこもるタイプ。

⑧**内向感覚型**　外的な刺激そのものではなく，それによって引きおこされる主観を重視するタイプ。

② 特性論

1 特性論とは

類型論の欠点▶　類型論は，性格をいくつかの質的に異なるタイプに分類する点に特徴がある。この方法によって，人それぞれの性格の全体像を把握し，比較することが容易になるという利点があるが，それゆえに欠点もある。その最たるものは，性格を少ないタイプに分類して把握するため，中間型や混合型を見失ってしまう点だろう。たとえば，明るく，実行力のある特徴は外向的と考えられ，静かでおとなしい特徴は内向的と考えられているが，実際には静かでおとなしく，そのうえ実行力のある性格もあるはずである。

特性論の特徴▶　類型論のこのような問題点を解決するため，オルポート Allport, G. W.(1937)によって提唱された新たな性格理論が**特性論**である。特性論では，性格を個々の行動傾向(**特性**)の集合体ととらえ，その個々の特性の強弱の違いによって個人差が生じると考える。つまり，性格には「積極性」や「支配性」などのような複数の特性が共通して存在し，それら特性の強度の違いを測定することで，性格を把握するのである。

　　　　特性論において問題となるのは，特性をいくつ用意すれば性格全体を把握することが可能かという点である。これについて，オルポート自身は，辞書から「明るい」「あきっぽい」「慎重な」などの約 18,000 語に上る性格表現語を収集して分類した結果から，多くの人々に共通する特性として，「支配的－服従的」「自己批判的－自己無批判的」「理論的－非理論的」などの 14 種類をあげている。

2　キャッテルの特性論

因子分析 ▶　　特性論を飛躍的に発展させたのが，因子分析を駆使したキャッテル Cattell, R. B.(1946)による特性論である。**因子分析**とは，個々のデータの相関からその背後にあると考えられる共通因子をさがし出す統計的手法である。

　　　　キャッテルは，まず，「まじめな－不まじめな」など直接観察可能な行動の特徴を収集し，因子分析を行った。ここから最終的に 12 の**根源特性**(▶表 7-2)を見いだし，これをもとに **16PF**(16 Personality Factor Questionnaire)という

▶表 7-2　根源特性

	因子の名称	具体的内容
因子 1	循環気質－分裂気質	クレッチマーの類型とほぼ同じ内容
因子 2	一般的精神能力－知能欠如	聡明さ，思慮深さ，教養の高さと，愚かさ，無反省，粗野を両極とする一般知能因子
因子 3	情緒安定性－神経症的情緒不安定性	情緒が安定した現実的生活態度と，不平が多く未成熟な神経症的傾向を両極とする因子
因子 4	支配性・優越性－服従性	自己主張的，自信にあふれ高慢で外罰的な傾向と，服従的で自信に乏しく内罰的な傾向を両極とする因子
因子 5	高潮性－退潮性	快活，社交的，精力的，ウィットに富む傾向と，抑うつ的，悲観的，鈍重さをもつ傾向を両極とする因子
因子 6	積極的性格－消極的性格	決断的で責任をとる態度と，移り気で軽薄でふまじめな態度を両極とする因子
因子 7	冒険的躁うつ性気質－退えい的分裂性気質	冒険的で親切，率直で衝動的な傾向と，はにかみやで冷淡，秘密主義で抑制的な傾向を両極とする因子
因子 8	敏感で小児的・空想的な情緒性－成熟した強い安定性	依存的で，空想的な傾向と，情緒が安定し，空想などに影響されない傾向を両極とする因子
因子 9	社会的に洗練された教養のある精神－粗野	知的教養，洗練された感じ，芸術的趣味と，無反省，無作法，無教養を両極とする因子
因子 10	信心深い躁うつ性気質－偏執病	信じやすく，ものわかりのいい傾向と，疑い深く，嫉妬深い傾向を両極とする因子
因子 11	ボヘミアン風の無頓着さ－月並の現実主義	型やぶりで想像力に富むが，あてにならない傾向と，平凡でおもしろみはないが，手堅い傾向を両極とする因子
因子 12	如才なさ－単純さ	洗練された緻密さと，気のきかない，とりとめのなさを両極とする因子

（キャッテル, R. B., 1946 による）

質問紙による性格検査を作成している。

3 アイゼンクの階層的特性論

階層的特性論▶ 特性論は，特性の強弱を測定することで，性格を把握する点に特徴がある。これによって，性格を詳細にかつ数量的にとらえることができる。しかし，その反面，類型論では可能であった個々人の性格の全体像をとらえることはむずかしい。このことから，アイゼンク Eysenck, H. J.(1970)は，特性論と類型論を組み合わせた**階層的特性論**を提唱した。

3つの類型と▶
MPI この理論では，性格には，特殊反応，習慣的反応，特性，類型の各水準があり，階層的に構造化していると考える。図7-4に類型の1つである外向性の階層構造を示す。特殊反応とは，日常場面でなされる個々の行動で，状況に規定される行動が多く含まれる。習慣的反応とは種々の状況のなかで繰り返しあらわれる行動をいい，それらの背後にある共通因子が特性である。そして，これら特性は，**外向性，内向性，神経症的傾向**の3つの因子，すなわち3類型に分類される。

ここでの**外向性**とは，社交的で，話好き，刺激を求め，直接的な快楽や楽しみを追求する傾向と特徴づけられる。一方，**内向性**とは，もの静かで控えめ，慎重で，自分の内的な世界での楽しみを好む傾向と特徴づけられる。このことから，この外向性－内向性の類型は，ユングのそれやキャッテルの第1因子に対応するものである。また，**神経症的傾向**は，情動的な安定にかかわる類型である。神経症的傾向の高い人は，不安が強く，ささいなことで動揺し，頭痛や腹痛などの身体的痛みを訴えることが多い。それに対して神経症的傾向が低い人は，気分が安定しており，不安を感じることが少なく，痛みなどに対して鈍感である。これらの理論に基づいて，アイゼンクは，**MPI(モーズレイ性格検**

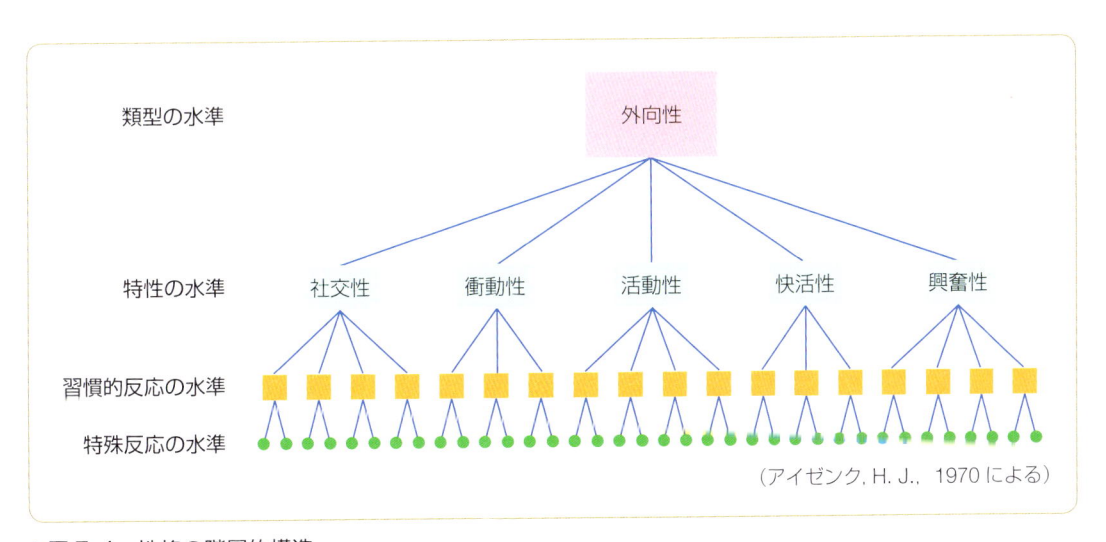

(アイゼンク, H. J., 1970による)

▶図7-4 性格の階層的構造

査，▶140 ページ）を開発している。

4　ビッグファイブ理論・5 因子モデル

ビッグファイブ
理論の誕生　特性論では，パーソナリティ特性がいくつあるかという研究が続けられてきたが，前述したキャッテルが 16 因子，アイゼンクが 3 因子というように，なかなか結論が得られなかった。しかし，近年，5 つの特性で性格を把握できるとする**ビッグファイブ理論**あるいは**5 因子モデル**が定説になりつつある。

　ビッグファイブ理論は，ゴールドバーグ Goldberg, L. R.(1990, 1992)が性格表現語を収集し，分析することで導いた理論である。一方，5 因子モデルは，コスタ Costa, P. T. Jr. とマクレー McCrae, R. R.(1992)が性格についての先行研究を整理することでまとめた理論である。両者には若干の違いがあるものの，5 つのそれぞれの内容はほぼ一致している。

5 つの特性　表 7-3 に，コスタとマクレーが開発した性格検査である **NEO PI-R** で用いられる特性を示す。Ⅰの**外向性**やⅣの**神経症的傾向**は，アイゼンクのそれと対応する。Ⅱの**調和性**は，他者を信頼する，つつしみ深さなどにかかわる。Ⅲの**誠実性**は，仕事や勉学に寡黙に取り組む，行動する前に熟慮し計画をたてるなどにかかわる。そしてⅤの**経験への開放性**は，知的好奇心の高さ，美や学問への興味関心にかかわる特性である。外向性は社交性とエネルギッシュさ，調

▶表 7-3　5 因子モデル

Ⅰ　外向性
1.　隠退的―社会的
2.　静か―話好き
3.　抑制的―自発的
Ⅱ　調和性
1.　稚気―温厚
2.　冷酷―心のやさしい
3.　利己的―献身的
Ⅲ　誠実性
1.　軽率―慎重
2.　頼りにならない―頼りになる
3.　怠慢―誠実
Ⅳ　神経症的傾向
1.　落ち着いた―うるさい
2.　大胆な―傷つきやすい
3.　安心な―心配な
Ⅴ　経験への開放性
1.　型にはまった―独創的な
2.　冒険心のない―勇敢な
3.　保守的な―自由な

（コスタ，P. T. Jr.，マクレー，R. R.，1992 による）

和的はやさしさ，誠実性はまじめさ，神経症的傾向は感情の不安定さ，経験への開放性は好奇心と言いかえることができるだろう。

③ 構造論

1 構造論とは

　類型論や特性論は性格の分類に力点をおいていたのに対し，構造論は，パーソナリティ全体の構造と機能を明らかにすることに力点をおいている。構造論の代表的な理論には，フロイトの**心的装置論**，レヴィンの**場理論**がある。

2 フロイトの構造論

心的装置論▶　精神分析を提唱したフロイト Freud, S.(1917)は，当初，人間の心が**意識**と**無意識**，そして両者の境界に位置する**前意識**から成立し，無意識が心の大部分を占め，そこからわき立つ性的で衝動的な本能的エネルギー(**リビドー**)が意識や行動を支配すると考えた(▶6ページ)。心がこの3つの領域から成立するという考えを局所論という。その後，フロイトは，この枠組みを継承しつつ，人のパーソナリティが図7-5に示すように**エス**(あるいは**イド**)，**自我**，**超自我**の機能の異なる3つの領域からなる構造ととらえ，この3つの領域の力動的関係から，心理的現象を説明するようになった。この考えを**心的装置論**という。

エス▶　エスは，パーソナリティのなかの無意識の奥底に位置する，生得的で原始的な衝動や，幼児期に抑圧されたさまざまな観念からなる，意識や理性による

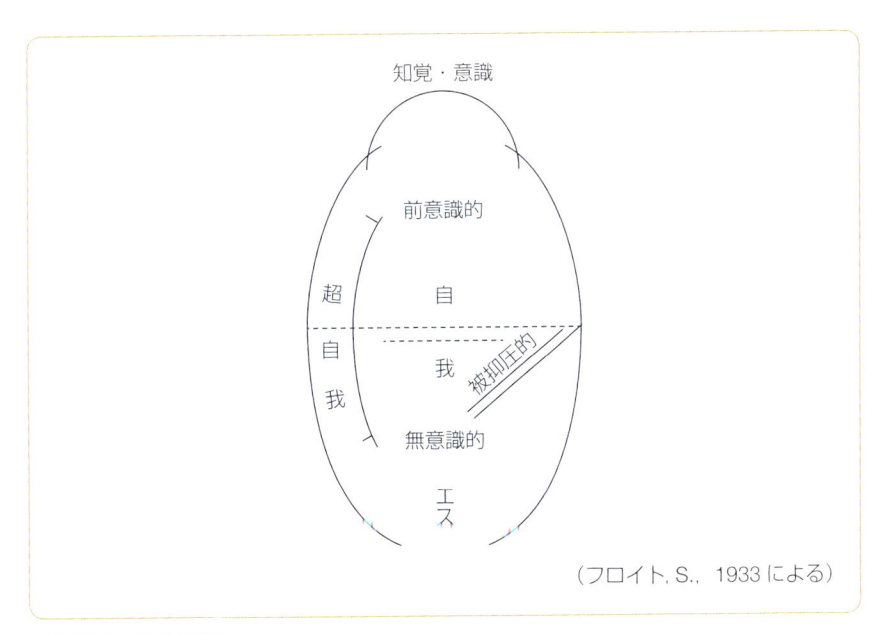

（フロイト, S., 1933 による）

▶図7-5　心的装置

コントロールができない領域である。リビドーの源であり，論理性や統一性に欠け，善悪などの価値判断をもたないため，リビドーを**快楽原則**(盲目的に快を求め不快を避ける)にしたがって発散しようとする。

自我▶　一方，自我は，パーソナリティのなかの意識と前意識に位置する，自分自身に相当する領域である。内的・外的現実を論理的に把握する機能(認知機能)や，外的な条件を満たしながら衝動を発散する機能(執行機能)を備えているため，リビドーを**現実原則**(現実に対応しながら快を求め不快を避ける)にしたがって発散させる。

超自我▶　そして，超自我は，一般に道徳心や良心とよばれるものに相当し，エスや自我などのパーソナリティの各領域を監視し校閲する側面である。エスに対しては恐怖感や不安感によってリビドーの発現を抑圧し，現実的な打算に走る自我に対しては道徳的規範によって理想に向かわせるように機能する。フロイトによると，超自我は，幼児期の両親の要求や禁止によって後天的に形成されるという。

　以上のエス，自我，超自我のはたらきは，蒸気機関車にたとえられる。蒸気はエスとリビドー，自我は調整弁，超自我はレールである。蒸気が発生しなければ機関車は走らない。しかし，その蒸気は機関車を暴走させたり，ため込めば機関車自体を破壊させたりする危険な存在である。したがって，レールの上を安全に走るよう，蒸気を調整弁でコントロールする必要がある。機関車と同様に，人間のパーソナリティも，リビドーという危険なエネルギーを，超自我の要求に合わせ，自我が調整しつつ発散させているといえる。

防衛機制▶　社会や自己に適応しようとするために，リビドーの発散を調整する機能を**防衛機制**という。防衛機制には，さまざまな種類がある。その多くは，幼少期の未熟な自我が，不満や不安を処理する際に使用したものであるため，幼少期を過ぎたあとにも慢性的に使用されたり，過度に用いられたりすると，不適応で病的な状態に陥る。

　たとえば，**退行**は，幼少期においてフラストレーションを感じたときに「赤ちゃんがえり」という現象であらわれる防衛機制の一種であるが，青年や大人が子どもと同様の退行をおこす場合，一時的・部分的であれば緊張をほぐすリフレッシュになるが，長期的・全体的であれば社会的引きこもりとしてあらわれる。

　このように，タイミングや程度，内容によって，防衛機制は適応的な場合もあれば，不適応的な場合もある。表7-4に，フロイト Freud, A.(1936)らによる防衛機制の種類と内容，病的な場合と健常の場合を示す。病的で不適応的な防衛機制を**不適応的防衛機制**，健常者の示す現実に即した防衛機制を**適応的防衛機制**という。

▶表7-4　おもな防衛機制

防衛機制	内容
抑圧	苦痛や不快な感情，体験などを意識にあらわれないようにすること
投射	自分のなかにある欲求や感情を，相手がもっている欲求や感情だと思い込むこと
逃避	不都合な状況から逃げ出すこと
合理化	都合のよい理由をつけ，自分を正当化すること
代償	本来の欲求が満たされないときに，より簡単に満たされる欲求を満たして満足すること
同一視	自分より優れた人や自分にないものをもった人のまねをするなどして，自分と一体化すること
置換	感情や意識を，本来とは別のものに向けること
昇華	反社会的な欲求や願望を，社会に受け入れられやすいかたちで達成すること
補償	自分の弱点や劣等感を，ほかの長所で補うこと
退行	発達的により初期の段階に戻ること
反動形成	本来の欲求や感情とは逆の態度やこうどうをとること
否認	苦痛や不快な感情，体験などを無視し，なかったことにすること
知性化	欲求や感情を直接発散させず，知識によるコントロールをすること

3　レヴィンの構造論

行動を規定▶
するもの
　ふだんは頼りない人物が，緊急事態に直面すると沈着冷静に適切な行動をとることがある。逆に，日ごろから信頼されている人物が，同じ緊急事態に直面するとパニックに陥り，混乱した行動をとる場合もある。このことから，私たちの行動を規定するのは，その人物のパーソナリティのような個人要因だけでも，緊急事態のような環境要因だけでもなく，個人要因と環境要因の全体であるといえるだろう。このように，そのときどきの行動は個人要因と環境要因の全体のなかで決まるという考えを，**場理論**という。

生活空間▶
　レヴィン Lewin, K.(1935)は，このような人間の行動について「B＝f(P，E)」という公式を提唱した。ここでいう B は行動を，f は関数を，P は個人要因を，E は環境要因をあらわしている。この公式は，人間の行動はパーソナリティのような個人要因とその個人がおかれている環境要因の相互作用によって規定されることを意味する。また，レヴィンは，個人要因と環境要因の全体を**生活空間** L と表現し，公式をのちに B＝f(L)に書きかえている。これは，個人要因は環境要因から離れることはなく，両者の全体である生活空間が行動を規定することを意味している。

内部人格領域と▶
知覚運動領域
　この行動に対する考え方に基づいて，レヴィンは，生活空間内の個人要因が図7-6 に示すように，**内部人格領域**と**知覚運動領域**の2つからなると考えた。

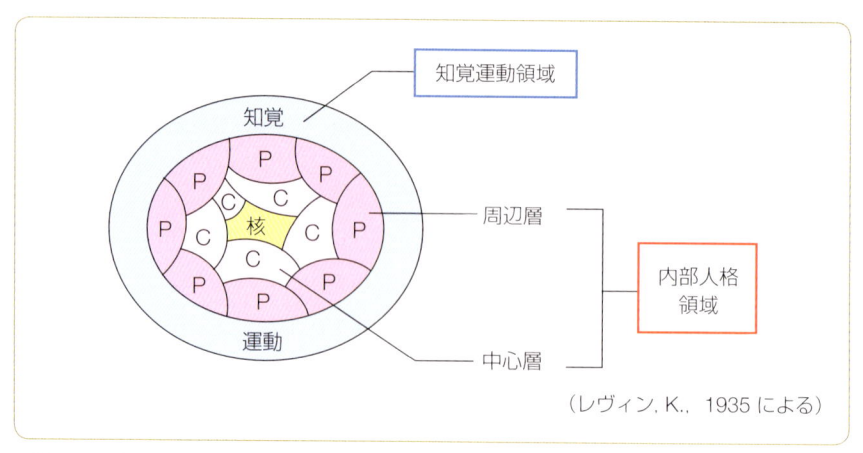

（レヴィン, K.. 1935 による）

▶図7-6　個人の構造

知覚運動領域は知覚と運動からなり，知覚を通じて環境の情報をとらえて，内部人格領域に変化や緊張をおこさせる。また，運動を通じて内部人格領域に生じた変化や緊張を言語や行為によって表出して，環境にはたらきかける。内部人格領域は，細胞のような複数の部分領域からなりたち，その部分領域は表面的な興味や社会化された習慣などで構成されている周辺層(P)と自己や自我のはたらく中心層(C)に分類される。周辺層は環境からの影響を受けやすく，内部個人領域全体に変化や緊張をおこすが，中心層では変化がおこりにくい。ただし，中心層と周辺層の境界は固定的ではなく，そのときどきの状況で変化する。

パーソナリティ ▶
の個人差　　パーソナリティの個人差について，レヴィンは**分化度，かたさ，開放型と閉鎖型**によって説明した。

　分化度とは，パーソナリティの複雑さ・単純さの程度をいい，内部人格領域の部分領域の数と各部分領域が機能的に分離している程度によって表現される。

　また，かたさとは，部分領域間の影響の受けやすさをいい，かたいほど近接する部分領域への影響は少ない。レヴィンによると，子どもは大人に比べ，分化の程度が低く，かたさの程度も低い。また，知的障害者は，健常者に比べ，分化の程度は低いが，かたさの程度は高い(▶表7-5)。

　そして，内部人格領域における各部分領域の境界のかたさによって，人を開放型と閉鎖型に区分した。開放型は，周辺層と中心層の境界はかたくない。そのため，中心層まで他者の侵入を許すし，深い関係になる。一方，閉鎖型は，周辺層の境界はかたくないが，中心層のそれはかたい。そのため，表面的な関係は構築できるが，さらに深く親しい関係を築くのがむずかしい。

▶表7-5 個人の分化度とかたさ

	子ども	大人
健常者		
	知的障害者よりかたさの程度が低い	
知的障害者		
	健常者よりかたさの程度が高い	

(レヴィン，K.，1935 による．一部改変)

④ 状況論と相互作用論

1 状況論

行動の一貫性▶
への疑問

特性論であれ構造論であれ，その前提となるのが，状況が変化しても一貫して安定した行動傾向があるということである。この一貫した行動傾向が，特性やパーソナリティ構造の存在を裏づけているからである。しかし，行動の一貫性や安定性について，疑問視する調査が多く発表されている。

たとえば，ハーツホーン Hartshorne, H. とメイ May, M. A.(1928)は，1,000 人以上の児童にさまざまな状況で道徳的行動についての意見や考えを自己報告させるとともに，教室や家庭，パーティ会場などの場面で，ごまかしたりウソをついたりするなど非道徳的な行動ができる状況を与えて，その様子を観察した。その結果，意見や考えは状況がかわってもある程度一貫していたが，行動は状況によって大きく変化し，一貫性は示されなかった。児童は，状況に合わせて道徳的にふるまったりふるまわなかったりしていたのである。このような道徳的行動のほかにも，さまざまな特性において，状況がかわっても意見や考えは一貫しているが行動は一貫しないという結果が多く報告されている。

状況論の誕生▶
このことから，ミシェル Mischel, W.(1968)は，従来の特性論や構造論を批判し，行動に状況をこえた一貫性はなく，むしろ行動を規定する要因として状況を重視すべきであると主張した。この考えを**状況論**あるいは**状況主義的アプローチ**という。

状況論では，状況をこえた行動の一貫性はないことから性格特性という「実

体」は存在しないが，意見や考えの一貫性は確認されているので「概念」として存在していると考える。第2章で述べたように，人は対象を知覚するとき，対象からの情報だけでなく，その対象についての知識や記憶に基づいて認識する。性格という「概念」があれば，その「概念」の認知的枠組みに基づいて，自己や他者の多様な行動を整理して知覚するのである。状況論の考えは，第8章で述べる対人知覚や暗黙のパーソナリティ観に影響を与えている。

2 相互作用論

一貫性論争▶　ミシェルの状況論は，特性論を擁護する立場の研究者との間に大きな論争を生んだ。この論争を**一貫性論争**という。この論争のなかで得られた結論としては，次の3点がある。① 人の行動にはなんらかの一貫性があるため特性という概念の有用性は否定できないが，状況や環境からの影響を認めなければならない。② 質問紙調査などによって導き出される性格特性と性格そのものは必ずしも一致しないため，両者を混同してはいけない。③ 性格は，これまでの類型論や特性論で考えられていたよりもずっと複雑である。

相互作用論とは▶　以上の一貫性論争をふまえて提唱されたのがエンドラー Endler, N. S.(1976) らの**相互作用論**である。相互作用論によれば，行動になんらかの一貫性が生じるのは，個人の要因と状況の要因の相互作用であると考える。たとえば，「私は内向的だ」と認知している人物は，積極的なコミュニケーションが必要な状況を避けるだろうし，そのように状況を避けることで積極的なコミュニケーションをとらないことが，「私は内向的だ」という性格の概念をつくり上げる。このように，相互作用論では，個人側の要因を自分の性格に関する認知とし，その認知が状況をつくり出すことで，行動に一貫性をもたせると考える。

C 性格の測定

① 性格を把握する方法

1 面接法

　性格を測定する方法には，大きく区分して**面接法**と**検査法**がある。面接法は，実際に人と会って話をしたり観察をしたりしながら性格を測定する方法であり，性格を理解するための最も基本的な方法である。面接の形式には，**構造化面接**と**非構造化面接**，両者の折衷である**半構造化面接**がある。

構造化面接▶　**構造化面接**は，あらかじめ質問内容，順序，言葉づかいをマニュアル化し，そのマニュアルにそって行われる面接である。誰が行っても同じ面接になるため，客観性が担保される。また，面接者の技量によって結果が左右されない。

一方で，マニュアルに記載された内容以上の情報は得られず，柔軟な対応ができない。

非構造化面接 ▶ **非構造化面接**では，質問の内容や順序，言葉づかいは自由で，面接者の裁量にまかされる。カウンセリングなどの臨床場面で性格を把握する際には，この方法が用いられる。面接者と被面接者との関係が比較的自由なので，予想されなかった回答を得られるとともに，面接の流れによって柔軟に対応することが可能である。一方で，結果が面接者の技量や主観によって強く影響を受けるという問題がある。就職試験などで行われる面接は，この非構造化面接である。

半構造化面接 ▶ **半構造化面接**は，マニュアルに一定の自由度をもたせることで，構造化面接の客観性と非構造化面接の柔軟性を取り入れた折衷的な面接方法である。

2 検査法

検査法は，性格についての理論に基づいて作成された**検査（テスト）**を用いて性格を測定する方法で，**投影法**，**作業検査法**，**質問紙法**がある。

投影法 ▶ **投影法**は，被検者に比較的あいまいで，かつ文化的・社会的要因の影響を受けにくい刺激を与え，それに対する被検者の反応から性格を測定する方法である。代表的な投影法として，後述する**ロールシャッハ検査**や**TAT**（<ruby>主題統覚<rt>しゅだいとうかく</rt></ruby>検査），**PFスタディ**（絵画欲求不満テスト）のほか，被検者が描画した木の絵を分析する**バウムテスト**などがある。

作業検査法 ▶ **作業検査法**は，被検者に一定の作業を行わせ，その作業結果や過程を分析することで性格を測定する方法である。後述する**内田クレペリン精神作業検査法**のほか，1行に40個ならぶ記号2,500個の中から特定の記号を抹消させることで集中力や作業速度を検討する**ブルドン抹消検査**などがある。

質問紙法 ▶ **質問紙法**（目録法ともいう）は，各性格特性をあらわすと考えられる多数の質問項目に対して，被検者が答える方法である。質問項目の内容は，背景とする理論や測定したい性格の側面によって各検査で異なる。また，回答の形式も，「はい」「いいえ」の2択で回答を求めるものや，「非常によくあてはまる」「ややあてはまる」「あまりあてはまらない」「まったくあてはまらない」のような評定尺度によるものなど，さまざまなパターンがある。

代表的な質問紙法には，後述する**MPI**（モーズレイ性格検査）や**YG性格検査**（矢田部-ギルフォード性格検査）のほか，世界的に最も多用され，550項目からなる**MMPI**（ミネソタ多面式人格目録），キャッテルCattel, R. B.によって開発された**16PF人格検査**，マーレーMurray, H. A.によって整理された社会的動機（▶108ページ）に基づいて15の性格特性を測定するよう作成された**EPPS**，精神分析療法（▶211ページ）をもとにバーンBerne, E.が考案した**エゴグラム**などがある。

各検査法の特徴 ▶ 投影法，作業検査法，質問紙法には，それぞれ特徴がある（▶表7-6）。投影法は，自分の反応のもつ意味が被検者自身にもわからないため，結果をよくし

▶表7-6　検査法の種類と特徴

	投影法	作業検査法	質問紙法
刺激・課題	多義的な刺激に対してことばや視覚的イメージで反応	計算や模写などの単純な作業	質問項目に対して2〜7個の選択肢から選択
同時に実施可能な人数	おもに個人	集団も可	集団も可
要する時間	長時間かかるものも少なくない	短時間	短時間のものが多い
測定される人格のレベル	無意識レベル	意識されているわけではないが表層レベル	意識レベル　意識的歪曲がある程度可能
解釈の客観性	評価者の解釈によるため解釈理論が必要	客観的評価が可能	客観的評価が可能

ようとする被検者による意識的ゆがみは生じにくい。そのため，本人さえも自覚していない性格を引き出すことも可能であり，性格の多くの側面を測定できる。その一方で，判定の基準があいまいなため，結果の解釈に判定者の主観が強く影響する。

　作業検査法は，作業条件や手順が明確に規定されており，量的に結果をあらわすことができる。しかし，性格特性の限られた側面しか測定できない。

　質問紙法は，判定の基準が明確にされており，さらに回答の手順も明確に規定されているため，判定者によって結果が異なることはない。しかし，質問項目があらかじめ決められているため，得られる情報は，質問項目の範囲内に限られる。また，回答が質問項目に対する自己報告であるため，社会的望ましさや理想的な姿に合わせゆがめられる可能性がある。

② 性格のおもな検査法

1　ロールシャッハ検査

ロールシャッハ▶
検査とは
　ロールシャッハ Rorschach, H.(1921)によって開発された**ロールシャッハ検査**は，白黒と色のついている各5枚の計10枚の左右対称のインクのしみ図版からなり，それら図版がなににみえるかを被検者が回答することによって，その被検者の無意識的な側面を明らかにする投影法による性格検査である。

結果の解釈▶
　図7-7のような図版をみたとき，① 反応内容(なにに見えたか)，② 反応領域(図版のどこに見えたか)，③ 反応決定因(なぜ，そのように見えたのか)の3つの観点から，被検者の回答を整理し，いくつかのタイプに分類することで，性格を把握する。

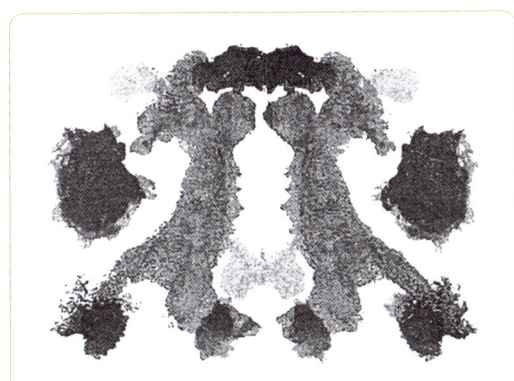

（丹野義彦：性格の心理　ビッグファイブと臨床からみたパーソナリティ. p.23. サイエンス社. 2003 による）

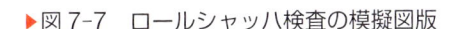

▶図 7-7　ロールシャッハ検査の模擬図版

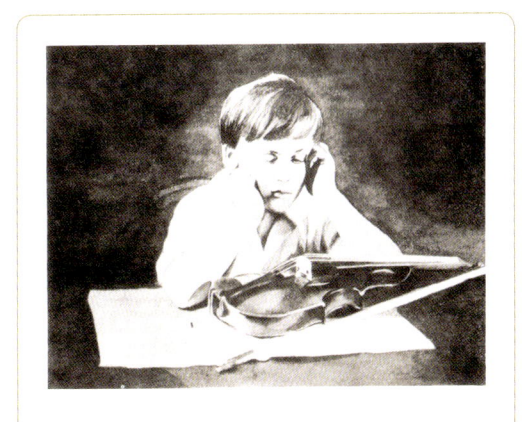

（マーレー. H. A.. 1935 による）

▶図 7-8　TAT 図版

　ただし，ロールシャッハ検査は，さまざまな解釈法があり，その解釈法によって結果が異なる。また，解釈する検査者によっても結果が大きく異なることから，検査者の主観が大きく反映する検査だといえるだろう。

2 TAT

TAT とは ▶ 　TAT は，マーレー Murray, H. A. ら(1935)によって開発された投影法による性格検査である。この性格検査では，図 7-8 のような合計 20 枚からなる図版を被検者にみせ，「絵の中で示されているできごとがどのようにしておきたのか」「いま，どんなことがおきているのか」「登場人物がどんなことを感じ，考えているか」などをについて，自由に物語をつくってもらう。被検者が語る物語は，被検者自身の欲求や感情が投影したものとみなされるので，これら物語の分析を通じて，被検者の無意識的側面をさぐることが可能だと考える。

結果の分析 ▶ 　分析法はさまざまあるが，マーレーは**欲求－圧力分析法**を提唱している。ここでいう欲求は，① 対人関係欲求(親和，攻撃，承認など)，② 社会的欲求(達成，理知など)，③ 官能快感欲求(遊戯，飲食，官能など)，④ 圧力排除欲求(自立，抵抗)，⑤ 防衛回避欲求(防衛，劣勢回避など)に分類される。また，圧力は，① 社会対人関係圧力(親和，拒否，模範など)，② 環境的圧力(災害，運命など)，③ 内的圧力(挫折，罪など)に分けられる。被検者によって語られる物語を，これらの分類にそって分析する。

3 PF スタディ

PF スタディとは ▶ 　PF スタディは，ローゼンツァイク Rosenzweig, S.(1945)によって開発された投影法による性格検査である。この性格検査は，図 7-9 のような漫画風に描かれた 24 種類の欲求不満場面の人物がどのように答えるかを問うことで，被

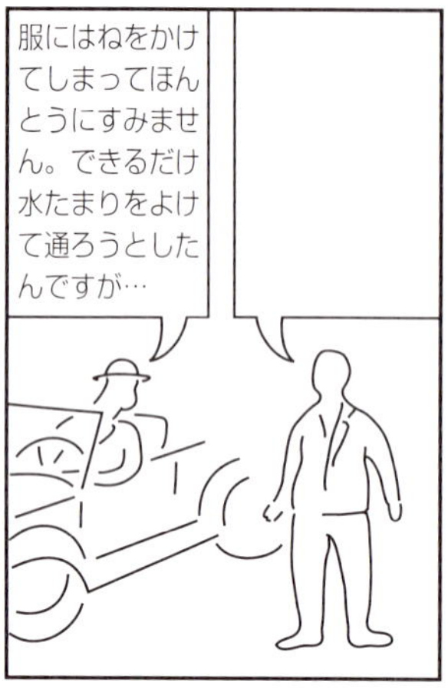

		アグレッションの型		
		障害優位型	自我防衛型	要求固執型
アグレッションの方向	他責的	他責逡巡反応「困ったな。服がこんなに汚れたよ」	他罰反応「気をつけろ。ばかやろう」	他責固執反応「クリーニング代を払ってください」
	自責的	自責逡巡反応「大丈夫。少しも汚れていませんよ」	自罰反応「私が避けるべきでした。すいません」	自責固執反応「私の不注意ですから，自分で洗います」
	無責的	無責逡巡反応「もともと汚れていましたから，いいですよ」	無罰反応「よくあることですから，気にしないで」	無責固執反応「すぐ乾きます」

（林勝造ほか：PF スタディ解説. 三京房，2007 をもとに作成）

▶図 7-9　PF スタディ

検者の欲求不満場面における積極性や攻撃性を測定する。

結果の分析▶　PF スタディでは，欲求不満場面の反応を，大きく**アグレッションの方向**と**アグレッションの型**に分類する。さらにアグレッションの方向は欲求不満を引きおこした他者や状況を攻撃する**他責**，自分に非があるとする**自責**，他者も自分も非難しない**無責**に分類し，アグレッションの型は欲求不満を引きおこした原因にこだわる**障害優位型**，誰がわるいのかにこだわる**自我防衛型**，欲求不満状況の解決にこだわる**要求固執型**に分類する。被検者の反応は，これらアグレッションの方向とアグレッションの型の組み合わせである 9 パターンに整理され，各パターンの出現率を分析する。

4　内田クレペリン精神作業検査

内田クレペリン▶
精神作業検査とは　**内田クレペリン精神作業検査**は，クレペリン Kraepelin, E.(1902)によってアイデアが考案され，1920 年代より内田勇三郎によって開発されたわが国独特の作業検査法である。内田クレペリン精神作業検査は，図 7-10 のように，1 桁の数字が横にたくさん印刷されている課題を，合図とともに 1 行目の左から隣り合う数字を順々にできるだけ早く正確に加算し，数字と数字の間に答えの 1 の位の数字を書き込んでいく。そして，1 分経過すると，次の行に移るよう指示がされ，2 行目の左から再び加算をしていく。これを 15 分間繰り返し，5 分の休憩ののち，前半と同じ要領で加算を行う。検査が終了したのち，各行の最終到達点を前半と後半に分けて線で結んで曲線を作成する。この曲線を**作業曲線**という。

結果の分析▶　結果は，作業量と作業曲線のパターンによって分析される。作業量は，一般的な情報処理速度の指標となる。情報処理速度は，表 7-7 に示すように，Ⓐ

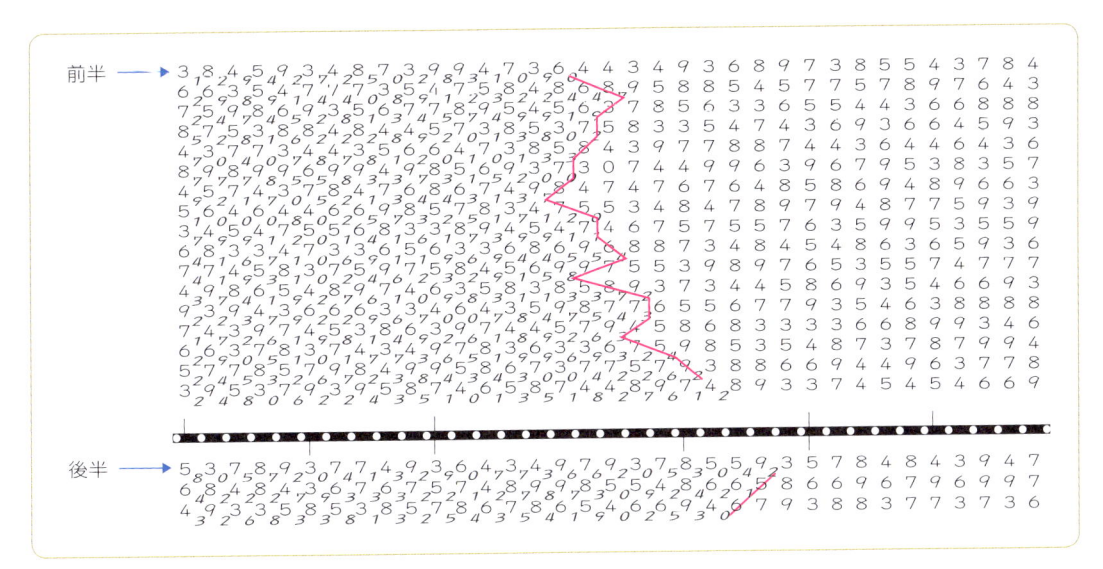

前半 ➤

後半 ➤

▶図7-10 内田クレペリン精神作業検査の例

▶表7-7 内田クレペリン精神作業検査の作業量と処理速度

区分	前期作業量	後期作業量	ものごとの処理能力や速度 (テンポ)などの傾向
Ⓐ	55以上	65以上	水準が高い
A	40〜55	45〜65	不足はない
B	25〜40	30〜45	いくらか不足
C	10〜25	15〜30	かなり不足
D	10以下	15以下	はなはだしく不足

(日本・精神技術研究所:内田クレペリン精神作業検査・基礎テキスト. p.11
による)

段階からD段階の5段階に区分される。作業量の区分が前半と後半で異なる
のは、一般に前半に比べ後半の方が作業量が増大するためである。

　また、作業曲線のパターンは、それが定型的な特徴をもつか、非定型的な特
徴をもつかによって判定される。検査用紙を縦にしてみた場合、定型的なパ
ターンは図7-11-aに示すような作業曲線に、非定型的パターンは図7-11-b
に示すような作業曲線になる。

　定型的なパターンを示す被検者は、仕事への取り組みが早く、すぐに慣れる
とともに、外からの妨害があっても影響を受けにくいため、仕事上でミスや事
故をおこすことが少ない。また、仕事の好き嫌いがなく、パーソナリティは適
応的で人づきあいもよいといった特徴をもつ。一方、非定型的なパターンを示
す被検者は、抑うつ傾向が強く、心身の不調を訴えることが多い。気分のムラ
が激しく問題解決能力が低い傾向があり、自己中心的で協調性がなく、がんこ
で独善的な面があるなどの特徴がある。

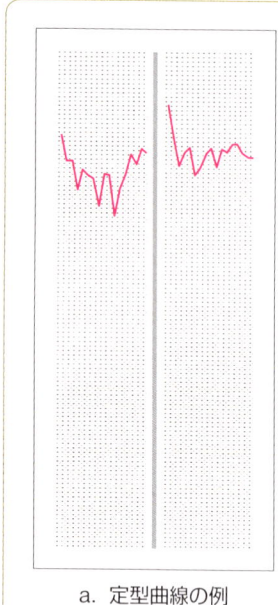

おもな特徴

- 前半の曲線がU字あるいはV字
- 後半の曲線が右下がり
- 後半の作業量が前半より1割程度増加
- 曲線に適度な動揺がある
- 計算ミスがほとんどない
- 作業量が極端に少ないことがない

a. 定型曲線の例

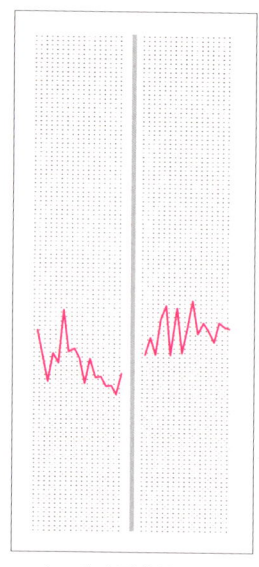

おもな特徴

- 計算ミスが多い
- 大きい落ち込みがある
- 大きい突出がある
- 激しい動揺がある
- 動揺が欠如している
- 後半の作業量が前半よりも低下している
- 後半の初頭が著しく低い
- 作業量が著しく低い

b. 非定型曲線の例

▶図7-11　作業曲線の例

5 MPI（モーズレイ性格検査）

MIPとは ▶　MPI（モーズレイ性格検査）は，前述したように，アイゼンクの特性論に基づいて，外向性と神経症的傾向の2つの性格特性を測定することを目的として開発された質問紙検査である。外向性を測定する質問項目と，神経症的傾向を測定する項目は，日本語版ではそれぞれ24項目が用意されており，前者をE尺度，後者をN尺度という。

　このほか，20項目の**虚偽尺度**（L尺度）と，質問の趣旨をあいまいにするための12項目が含まれている。虚偽尺度とは，「ウソをついたことは一度もない」というように，社会的に望ましいが実際にはできないことを問う質問項目で，これに対して「はい」と回答すると，その被検者は，自分の性格をありのままに回答したのではなく，社会的な望ましさに従って回答したと判断される。虚偽尺度をチェックすることで，検査結果の正確性を担保することができる。

結果の分析 ▶　E尺度の得点が高いほど外向的な特徴をもち，N尺度の得点が高いほど神経症的な情緒不安定傾向をもつ。さらに，この2つの尺度によって，9つタイプに分類される。

　そのうち，Eが高くNが低い（E^+N^-）型は，神経質でなく，劣等感や不安感が少なく，対人関係や仕事において積極的であるが，じっくり深く考えない傾向がある。

　EもNも低い（E^-N^-）型は，はにかみ屋で，リーダーシップを取ることはな

いが黙々と安定して仕事をこなすタイプである。

　一方，EもNも高い（E⁺N⁺）型は，神経過敏で落ち着きがなく，感情のうつりかわりが激しいタイプであるが，外向性が高いため，神経症的傾向の高さからもたらされる負の側面を外向性の高さによって補うことができ，強い外向性から生じる負の側面を神経症的傾向が補うことができる。

　Eが低くNが高い（E⁻N⁺）型は，一般に心配性でおとなしいが，融通がきかないタイプで，正直，まじめ，責任感が強いといったプラスの面と，抑うつ的になったり，仕事のテンポが遅く応用がきかず，自分自身について悩むマイナスの側面をあわせもつ。

6 YG性格検査（矢田部-ギルフォード性格検査）

YG性格検査とは▶　YG（矢田部-ギルフォード）性格検査は，ギルフォード Guilford, J. P. ら（1943）が考案したギルフォード性格検査をモデルにして，矢田部達郎らによって作成されたものである。120問の質問項目からなり，表7-8に示す12の性格特性を測定するようになっている。

結果の分析▶　これらの性格特性は，さらに①情緒的安定－情緒不安定，②社会的適応－社会的不適応，③非活動的－活動的，④非衝動的－衝動的，⑤内省的－内省的でない，⑥非主導的－主導権を握る，の6因子に分類され，図7-12のように，これら因子のプロフィールを描くことによって，それら因子がきわめて左寄りか（標準点1），やや左寄りか（標準点2），平均的か（標準点3），やや右寄りか（標準点4），きわめて右寄りか（標準点5）を評価することができる。

▶表7-8　YG性格検査の12の性格特性

	尺度名	性格特徴
D	抑うつ性	憂うつなどの陰気で悲観的気分
C	回帰性傾向	気がかわりやすく情緒が不安定
I	劣等感	自信のなさ，劣等感の強さ
N	神経質	神経質，心配性，いらいらしやすい
O	客観性がないこと	ありそうもないことを空想する，過敏
Co	協調性のないこと	不満が多い，人を信用しない
Ag	愛想のわるいこと	攻撃的，短気，人の意見を聞かない
G	一般的活動性	仕事が速く，動作がきびきびしている
R	のんきさ	人と一緒にはしゃぎ，いつも刺激を求める
T	思考的外向	深く物事を考えない，瞑想的・内省的傾向がない
A	支配性	グループのリーダーになる，引込み思案ではない
S	社会的外向	誰とでもよく話す，人とひろくつきあう

（辻岡，2000をもとに作成）

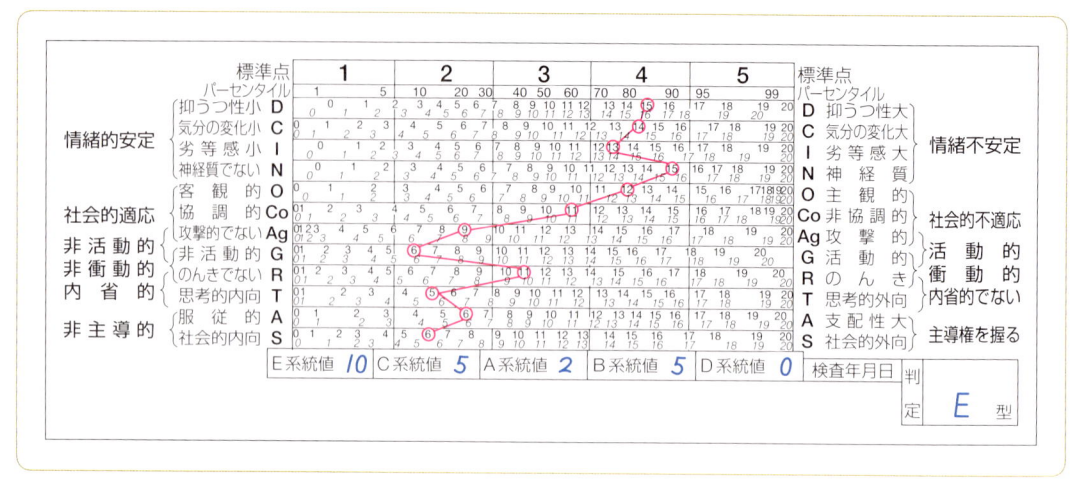

▶図 7-12　YG 性格検査のプロフィール例

　　　そして，このプロフィールの左寄り・右寄りの傾向から，被検査者の性格は
大きく次のように分類される。① 平均型(A 型)は，とりたてて特徴のある性
格特徴を示さない平凡なタイプである。② 右寄り型(B 型)は，情緒不安定で，
社会的に不適応をおこしやすく，学校や職場でトラブルメーカーになりやすい。
③ 左寄り型(C 型)は，情緒的には安定し，社会的適応もよいが，おとなしく
積極性には乏しい。④ 右下がり型(D 型)は，情緒的に安定し，社会的適応が
よく，活動的であるため，調和的で安定的な行動をとるタイプである。⑤ 左
下がり型(E 型)は，D 型と逆のタイプで，内面的に不安定で無気力であり，た
えずなにかに悩まされ，非社会的な問題行動をおこしやすい。

ゼミナール
復習と課題

❶ 「パーソナリティの層理論」について説明しよう。
❷ 性格の類型論・特性論・構造論についてまとめてみよう。
❸ 性格の検査法について，どのような検査方法があるかまとめてみよう。

参考文献　1)上里一郎監修：心理アセスメントハンドブック，第 2 版．西村書店，2001．
　　　　　2)詫摩武俊ほか著：性格心理学への招待——自分を知り他者を理解するために(新心理学ラ
　　　　　　イブラリ 9)．サイエンス社，2003．

推薦図書　1)小塩真司：性格を科学する心理学のはなし——血液型性格判断に別れを告げよう．新曜
　　　　　　社，2011．
　　　　　2)丹野義彦：性格の心理——ビッグファイブと臨床からみたパーソナリティ(コンパクト新
　　　　　　心理学ライブラリ 5)．サイエンス社，2003．

心理学

▼

第**8**章

社会と集団

A｜社会的認知

① 対人知覚

1　知覚と対人知覚

対人知覚とは ▶　対人知覚とは，文字通り，人物についての知覚である。しかし，それは第2章で述べた**知覚**(▶14ページ)とは異なり，以下のような特徴をもつ。

対人知覚の特徴 ▶　第1に，知覚が対象の外見をとらえる過程であるのに対して，対人知覚は外見上の手がかりから対象となる人物の意図や感情，パーソナリティなどといった内面を推測する過程である。たとえば，顔を真っ赤にして目がつり上がっている人を知覚したら，「あの人は怒っているに違いない」と推測するのが対人知覚である。

第2に，第2章で述べたように，知覚が成立するためには感覚からの情報であるボトムアップ処理と記憶や知識に基づくトップダウン処理の両方が必要であるが，対人知覚の場合には記憶や知識に基づく推測が必要であるため，後者の割合が大きくなる。たとえば，ある人物の様子がおかしいとき，その人物をふだんから知っている人はいつもと違うと察知できるが，知らない人は察知できない。

そして第3に，知覚は知覚者と対象の関係が一方向であるのに対し，対人知覚は知覚者と対象が相互作用する。すなわち，知覚者は対象者にとっても知覚の対象であり，さらに知覚者はそのことを知っている。このような相互関係があるため，「あの人は，私のことを，どのように思っているのだろう」というような高次の認知が生じるとともに，「やさしそうな人だと思われたい」など，相手にもたれる印象を操作しようとする**印象操作**という行為も生じる。

2　対人知覚の構造

暗黙の ▶
パーソナリティ観　日常生活のなかで他者のパーソナリティを知覚する際，私たちは第7章で紹介したような科学的な性格理論(▶121ページ)に基づいて分析するのではなく，これまでの経験から形成したパーソナリティについての素朴な知識や信念に基づいて推論する。このような人のパーソナリティに対する知識や信念を，**暗黙のパーソナリティ観**という。

この暗黙のパーソナリティ観は，知覚者の経験によって形成されたものであるため，個人差がある。同じ人物に対してある人は「しっかりした人」だと評価し，別の人は「厳しい人」と評価するように，対人知覚が知覚者によって異なることがあるのは，このためである。

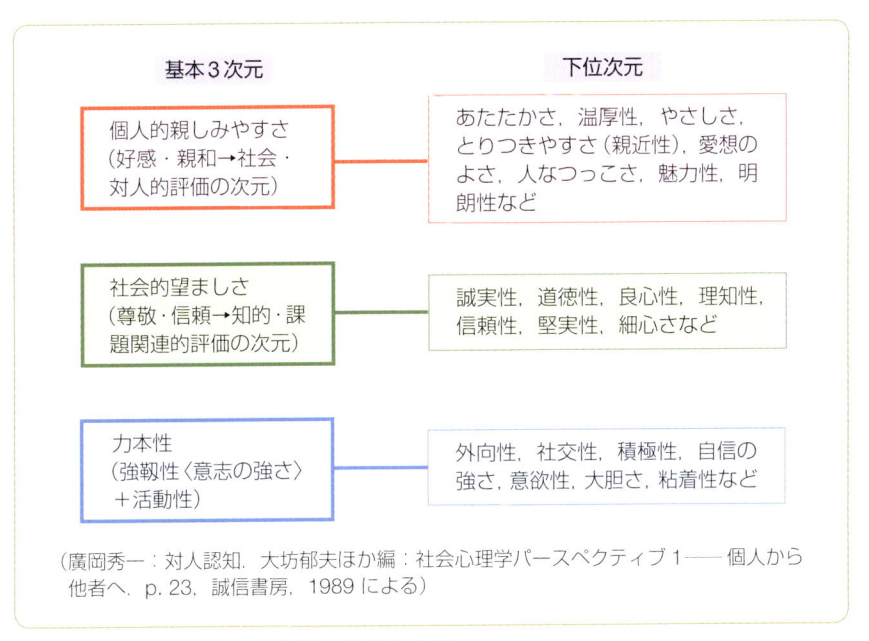

基本3次元 下位次元

個人的親しみやすさ
（好感・親和→社会・
対人的評価の次元）
→ あたたかさ，温厚性，やさしさ，とりつきやすさ（親近性），愛想のよさ，人なつっこさ，魅力性，明朗性など

社会的望ましさ
（尊敬・信頼→知的・課題関連的評価の次元）
→ 誠実性，道徳性，良心性，理知性，信頼性，堅実性，細心さなど

力本性
（強靱性〈意志の強さ〉＋活動性）
→ 外向性，社交性，積極性，自信の強さ，意欲性，大胆さ，粘着性など

（廣岡秀一：対人認知．大坊郁夫ほか編：社会心理学パースペクティブ1── 個人から他者へ．p. 23．誠信書房，1989 による）

▶図8-1　パーソナリテイ知覚の基本的次元

パーソナリティの基本的次元 ▶　一方，パーソナリティの知覚には，一般的な構造があることも知られている。林ら（1978, 1983）は一連の研究により，好意や親和といった「個人的親しみやすさ」，尊敬や信頼となどの「社会的望ましさ」，意志の強さや活動性といった「力本性（りきほんせい）」の3つの基本的次元から他者のパーソナリティを知覚することを明らかにし，それについて廣岡（1989）は図8-1のようにまとめている。

　また，廣岡（1984）によると，この3つの基本的次元のうち，どれを重視するかは，状況によって異なるとされる（▶図8-2）。ゼミでは社会的望ましさが重視され，力本性は重視されない。コンパでは，個人的望ましさと力本性が重視され，社会的望ましさは重視されない。そして，デートでは，個人的親しみやすさと社会的望ましさが重視されるが，力本性はそれほど重視されない。

3　対人知覚の誤り

ハロー効果 ▶　対人知覚には，多くの誤りが生じることが指摘されている。たとえば，英語の流暢（りゅうちょう）な人は必ずしも頭がいいとは限らないが，私たちは頭がいい人と思い込むことがある。このように，相手のある特徴が好ましい（好ましくない）と，ほかのすべての特徴も好ましい（好ましくない）と思い込む対人知覚の誤りをハロー効果という。

ピグマリオン効果とステレオタイプ ▶　また，図8-3のように，ある種の先入観や予期をいだきながら他者と接していると，その他者の行動が先入観や期待と一致したものになる現象をピグマリオン効果という。さらに，「ドイツ人はまじめだ」「イタリア人は陽気だ」というように，ある社会的集団に関する知識・信念・期待（予期）によって構成さ

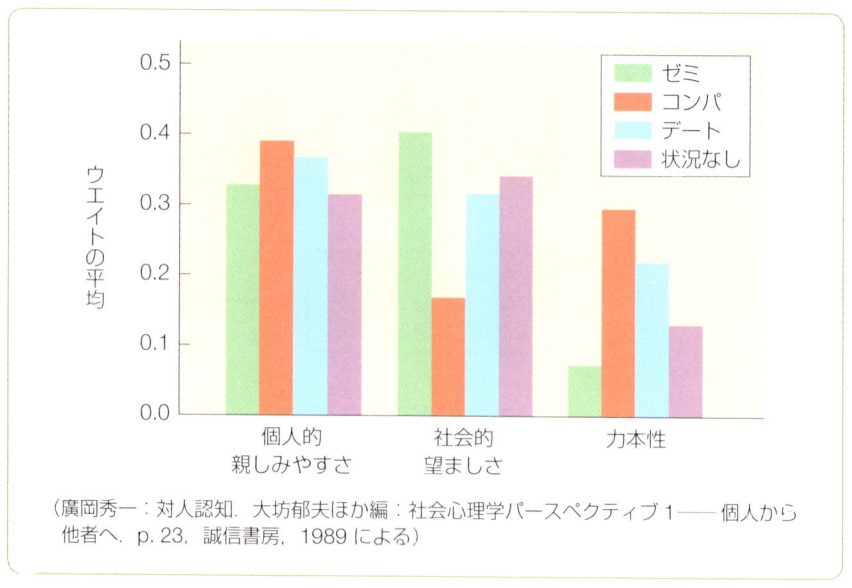

（廣岡秀一：対人認知. 大坊郁夫ほか編：社会心理学パースペクティブ1—— 個人から他者へ. p.23, 誠信書房, 1989による）

▶図8-2 状況と3つの基本的次元

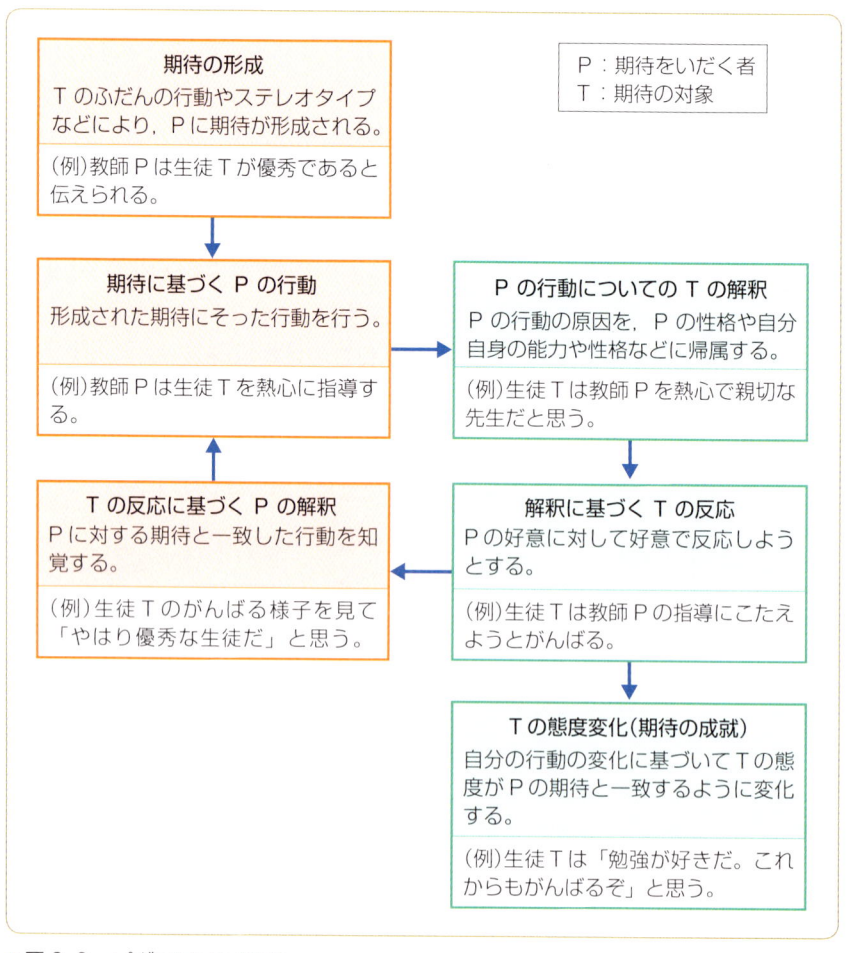

▶図8-3 ピグマリオン効果

れた知識を**ステレオタイプ**というが，そのステレオタイプを個人にあてはめ，「あの人は，ドイツ人だからまじめだ」「あの人は，イタリア人だから陽気だ」と知覚してしまうことがある。このステレオタイプが否定的なものの場合は，**偏見**が生じる。

　これら対人知覚の誤りは，いずれも対人知覚が知覚者の既存の知識や記憶，感情や欲求の影響を受けやすいために生じる。

② 原因帰属の知覚

1 原因帰属とは

　知人が恋人と別れたと聞くと，私たちは「どうして別れたのだろうか」「なにがあったのだろうか」と，あれこれ詮索する。このように，身のまわりにおこるさまざまなできごとの背後にある原因を推論することを，**原因帰属**という。

原因帰属の▶ 　原因帰属を行う理由の１つに，次にとるべき行動や態度を知らせてくれるこ
存在理由 とがある。たとえば，道路に人が倒れている場面に遭遇したとき，私たちは，なぜ倒れているかを考える。そして，事故でけがをしたために倒れていると考えたならば，「けがをしている人は，たすけなければならない」という判断の基準にしたがって，その人をたすけるだろう。一方，酔っぱらって眠っていると考えたならば，そっとしておくかもしれない。

　このように原因帰属は，判断の基準として機能するとともに，相手に対して近づくか無視したり遠ざけるかという対象への「接近−回避」を的確に行わせる。

　原因帰属の理論には，第６章で紹介したワイナー Weiner, B. による統制の位置と安定性（▶112ページ）のほか，以下に述べる ANOVA 理論や因果スキーマなどがある。

2 ANOVA 理論

ANOVA 理論▶ 　原因帰属がどのように行われるのかについて，ケリー Kelley, H. H.(1967)は，
とは **ANOVA（分散分析）理論**を提唱している。この理論によると，私たちは他者の行動の原因を，２つの次元でとらえる。１つは，その人の能力やパーソナリティなどに行動の原因を求めるか，状況や環境などに行動の原因を求めるかという内的帰属と外的帰属の次元である。またもう１つは，その行動が時間や状況によって変化するかしないかという非安定性と安定性の次元である。

　そして，それは，図 8-4 に示すように一貫性，弁別性，一致性の３つの基準によって判断される。一貫性，弁別性，一致性の基準のすべてが高い場合には外的で安定的な原因に，一貫性だけが高い場合には内的で安定的な原因に帰属する。逆に一貫性だけが低い場合には外的で不安定な原因に，すべてが低い

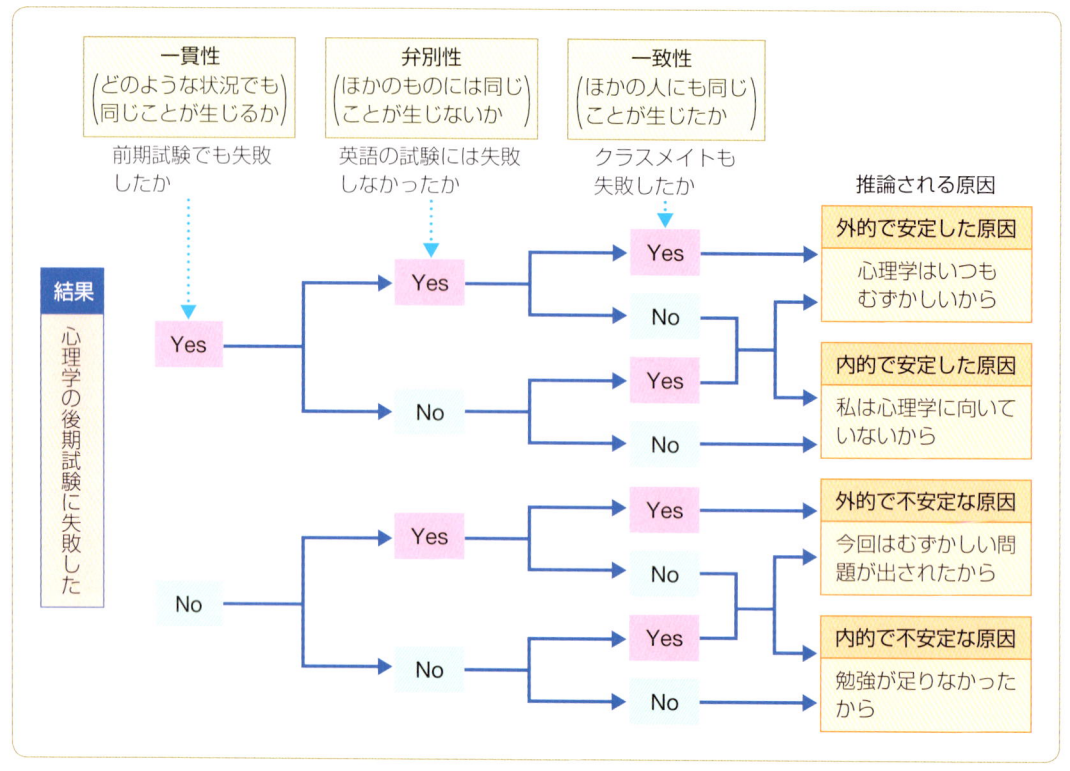

▶図8-4　ANOVAモデル

　　　　場合には内的で不安定的な原因に帰属する。

3　因果スキーマと割引原理・割増原理

因果スキーマ▶　　ANOVA理論は，他者の行動を何度か観察しなければ，原因を帰属すること
ができない。しかし，他者の行動を1回しか観察できない場合でも，いくつか
の方法によって原因帰属が可能である。その1つに，**因果スキーマ**がある。こ
れは，因果関係に関する既存の知識や先入観で，ほかの基準について吟味しな
くても，一致性が高い場合には外的に，弁別性が低い場合には内的に，一貫性
が低い場合には偶然あるいは内的外的両方に帰属する方法である。

割引原理・▶　　そのほかの簡便な原因帰属の方法として，割引原理と割増原理がある。
割増原理　　　　**割引原理**は，ある行動を促進する原因が複数ある場合は，原因が1つの場合
に比べて，1つ1つの原因はその行動をおこす強い要因ではないと評価される
というものである。

　　　　また，**割増原理**は，ある行動を促進する原因と抑制する原因とがある場合は，
促進する原因が高く評価されるというものである。たとえば，ある学生がテス
トで満点をとったとき，そのテストが簡単だったならば，テストの簡単さに原
因を帰属することもできるため，その学生の能力はあまり評価されない。一方，
テストがむずかしかったならば，その学生の能力は高く評価される。

4 かたよった原因帰属

　　ANOVA 理論は，きわめて精緻で合理的な原因帰属である。しかし，私たちはつねにこのような原因帰属をするわけではない。むしろ，因果スキーマや割引・割増原理を行うことが多い。さらに，かたよった推論を行うこともある。

行為者−観察者▶
バイアス
　　その1つに，**行為者−観察者バイアス**がある。これは，行為者は自分自身の行動を外的要因に帰属し，観察者は行為者の安定した内的要因に帰属する傾向をいう。たとえば，ある人が駅で転んだ人をみたとしよう。観察者であるその人は，転んだ人である行為者を，「そそっかしい人だ」とか「おっちょこちょいな人だ」と評価するだろう。しかし，行為者は「すべりやすい靴をはいていたからだ」「雨が降っていたからだ」など外的要因に帰属する。

バイアスが生じる▶
理由
　　行為者−観察者バイアスが生じる理由として，第1に，行為者についての知識の差がある。行為者は自分についての知識をもっているが，観察者は行為者についての知識が少ない。そのため，いつもは転ばない行為者はその知識から外的な帰属が可能だが，観察者は行為者がいつもは転ばないという知識をもっていないため，内的に帰属してしまう。

　　第2に，行為者と観察者の注目する点の違いがある。行為者は自分の周囲に注意が向いているのに対して，観察者は行為者に注目が向いている。そのため，行為者は注目している外的要因に帰属し，観察者は注目している行為者に要因を帰属する。

　　第3に，**自己−奉仕バイアス**がある。これは，一般に人は自尊心を維持しようとするため，みずからを好意的な観点からみることを好む傾向をいう。行為者がなにかの失敗をしたとき，行為者はその失敗の原因を外的な要因に帰属すれば，自尊心を維持できる。一方，観察者は行為者の失敗を外的に帰属すれば，自分も同じ状況におかれたときに同じ失敗をするおそれがあるため，行為者の失敗を内的に帰属することによって，不安感を解消し，自尊心を維持するのである。

B 態度と説得的コミュニケーション

① 態度とは

1 態度の定義

　　「態度がよい」「態度がわるい」というように，**態度**という言葉は，日常的に

ある特定の対象に対する心構えや身構え，応答などを意味する。心理学においても「特定の対象に対する正または負の評価，感情，および好意的－非好意的な行動傾向からなる持続的なシステム」（クレッチ Krech, D. ら，1962）と定義されるように，ある対象に対する好みや評価を伴う行動の傾向や準備状態を示す概念である。

感情的要素・認知的要素・行動的要素 ▶ また，この定義は，態度が「好き－嫌い」のような**感情的要素**，「よい－わるい」といった**認知的要素**，そして「接近－回避」「受容－拒否」といった**行動的要素**をもつことを意味する。さらに，この3つの要素は，「納豆^{なっとう}は，おいしく（認知的要素），好きだから（感情的要素），毎日食べる（行動的要素）」，「タバコはからだにわるく（認知的要素），嫌いだから（感情的要素），吸わない（行動的要素）」というように相互に関係し，一貫性を保つと仮定される。

2 態度の機能

私たちが周囲の対象に対して態度をもつ理由は，次に述べる2つの機能があるからだと考えられる。

情報処理機能 ▶ 第1は，**情報処理機能**である。私たちの周囲には，たくさんの対象があふれている。なにかの小説を読もうとして書店に入っても，何百冊もの本が並んでいる。それらをすべて調べ，おもしろそうな本をさがすことはできない。しかし，好きなジャンルや小説家など，態度が決まっていれば，すばやくかつ容易に読みたい小説をさがし出すことができるだろう。

対人関係機能 ▶ 第2は，**対人関係機能**である。ある対象に対して自身の態度を表明することによって，相手に自分のことを容易に理解してもらえる。また，態度を表明することによって，相手は接近－回避ができ，円滑な人間関係やコミュニケーションが可能になる。たとえば，「甘い食べ物が好きで，お酒は飲まない」と態度を表明しておけば，相手はプレゼントをする際，ケーキやクッキーを贈ることだろう。また，会話をする際にも，お酒の話はせず，お菓子の話題をふってくるはずである。

② 態度の形成と変容

1 態度形成と態度変容

ある対象に対する態度は，生まれつき備わっているのではなく，さまざまな経験を通じて形成されていく。このように態度がつくられることを**態度形成**という。また，態度は持続的なシステムのため，ひとたび形成されると変化しにくいが，なんらかの要因によって変化することがある。このように態度が変化することを**態度変容**という。これら態度形成と態度変化を説明する理論として，以下に述べる学習理論やバランス理論，認知的不協和理論がある。

2　学習理論

学習理論による▶
態度形成
　態度形成と態度変容は，第5章で述べた古典的条件づけ(▶74ページ)とオペラント条件づけ(▶80ページ)によって生じる。

　古典的条件づけとは，無条件刺激と条件刺激とを対提示されることで，無条件刺激に対して生じる無条件反応が，条件刺激に対する条件反応として生じることである。たとえば，恋人(無条件刺激)とある音楽(条件刺激)を一緒に聴いた場合(対提示)，恋人に対する好きという感情(無条件反応)が，音楽に対しても生じる(条件反応)。これは，これまで好きでも嫌いでもなかった音楽に対して好意的態度を形成したことを意味する。

学習理論による▶
態度変容
　また，オペラント条件づけとは，ある行動に対して報酬が与えられるとその行動が増加し，罰が与えられるとその行動が減少する学習である。ボストロム Bostrom, R. N. ら(1961)は，授業の一環であると偽って，被験者に自分の考えとはまったく逆のエッセーを書かせた。その後，よい成績あるいはわるい成績をつけ，エッセーを返却した。そして，今度は自分の考えに基づいたエッセーを書かせた。その結果，よい成績をもらった学生は，わるい成績をもらった学生より，明らかにもともとは自分の考えに反するエッセーの内容のほうへ自分の意見をかえた。これは，態度がオペラント条件づけによって変容することを示している。

3　バランス理論

バランス理論とは▶
　ハイダー Heider, F. (1946, 1958)によって提唱されたバランス理論は，自分(P)と相手(O)，そして対象(X)の3者関係についての理論である。図8-5のように，この3者関係を好意的態度(＋)と非好意的態度(－)の記号であらわしたとき，3つの記号の積が(＋)であれば心理的にバランスのとれた状態となり，人はこの状態を求める。それに対し，積が(－)であれば心理的にアンバランスの状態となり，人はこの状態を不快なものとして，どこかの関係をかえてバランスをとろうとする。

バランス理論に▶
よる態度変容
　バランス理論によれば，自分(P)と相手(O)の関係が好意的態度(＋)のとき，自分(P)が対象(X)に対して非好意的態度(－)であるにもかかわらず，相手(O)が対象(X)に対して好意的態度(＋)であるならば，自分(P)は対象(X)に対する態度をかえて好意的態度(＋)にするなどしてバランスをとる。たとえば，自分が読書嫌いであるにもかかわらず，恋人が読書好きならば，自分も恋人の趣味にあわせて読書好きになるのがこの例である(▶図8-5)。

　また，自分(P)と相手(O)の関係が非好意的態度(－)のとき，自分(P)が対象(X)に対して非好意的態度(－)であり，相手(O)も対象(X)に対して非好意的態度(－)であるならば，自分(P)は対象(X)に対する態度をかえて好意的態度(＋)にすることになる。たとえば，自分の嫌いな同僚がある上司を嫌いな場

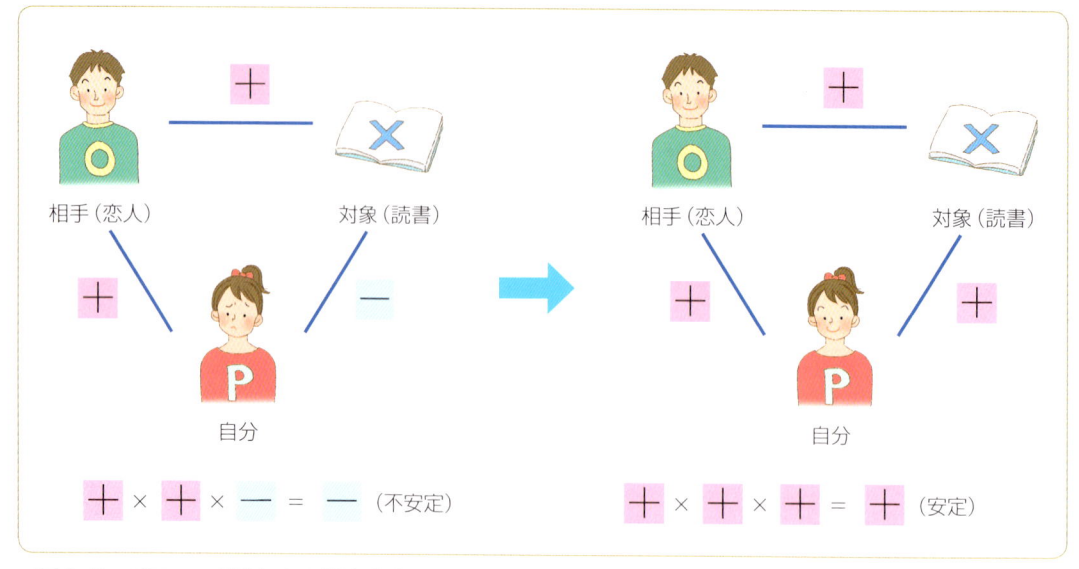

▶図8-5　バランス理論による態度変容

　　　　合，「敵の敵は味方」というように同僚を好きになるか，上司を好きになる。

4　認知的不協和理論

認知的不協和理論 ▶　フェスティンガー Festinger, L.(1957)が提唱した**認知的不協和理論**では，私た
　　　　とは　ちには自分の態度が相互に矛盾がなく調和した状態を保つ傾向があると仮定
する。したがって，矛盾する2つの態度が存在すると，認知的不協和とよばれ
る心理的に不快な緊張が生じ，自分の態度(認知や行動)をかえたり，新たな認
知を加えるなどして，その緊張を解消すると考える。

　たとえば，**図8-6**のように，自分は喫煙者であるにもかかわらず，喫煙は
健康を害するということも十分に理解している場合，認知的不協和が生じる。
そして，その緊張状態を解消するため，タバコと健康との因果関係はまだはっ
きりしていないと考えたり，禁煙したり，タバコにはストレス解消の効果があ
ると考えたり，タバコの有害性を主張する情報を避けるなどする。

認知的不協和理論 ▶　フェスティンガーとカールスミス Carlsmith, J. M.(1959)は，被験者につまら
　　　の実験　ない作業をさせたあとに，「この作業は楽しかった」と言わせるという実験を
行った。そのとき，一方の被験者たちには20ドルを支払い，もう一方の被験
者たちには1ドルしか支払わなかった。その後，その作業に対する態度を測定
したところ，20ドル群は「つまらなかった」と答えたのに対し，1ドル群は
「おもしろかった」と答えた人が多かった。

　20ドルを報酬としてもらった被験者は，「自分は態度に反する行動をした」
という認知と「その行動をするために多額の報酬をもらった」という認知から，
「多額の報酬を得るために，態度に反する行動をした」というように十分に正
当化できる。一方，1ドルの報酬しかもらわなかった被験者にとって，「自分

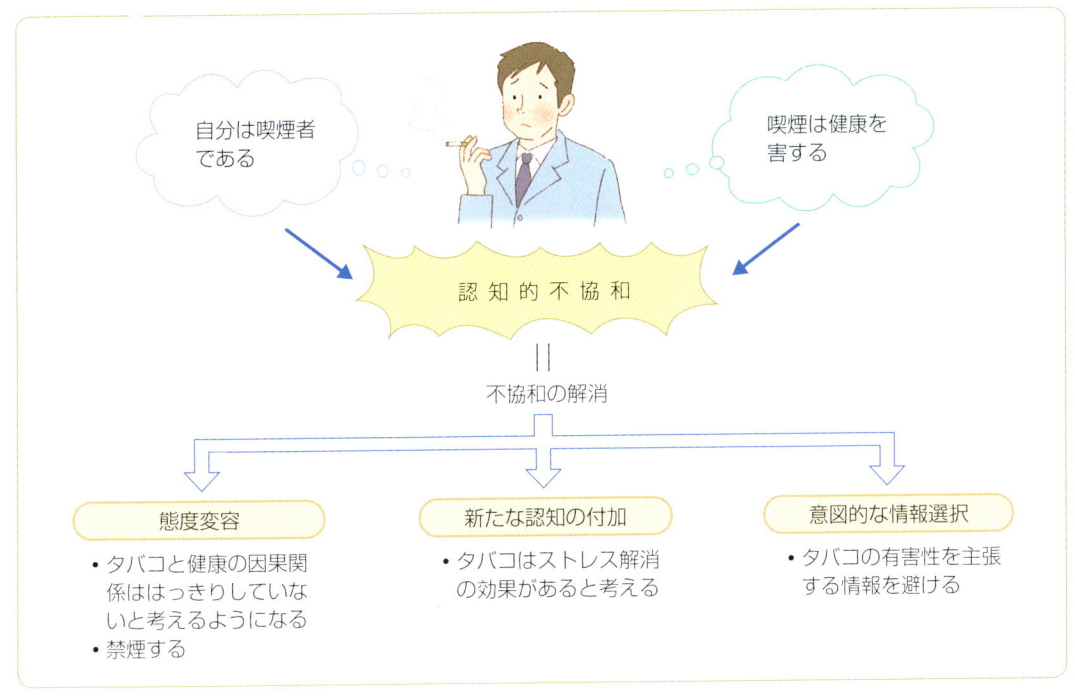

自分は喫煙者である

喫煙は健康を害する

認知的不協和

||

不協和の解消

態度変容	新たな認知の付加	意図的な情報選択
• タバコと健康の因果関係ははっきりしていないと考えるようになる • 禁煙する	• タバコはストレス解消の効果があると考える	• タバコの有害性を主張する情報を避ける

▶図 8-6　認知的不協和理論

は態度に反する行動をした」という認知と「その行動のためにわずかな報酬しかもらっていない」という認知は納得のいくものではなく矛盾するため，認知的不協和が生じる。そこで，1ドルの報酬しかもらわなかった被験者は，この不協和を解消するために，「自分の態度に反する行動をしたわけではない。作業は楽しかったから，自分は楽しいと言ったのだ」と態度を変容することで，自分の行動を正当化したと考えられる。

③ 説得的コミュニケーション

1 説得的コミュニケーションと態度変容

説得的コミュニケーションとは ▶　コミュニケーションには，友人間や知人間といった個人レベルのパーソナルコミュニケーションとテレビ，新聞，雑誌などマスメディアを媒介するマスコミュニケーション，言葉による言語的コミュニケーションと表情やジェスチャーによる非言語的コミュニケーションなど，さまざまな形態がある。そのなかでも，他者を納得させながら，言語によってその意見や行動を一定の方向へ変化させることを目的としたコミュニケーションを説得的コミュニケーションという。

　治療をいやがる患者に治療を受けるようすすめたり，勉強をしたがらない生徒に勉強をするよう言い聞かせる，さらには，広告などによって消費者に商品

をアピールすることは，説得的コミュニケーションであるといえる。また，これらは他者の治療や勉強，商品など，特定の対象に対する態度をかえることでもあることから，説得的コミュニケーションとは態度変容を引きおこすためのコミュニケーションであるともいえる。

2　説得的コミュニケーションの要因

説得的コミュニケーションによって態度変容が生じるか否かを決める要因には，メッセージの要因，送り手の要因，受け手の要因があげられる。

メッセージの要因▶　メッセージの要因として第一にあがるのが，**メッセージの論拠の強弱**である。論拠が強いほど態度変容は生じやすいが，これは受け手がメッセージを理解できる場合に限られる。たとえば，賛否両論がある話題について，賛成論だけでなく反対論も含めたメッセージ(**両面提示**という)と賛成論だけを含めたメッセージ(**片面提示**という)とのどちらが効果的かを検討した実験では，両面提示が効果的なのは受け手の教育の程度が高い場合に限られていた(ホヴランド Hovland, C. I. ら，1953)。これは，賛否両論を含めたメッセージのほうが論拠は強いものの，それを理解する教育程度が受け手にない場合には，態度変容には結びつかないことを示している。

また，中程度の恐怖を引きおこす説得のほうが，強い恐怖を引きおこす説得よりも効果的であることもわかっている。タバコの危険性を警告する説得をする際に，恐怖を強く喚起するもの(「肺がんになる」など)よりも，恐怖を中程度喚起するもの(「恋人に嫌われる」など)のほうが効果的である。これは，強い恐怖を引きおこすメッセージを与えられると，被説得者が自分ではどうすることもできないと考え，メッセージを無視したりメッセージの送り手を拒否することで，恐怖を緩和しようとするためである。

送り手の要因▶　同じ論拠の強さのメッセージでも，**送り手の要因**によって効果は異なる。この送り手の要因としては，**信憑性**と**魅力**がある。**信憑性**とは，送り手が専門的知識を備えており，そのメッセージが信頼できる程度のことである。また**魅力**とは，送り手の個人的な好感や親しみやすさの程度である。送り手の信憑性も魅力も高いほど説得的効果は高まるが，信憑性に比べ魅力の効果は浅く，持続力も劣る。しかし，受け手が説得内容に関心がない場合や，知識や情報をもっていない場合には，送り手の魅力は重要になる。

また，送り手の信憑性と魅力が低い場合でも，ごくまれに，時間経過とともに説得効果が高まることがある。これを**スリーパー効果**という。スリーパー効果が生じる理由として，**手がかり分離仮説**(ケルマン Kelman, H. C. とホヴランド，1953)がある。それによると，受け手がメッセージを受け取った当初，メッセージそのものと送り手の信憑性や魅力の低さが結びついているため説得の効果は低いが，時間経過とともに結びつきが弱まるため，メッセージそのものによって態度変容が生じるとされる。

受け手の要因 ▶ 　送り手の要因とともに，**受け手の要因**も説得的コミュニケーションに影響を及ぼす。メッセージや送り手の要因で示したように，受け手の教育や知識の程度，関心の高さによって，説得効果は異なる。

　その他の要因として，受け手の**被影響性**がある。被影響性とは受け手の説得のされやすさを示す概念であり，メッセージについての受け手の初期の態度や関心，受け手がメッセージ内容とどの程度かかわっているかという**自我関与**や既存の知識，自尊感情によって規定される。**自尊感情**とは，自分が価値のある存在であるという感情を意味する。マクガイア McGuire, W. J. (1968) によると，自尊感情が高いほどメッセージの理解も高くなるが，メッセージの受け入れやすさは低下する。したがって，自尊感情が中程度のとき，説得の効果は高く，態度変容が生じやすいことになる。

3　精緻化可能性モデル

　以上で示したように，説得的コミュニケーションによって態度変容が生じるかどうかは，さまざまな要因がかかわる。これら要因を総合的に説明するモデルとして，ペティ Petty, R. E. とカシオッポ Cacioppo, J. T. (1981) によって提唱された**精緻化可能性モデル**がある。このモデルによると，受け手は，メッセージを入念に検討する精緻化可能性の程度によって，図 8-7 に示すように，中心

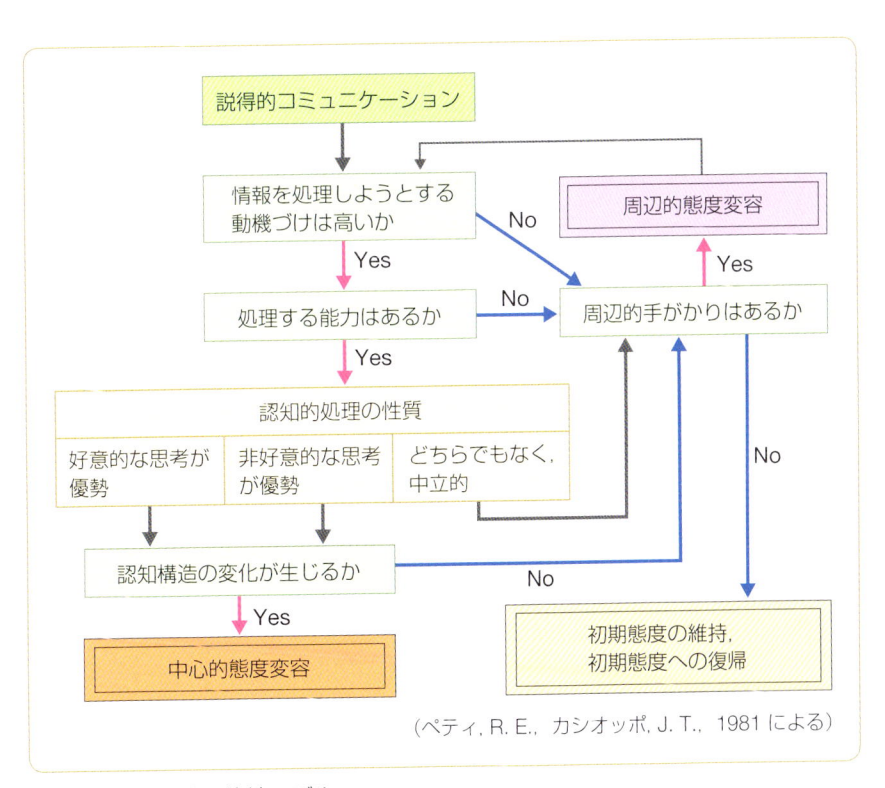

(ペティ, R. E., カシオッポ, J. T., 1981 による)

▶図 8-7　精緻化可能性モデル

ルートと周辺ルートの2つの情報処理過程を経て態度変容が生じる。

中心的態度変容 ▶　中心ルートでの情報処理は，精緻化可能性が高く，メッセージの受け手の
メッセージに対する関心や自我関与，理解力が高く，それに関する知識が豊富
な場合に行われる。このルートで生じた態度変容を**中心的態度変容**という。こ
の態度変容は，持続性があり，新たな説得に対しても抵抗が高い。

周辺的態度変容 ▶　一方，周辺ルートでの情報処理は，精緻化可能性が低く，メッセージの受け
手のメッセージに対する関心や自己関与が低く，知識が乏しい場合に行われる。
このルートでは，メッセージ内容そのものより，送り手の信憑性や魅力といっ
た周辺手がかりによって態度変容が生じる。このような態度変容を**周辺的態度
変容**という。この態度変容は持続性がなく，容易に態度変容が生じる。

C 対人関係と対人魅力

① 対人関係の構造と発展

1 対人関係をとらえる次元

対人関係には，親と子，兄弟姉妹，親友どうし，先輩と後輩，ライバルどう
しなど，さまざまなパターンがある。ウィッシュ Wish, M. ら(1976)は，このよ
うなパターンを人々がどのようにとらえているかについて調査したところ，表
8-1 に示すように，「協力的－競争的」，「対等－非対等」，「表面的－緊密」，
「公的－非公的」の4つの次元があることを明らかにした。私たちは，さまざ
まな対人関係のパターンを，この4つの次元で認知している。

2 対人関係展開の段階

対人関係は，まず互いに未知の状態から，なんらかの機会によって知り合い，
関係は深まっていく。このプロセスについてレヴィンジャー Levinger, G. と
スヌーク Snoek, D. J.(1972)は，図8-8 のように4つのレベルに分類している。

レベル0は，互いの存在を知らない段階であるが，近所に住んでいるなどの
ように物理的に距離が近い場合には，次のレベルに進展する可能性がある。

レベル1は，相手の存在を一方的に気づいているが，会話などのコミュニ
ケーションはない状態である。このレベルでは，外見やたまたま見聞きした行
動のような情報から印象を形成し，その印象がよければ次のレベルに進展する。

レベル2は，挨拶のような表面的なコミュニケーションはあるが，相手への
関心はそれほどない状態である。表面的なコミュニケーションを通じて関心が
高まれば，次のレベルに進展する。

レベル3は，互いに個人的な情報を交換し合う**自己開示**が行われる段階であ

▶表8-1 対人関係の次元と典型例

次元	典型例
協力的－競争的	協力的：親友や婚約者どうし 競争的：仕事上のライバル
対等－非対等	対等：仕事の同僚や友人 非対等：看護師と病院，教師と生徒
表面的－緊密	表面的：ちょっとした知り合い 緊密：夫婦，両親と子ども
公的－非公的	公的：面接者と就職希望者，教授と学生 非公的：きょうだいや親友

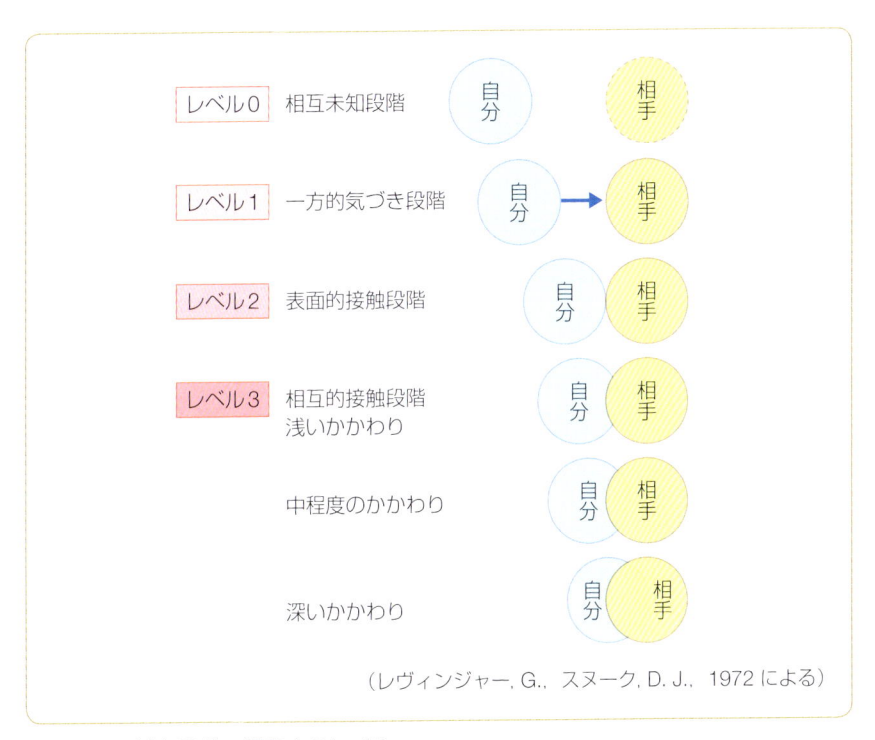

レベル0	相互未知段階	自分　相手
レベル1	一方的気づき段階	自分→相手
レベル2	表面的接触段階	自分相手
レベル3	相互的接触段階 浅いかかわり	自分相手
	中程度のかかわり	自分相手
	深いかかわり	自分相手

（レヴィンジャー，G.，スヌーク，D. J.，1972 による）

▶図8-8 対人関係の親密さのレベル

る。自己開示を通じて価値観や態度が類似していることを発見できれば，より深い関係に進展する。

② 対人魅力

1 対人関係と対人魅力

対人魅力とは ▶ 　私たちは他者と出会い，時間をかけて対人関係をつくり上げていく。その結

果，友好的で親密な対人関係が構築されることもあれば，敵対的で表面的な対人関係が構築されることもある。

　どのような対人関係が構築されるかにかかわる要因の 1 つに，**対人魅力**がある。対人魅力とは，「好き」「嫌い」のように，個人が他者をプラスまたはマイナスに評価することをいう。対人魅力を形成する要因には，外見，環境，生理的覚醒，個人的特徴がある。以下にそれらを説明する。

2　外見の要因

　「人は見かけによらぬもの」ということわざには，他者を容貌や格好で判断することをいましめる意味が込められている。このようなことわざが世の中にあるのは，私たちが外見にまどわされやすいことのあらわれともいえるだろう。対人魅力においても，相手の情報が限られている対人関係の初期段階では，外見の要因は有力な情報になる。

魅力度の高い容姿▶　カニンガム Cunningham, M. R.(1986, 1990)は，男女の顔写真を用いて，容姿の魅力度を調査した。その結果，男女ともに，大きな目や小さな鼻といった幼さの特徴と，細い頬や目立つ頬骨などの大人っぽさを示す特徴が対人魅力を高めることが明らかになった。これは，容貌の魅力には，性別に関係なく幼さと大人っぽさという相反する 2 つの要因があることを意味する。

性格による魅力の▶
**　判断の違い**　また，大坊(1986)は，性格により魅力を感じる容姿に差異があることを見いだした。外向的な人は「ほっそりした，目鼻だちの整った」や「色白で目もとのはっきりした」特徴を美しく能力が高い人と判断し，内向的な人は「ふっくらした」や「口が小さい」や「下がり目」といった特徴を美しく能力が高いと判断する傾向がある。

スタイルと▶
**　対人魅力**　スタイルもまた外見の要因の 1 つである。シン Singh, D.(1993)は，**図 8-9** のような絵を見せ，男性からみた女性の魅力を調査している。**図 8-9** は，体重とウエストに違いがある。体重は，U がやせすぎ，N がふつう，O は太りすぎをあらわす。ウエストについては，ウェイトとヒップの比率で，0.7〜1.0 までとなっている。その結果，年齢に関係なく，体重についてはふつうが最も好まれ，ついでやせすぎの順であった。また，ウエストは細いほど好まれる傾向があった。この結果は，男性はやせすぎでも太りすぎでもない女性を魅力的と評価する傾向を示している。また，女性からみた男性の魅力は，細い足，高い身長，細いウエスト，広い肩，小さな尻といった特徴がある。

　このように，対人魅力が身体的特徴の影響を受けるのは，私たちが他者の地位や能力などの内面を推測する場合，身体的魅力によって判断するためだと考えられる。ダイオン Dion, K.(1972)は，5〜10 歳の子どもが身体的魅力の程度によって性格や能力，幸福，結婚の可能性をどのように評価するか調査した。その結果，身体的魅力の高い者がおおよそ高い評価を受けることが明らかになった。

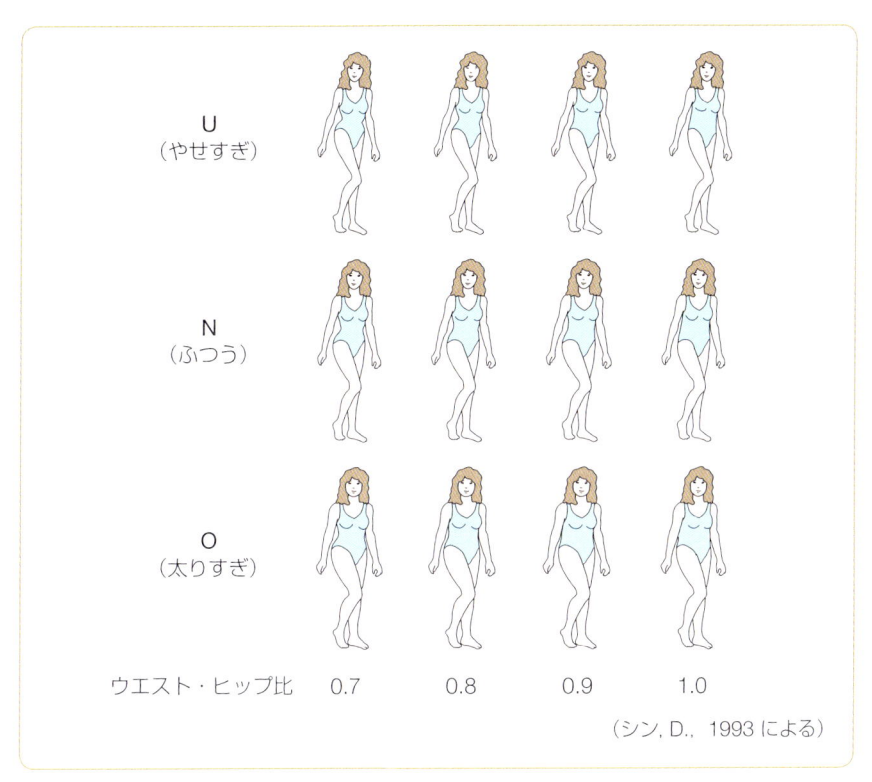

U
(やせすぎ)

N
(ふつう)

O
(太りすぎ)

ウエスト・ヒップ比　0.7　　0.8　　0.9　　1.0

（シン, D., 1993 による）

▶図 8-9　身体的魅力と対人魅力

3　環境の要因

単純接触効果 ▶　環境の要因として，第一にあげられるのは，相手との地理的な近接性である。フェスティンガー Festinger, L. ら（1950）の調査によると，大学寮において友人関係を構築したのは隣の部屋どうしの場合が最も多く，4・5 部屋以上離れた部屋に住んでいる者どうしではほとんどなかった。

　この地理的な近さが対人魅力に影響を及ぼす理由として，ザイアンス Zajonc, R. B.（1968）が明らかにした**単純接触効果**がある。これは，同じ刺激に何回も接触しているうちに好意をいだくようになる現象で，何度も刺激に接触することで高まった熟知感を親密さや好意と勘違いすることから生じると考えられる。地理的に近い人どうしは，出会う機会も多いため，単純接触効果によって好意を感じるようになるといえる。

気分・感情と ▶　環境によって喚起される気分や感情も，対人魅力に影響を及ぼすことがある。
対人魅力　好きな音楽と嫌いな音楽を BGM として流す条件下で，写真の人物に対する好意度を調査すると，嫌いな音楽を BGM として聴いていた人は，好きな音楽を聴いていた人よりも，同じ写真の人物を魅力的でないと評価した（メイ May, J. L. とハミルトン Hamilton, P. A., 1980）。これは，第 5 章で紹介した古典的条件づけ（▶74 ページ）によって説明される。すなわち，嫌いな音楽が無条件刺激となり

写真の人物が条件刺激として対提示されることにより，嫌いな音楽に対する嫌悪感情が写真の人物に条件づけられるのである。

4　生理的覚醒と誤帰属

　　以上で説明した古典的条件づけと対人魅力の関係で考えると，つらく苦しいときに一緒にいる人物を嫌いになることになる。しかし，私たちの経験では，苦労をともにした相手ほど，真の友人や恋人と考えることのほうが多い。不快な状況でも好意が生じる現象については，第 6 章で紹介したシャクターSchachter, S. とシンガー Singer, J.(1962)の感情の 2 要因説(▶107 ページ)で説明できる。この理論によると，交感神経系の興奮やアドレナリンの分泌のような生理的喚起は，感情的な興奮がどの程度生じているかどうかを規定するが，どのような内容の感情が経験されるかは，状況の認知的評価によって決定されるというものである。

　　この理論を対人魅力に応用したものが，第 6 章で紹介したダットン Dutton, D. G. とアロン Aron, A. P.(1974)によるつり橋の実験(▶107 ページ)である。この実験では，つり橋を渡ったときの興奮を女性のインタビュアに対する恋愛感情と誤って帰属することが示されたが，これは，シェークスピアの戯曲「ロミオとジュリエット」にもあてはまる。「ロミオとジュリエット」は親の反対のなかで恋愛感情を激しくしていく若い男女の物語であるが，これは親の干渉に伴う慢性的な興奮状態を，パートナーに対する愛情の強さと誤って帰属したと考えることもできるだろう。

5　個人的特徴

　　対人関係が深まってくると，外見の要因や環境の要因，生理的覚醒よりも，内的な要因が対人魅力に影響を及ぼす。この内的な要因の 1 つに，相手の性格がある。詫摩(1973)が行った調査によると，結婚相手を選ぶときに重視する要因の第 1 位に，男女とも性格が入っている。

好まれる性格 ▶　では，どのような性格が好まれるのだろう。これについて，松井ら(1983)は，学生と 30 歳前後の一般成人を対象に，現在魅力を感じている異性の人がらや印象を調査している。その結果，順位には多少の違いがあるが，男女ともに「思いやりがある」「やさしい」「明朗な」「清潔な」「健康な」が上位にあがっている。また，アメリカの大学生を対象にして行われた「好ましい性格をあらわす言葉」についての調査(アンダーソン Anderson, N. H., 1968)によると，「誠実な」「正直な」などが上位を占めていた。

　　これらの結果は，国や文化によって好まれる性格には大きな違いはないものの，アメリカでは「誠実で信用できる」ことを，日本では「やさしさ」を重視するように，重視する性格の順位に若干の違いがあることを示している。

態度の類似性 ▶　以上のように，誰にでも好まれる個人的特徴がある一方で，いわゆる相性や

好みのように，特定の個人的特徴をもった人物を好む傾向もある。その1つが，**態度の類似性**である。

バーン Byrne, D.(1971)は，学生を被験者にして，あらかじめサークルや映画などに対する態度を測定したあと，ほかの見知らぬ学生が回答したというにせの質問紙を手渡し，その回答者に対する好意度を調査した。その結果，回答者が自分の回答と一致した態度を示すほど，回答者に対する魅力が増すことが示された。

類似性が好意度を増大する理由は，ハイダー Heider, F. のバランス理論（▶151ページ）やフェスティンガー Festinger, L. の社会的比較過程理論で説明される。**バランス理論**では，相手(O)が好きなもの(X)は自分(P)も好き，相手(O)が嫌いなもの(X)は自分(P)も嫌いというように，対象(X)に対する態度が一致しないと，自分(P)と相手(O)とはひかれ合わないことになる。

また，**社会的比較過程理論**では，私たちは自分の意見や態度などが「正しい」という確信をもちたいという欲求があるとする。自分の意見と相手の意見が同じならば自分の意見が正しいと判断し，自分の意見と相手の意見が違うならば正しくないと判断する。そのため，自分と同じ意見や態度をもち，自分の意見が正しいという判断を裏づけてくれる相手には好意的感情をもち，違う意見をもつ相手には否定的感情をいだくことになる。

相補性の魅力 ▶ ただし，態度などの内的要因が類似していれば，必ず相手に対人魅力をいだくというわけではない。とくに能力や欲求では，「われ鍋にとじ蓋」というように，自分にないものや自分に欠けている点を補ってくれるような相手に好意をいだくこともある。

ウィンチ Winch, R. F.(1958)は，25組の夫婦に面接調査を行ったところ，「養育－受容」と「支配－服従」の次元で欲求の相補性がみとめられた。つまり，世話好きな人と他人を頼りにする人，支配的な人と服従的な人どうしは，互いの欲求を相補的に満たしてくれる相手となり魅力を感じやすいといえる。

D 集団とリーダーシップ

① 集団のしくみとはたらき

1 集団と群衆

家族，学校での友人，会社・アルバイト先での仲間など，私たちは多くの集団とかかわりながら日常生活を送っている。そして，その集団のなかで，互いに影響し合いながら生きている。一般に**集団**とは単に人々の集まりをさす言葉であるが，心理学では**表8-2**に示す特性をもつ概念として定義される。した

▶表8-2　集団の性質

①メンバーは，相互にある種の社会的相互作用をおこなわなければならない，あるいは
　少なくともそのような相互作用の可能性をもっていなければならない。
②メンバーはあるかたちで，相互依存的でなければなければならない。少なくともある
　点で，一方の者に生じたことが別の者に影響しなければならない。
③メンバー間の関係は比較的安定していなければならない──それはある期間持続して
　いなければならない。
④メンバーは少なくともいくつかの共通する目標を共有しなければならない。

(井上隆二：人間の行動と環境. pp.243-244, 前野書店, 1992 をもとに作成)

がって，学校や会社などのような組織は集団であるが，テーマパークに集まる
人々や火事の現場に群がる野次馬は集団とはいえない。後者のような一時的で
偶然的な集まりは**群衆**という。

2 集団の構造

地位と役割 ▶　集団が形成されると，影響力をもつ者と影響される者とに分化し，ある種の
位置が確立される。たとえば，友人どうしでも相手をリードする人とそれにつ
いていく人，積極的に話す人と聞き役にまわる人というように，その立場が分
かれることがよくあるだろう。このように集団構造のなかでメンバーが占める
位置を**地位**といい，その地位にいるメンバーに期待される一連の行動を**役割**と
いう。

　ある地位についた人に対して，周囲は一定の役割を担うことを期待し，これ
を**役割期待**という。また，その地位についた人が自分に期待される役割を実行
することを，**役割取得**という。この役割期待と役割取得にズレが生じた場合，
集団内でなんらかの問題が発生する。

集団凝集性 ▶　また，集団にはメンバーを引きつけ，集団内にとどまらせようとする力があ
る。これを**集団凝集性**という。集団凝集性が高い集団は，メンバーが目標に
向かって互いに協力し，課題遂行の効率がよく，メンバー間の影響関係が強い。
また，メンバーは集団の一員としての自覚が高く，その集団の規則や価値観を
取り入れることで集団と自分を同じものとみなす集団同一視の傾向が強いため，
自身が所属する集団を贔屓する傾向がみられる。

3 集団の機能

集団規範 ▶　ひとたび集団が構造化されると，集団はその構造をまもるために，メンバー
の行動や態度をコントロールするようになる。メンバーの行動を規制するため
に集団によって確立されたルールを，**集団規範**という。この集団規範は，法律
や就業規則のように明文化されて目にみえるものもあれば，社会的な常識や友
人どうしの暗黙の了解のようなものもある。

同調 ▶　こうした集団規範や他者の期待にそうように行動することを，**同調**という。

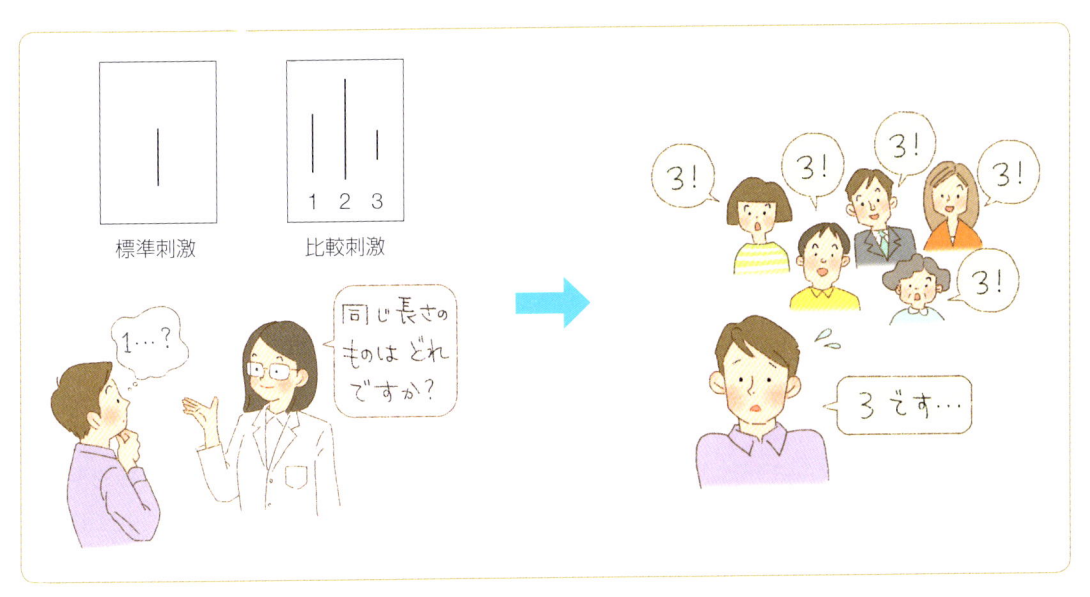

▶図8-10　アッシュの同調実験

同調には，追従と私的受容がある。**追従**とは，個人が自分の意見や信念を曲げて，表面上は集団の規範に合わせることをいう。一方，**私的受容**とは，集団規範を真に正当なものと認め，受容することをいう。同調が追従である場合，集団規範に同調している人間は，その集団から離れると以前の意見や信念に戻る。一方，私的受容の場合，集団から離れても，その集団規範にしたがった行動や意見をとりつづける。

アッシュの▶
同調実験
　この同調について，アッシュ Asch, S. E.(1951)は，有名な実験を行っている。この実験は，図8-10に示す標準刺激と同じ長さの線分を3種類の比較刺激から選ぶという単純な判断課題である。その課題を行う際，複数の実験協力者が口をそろえて間違った回答をすると，被験者の32%が間違いと知りつつも実験参加者と同じ回答をした。これは，自身の意見や信念が明らかに正しくても，同調によってそれを曲げてしまうことを示している。

4　集団内での課題遂行と決定

社会的促進と▶
社会的抑制
　会社で働くことや結婚式でスピーチをするなど，私たちは集団内でなにかしらの作業や課題をすることを求められる。このように他者が存在する状況では，1人で作業を行う場合に比べ，作業量や成績などがよくなったりわるくなったりする。このよくなるほうを**社会的促進**，わるくなるほうを**社会的抑制**という。
　ペシン Pessin, J.(1933)の実験によると，意味ある綴りの単語を学習する課題は促進したが，無意味な綴りの単語を学習する課題は抑制された。このように他者の存在が矛盾する結果をもたらす理由について，ザイアンス Zajonc, R. B.(1965)は，第6章で示した動因(▶108ページ)によって説明している。

その説明によると，他者の存在は興奮の度合いを高め，課題や作業への動因を強める。動因が強い場合には，日常的によく行う行動や簡単な行動がおこりやすいため，単純な課題やこれまでに多く経験したことのある課題では社会的促進がおきる。しかし，慣れない行動はおこりにくいため，複雑な課題やあまり経験のない課題は社会的抑制がおきる。

このほかに，他者がいることによって，その他者から評価されるのではないかという**評価懸念**が興奮の度合いを高めるという考え(コットレル Cottrell, N. B. ら，1968)や，他者に気をつかいながら作業をしなければならないという葛藤が興奮の度合いを高めるとする**注意葛藤説**(バロン Baron, R. S. ら，1978)などがある。

社会的手抜き▶　また，複数のメンバーで1つの作業や課題を行うと，メンバー1人あたりの作業量が単独で行う場合に比べて低下することがある。これを，**社会的手抜き**という。リンゲルマン Ringelmann, M.(1913)は綱引き実験を行い，1人で引いたときの力を100%とすると，2人で引いたときは1人あたりの力が93%，3人では85%，8人では49%になることを明らかにしている。

この社会的手抜きを説明する理論には，ラタネ Latané, B. ら(1981)が提唱した社会的インパクト理論と前述の評価懸念の2つがある。**社会的インパクト理論**では，1つの集団圧力は集団のメンバーに等分割的に影響することから，各メンバーはメンバーの数が多くなるほど自身に求められる努力量を低く見積もると考える。一方，評価懸念では，複数人で1つの作業をすると，個々人の努力量を評価することがむずかしくなるために手抜きが生じると考える。

集団極性化▶　私たちは，集団の中で一緒に作業するだけではなく，議論を通じて決定も行う。「三人寄れば文殊の知恵」というように，複数メンバーの議論による決定は，単独の決定よりもすぐれていると考えられるが，場合によっては極端な方向へ導かれることが知られている。これを，**集団極性化**という。とくに，危険で冒険的な方向へ移行することを**リスキーシフト**，安全で消極的な方向へ移行することを**コーシャスシフト**という。

このような集団極性化が生じるのは，自分の意見や態度が集団内での討論によって支持されたり評価されることによって，当初の意見や態度が強化されることや，現実的な決定よりメンバー間の意見の一致を優先させる**集団思考**がはたらくことなどによる。したがって，集団極性化は集団凝集性が高く，閉鎖的な集団に生じやすい。

② リーダーシップ

1　リーダーとフォロワー

リーダーシップ▶とは　集団が形成され，構造化してくると役割が分化してくる。このうち，集団のなかでほかのメンバーよりも強い影響力をもつ者を**リーダー**，リーダーに影響

される人を**フォロワー**という。また，リーダーがほかのメンバーに影響を及ぼすための行動を**リーダーシップ**という。

集団の機能と▶
リーダーの役割

このように，集団のなかで役割が分化する理由としては，集団の機能が適切にはたらくためだと考えられる。カートライト Cartwright, D. とサンダー Zander, A.(1960)は，集団の機能として**目標達成機能**と**集団維持機能**をあげている。前者は集団の目標を実現する機能であり，後者は集団の凝集性を高め，維持する機能である。これらの機能が適切にはたらくためには，集団の皆が同じ役割を担うより，計画をたてたり，集団内の対人関係を調整したりする役割を担うリーダーがいるほうが効率的である。

2 リーダーシップの理論

どのような人物がリーダーになるのかについて，一般的に考えられるのは，性格や能力といった特性であろう。すなわち，リーダーシップを発揮する特定のすぐれた性格や能力があり，その特性を備えた人物がリーダーとなる。しかし，すぐれたリーダーといわれる歴史上の人物を見わたしても，共通した性格や能力を見いだすことはできない。

PM 理論▶

そこで考えられたのが，リーダーとしての行動である。三隅(1966)は，集団には前述した目標達成機能と集団維持機能の2つの機能があることから，この機能を促す行動をとる人物がリーダーになると考えた。この理論を **PM 理論**という。

PM 理論では，目標達成を促すリーダーの行動を P 行動，集団凝集性を高めるリーダーの行動を M 行動という。そして，この行動の度合いによって，リーダーのタイプを，図8-11 に示すように，PM 型，P 型，M 型，pm 型の4種類に分類した。三隅の研究によると，集団の生産性は PM 型，P 型，M 型，pm 型の順で高くなり，メンバーの満足度は PM 型，M 型，P 型，pm 型の順

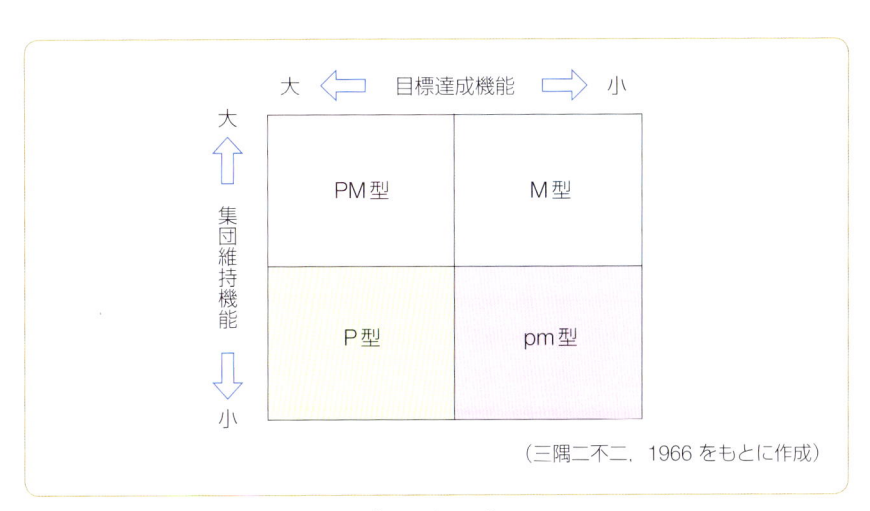

（三隅二不二，1966 をもとに作成）

▶図8-11　PM 理論におけるリーダーのタイプ

で高くなる。すなわち，目標達成機能と集団維持機能のどちらか一方ではなく，両者を兼ね備えたリーダーの行動が，生産性を向上させるとともに集団の雰囲気もよくするのである。

状況即応モデル ▶　PM 理論は，リーダー個人の特性や行動に関するものであった。しかし，それらリーダーの特性や行動がリーダーシップを発揮するかどうかは，状況によって異なるだろう。この状況要因に着目したのが，フィードラー Fiedler, F. E.(1967)によって提唱された**状況即応モデル**である。

このモデルでは，リーダーシップのスタイルを，**関係調整型**と**課題達成型**に区分する。「一緒に仕事をする相手として最も苦手とする人」を肯定的に評価するリーダーシップスタイルが関係調整型，否定的に評価するリーダーシップスタイルが課題達成型とされる。

また，フィードラーは，リーダーにとって好ましい状況について，重要度順に，① リーダーとフォロワーの感情的関係が良好であること，② 集団の目標や役割が明確であること，③ リーダーの権限が強いこと，の 3 点をあげた。そして，リーダーにとって状況が非常に好ましいか非常に好ましくない場合には課題達成型のリーダーが，状況がその中間であれば関係同期型のリーダーがリーダーシップを発揮できるとした。

このように，どのようなリーダーシップが有効かは，リーダーのリーダーシップスタイルと状況的要因の相互作用によって決まるのである。

ゼミナール
復習と課題

❶ 対人知覚の特徴について，第 2 章で学んだ知覚と対比しながらまとめてみよう。

❷ 説得的コミュニケーションについて学習したことを用いて，「禁煙したいけれどなかなかできない人」に対して効果的な説得の方法を考えてみよう。

❸ 対人関係に影響を及ぼす要因にはどのようなものがあるか，あげてみよう。

❹ 集団のなかでの理想的なリーダーとはどのような人物か，考えてみよう。また，自分がリーダーとなる場合，PM 理論ではどのタイプにあてはまるか，考えてみよう。

参考文献　1)大坊郁夫ほか編：社会心理学パースペクティブ 1──個人から他者へ．誠信書房，1989．
2)大坊郁夫ほか編：社会心理学パースペクティブ 2──人と人とを結ぶとき．誠信書房，1990．
3)大坊郁夫ほか編：社会心理学パースペクティブ 3──集団から社会へ．誠信書房，1990．

推薦図書　1)池上知子・遠藤由美：グラフィック社会心理学．サイエンス社，2008．
2)井上隆二・山下富美代：図解雑学社会心理学．ナツメ社，2000．

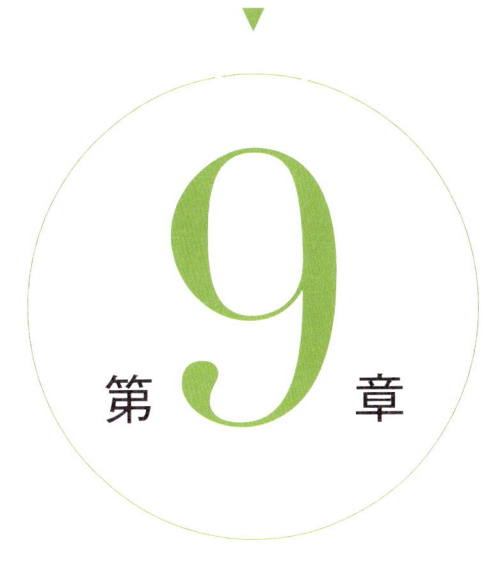

第**9**章

発達

A｜発達とは

① 発達の定義

1 発達と成長・成熟・学習

発達とは▶　発達とは，「個体の発生から死にいたるまでの人の一生(生涯)における心身の変化」と定義される。これは，発達が誕生から成人までの進化的変化だけでなく，成人から死までの退化的変化を含む概念であることを示している。そして，このことは，私たちが誕生から成人へ，そして死を迎えるまでたえまなく発達していくことを意味する。とくに，このような発達のとらえ方を**生涯発達**という。

成長とは▶　発達と類似した言葉に**成長**がある。誕生〜1歳，1〜2歳の変化を観察してみると，身長がのび体重が増えるとともに，歯がはえたりする。それとともに，ハイハイをするようになり，立ち上がり歩き，言葉を話すようになる。心理学では，前者のような量的な変化を成長，後者のような質的な変化を発達と区別している。

成熟と学習▶　さらに，発達は**成熟**と**学習**に区別される。成熟は，遺伝的に規定され，環境の違いの影響を受けない発達の側面をさす。一方，学習とは，第5章で示したように，特定の環境のなかでの経験によって生じた，比較的永続的な行動の発達の側面である。たとえば，言葉は民族や文化といった環境の違いに関係なく，すべての人類において1〜2歳ごろに発達することから，遺伝的に規定されているといえる。一方，その幼児がどのような言語を話すかは，その子を取り巻く環境と，そのなかでの経験によって決定される。

　このように，発達は，遺伝によって規定されている成熟と，環境のなかでの経験によって成立する学習の，2つの要因によって促されるのである。

2 発達の一般的特徴

　活発な子や落ち着いた子，おしゃべりが得意な子や不得意な子など，さまざまな子どもがいるように，発達は個人によって異なるものである。その一方で，連続性，順序性，方向性，異速性などの一般的な特徴がある。

4つの特徴▶　①**連続性**　連続性とは，発達が誕生から死にいたるまで，飛躍することなく連続的・漸進的に変化していく過程であることを意味する。

　②**順序性**　順序性とは，乳児の歩行がハイハイからつかまり立ち，直立歩行へと変化していくように，発達には一定の順序があり，その順序が逆行したりしないことを意味する。

　③**方向性**　方向性とは，成長や発達には一定の方向があることを意味する。

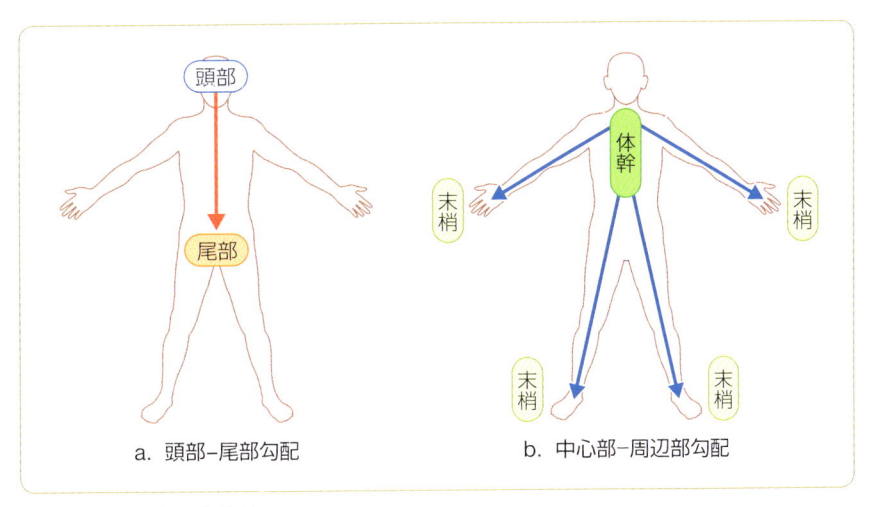

a. 頭部-尾部勾配　　　　　b. 中心部-周辺部勾配

▶図 9-1　発達の方向性

④**異速性**　異速性とは，時期や部位，領域によって発達の速度が異なることを意味する。

発達の原理▶　身体・運動発達の一般的特徴について，ヴィンセント Vincent, E. L. ら（1961）は**頭部－尾部勾配**と**中心部－周辺部勾配**にまとめている（▶図9-1）。前者は，成長や発達はまず頭部から始まり，つづいてしだいに頭部から遠い領域へ進んでいくという方向である。後者は，刺激に対して全身的な反応しかできなかった新生児がしだいに肘，手首，指の運動機能が向上していくように，体幹から末梢へと進んでいく方向である。

　また，心理面の発達について，ウェルナー Werner, H.（1948）は，未分化で混沌とした状態から分化し，統合されていくという**定向発達の原理**を提唱している。

② 発達の段階と課題

1 発達段階

発達段階とは▶　発達や成長には，幼児から児童，青年というように一定の順序があるとともに，幼児らしさ，児童らしさ，青年らしさといった，その時期ごとの特徴がある。その順序と特徴に基づいて期間ごとに発達を区分したものを**発達段階**という。発達段階は，一般的には，**新生児期**（出生～1か月），**乳児期**（1か月～1歳），**幼児期**（1～6歳），**児童期**（6～12歳），**青年期**（12～20歳ごろ），**成人期**（20歳ごろ～65歳ごろ），**高齢期**（65歳ごろ～死）に区分される。

さまざまな区分▶　その一方，知性やパーソナリティなどの領域ごとに，発達段階の区分や名称に違いがある（▶表9-1）。たとえば，知的領域の発達に関心をもった**ピアジェ**

▶表9-1　各研究者の発達段階説

	ピアジェ（知的機能）	フロイト（パーソナリティ）	エリクソン（パーソナリティ）
乳児期	感覚運動期	口唇期	信頼対不信
		肛門期	
幼児期	前操作期	男根期	自律性対恥・疑惑
			主体性対罪悪感
児童期	具体的操作期	潜在期	勤勉対劣等感
青年期	形式的操作期	性器期	同一性対同一性拡散
成人前期			親密対孤立
成人後期			生殖性対停滞
高齢期			統合性対絶望

　Piaget, J.(1956)は知性についての発達段階を4段階に区分した。また，フロイト Freud, S.(1917)は，性的に関心をもつ身体の部位が発達によって変化するという考えに基づいて，パーソナリティの発達段階を5段階に区分し，エリクソン Erikson, E. H.(1950)はフロイトの発達段階を発展・拡充して，8段階に区分している。

2　発達課題

発達課題とは▶
　発達段階には，それぞれの段階で習得しなければならない課題がある。そのような課題を発達課題という。

ハヴィガーストの
発達課題▶
　ハヴィガースト Havighurst, R. J.(1953)は，それぞれの発達段階における課題を表9-2のように設定している。そして，発達課題をうまく達成すれば幸福と次の段階での成功につながるが，未達成のままでは不幸と次の段階での困難が生じるとしている。

エリクソンの
発達課題▶
　また，エリクソン(1950)は，生涯発達の観点から死にいたるまでの発達段階を区分し，その各段階における発達課題を設定している。エリクソンによると，それぞれの発達段階には特有の心理・社会的危機があり，その危機をプラスのほうへ解決すればパーソナリティの発達が促進するが，マイナスのほうへ解決すると退行や停滞を引きおこすとしている。

　ただし，ほかの動物と異なり，人間の発達にはかなりの柔軟性があり，その後の学習や経験，環境条件によって改善することもある。また，ライフサイクルが多様化している現代社会では，発達課題を年齢で設定することに批判がある。したがって，発達課題はあまり窮屈に考えず，1つの目安とするとよい。

▶表9-2　ハヴィガーストの発達課題

1. 乳幼児期

(1)歩行の学習
(2)固形の食物をとることの学習
(3)話すことの学習
(4)大小便の排泄を統御することの学習(排泄習慣の自立)
(5)性の相違および性のつつしみの学習
(6)生理的安定の獲得
(7)社会や事物についての単純な概念形成
(8)両親，兄弟姉妹および他人に自己を情緒的に結びつけることの学習
(9)正・不正を区別することの学習と良心を発達させること

2. 児童期

(1)ふつうのゲーム(ボール遊び，水泳など)に必要な身体的技能の学習
(2)成長する生活体としての自己に対する健全な態度の養成
(3)同年齢の友達と仲よくすることの学習
(4)男子または女子としての正しい役割の学習
(5)読み，書き，計算の基礎的技能を発達させること
(6)日常生活に必要な概念を発達させること
(7)良心，道徳性，価値の尺度を発達させること(内面的な道徳の支配，道徳律に対する尊敬，合理的価値判断力を発達させること)
(8)人格の独立性を達成すること(自立的な人間形成)
(9)社会的集団ならびに諸機関に対する態度を発達させること(民主的な社会的態度の発達)

3. 青年期

(1)同年齢の男女両性との洗練された新しい関係
(2)自己の身体構造を理解し，男性または女性としての役割を理解すること
(3)両親やほかの大人からの情緒的独立
(4)経済的独立に関する自信の確立
(5)職業の選択および準備
(6)結婚と家庭生活の準備
(7)市民的資質に必要な知的技能と概念を発達させること(法律，政治機構，経済学，地理学，人間性，あるいは社会制度などの知識，民主主義の問題を処理するために必要な言語と合理的思考を発達させること)
(8)社会的に責任のある行動を求め，かつなしとげること
(9)行動の指針としての価値や論理の体系の学習，適切な科学的世界像と調和した良心的価値の確立(実現しうる価値体系をつくる。自己の世界観をもち，他人と調和しつつ自分の価値体系をまもる)

4. 壮年初期

(1)配偶者の選択
(2)結婚相手との生活の学習
(3)家庭生活の出発(第1子をもうけること)
(4)子どもの養育
(5)家庭の管理
(6)就職
(7)市民的責任の負担(家庭外の社会集団の福祉のために責任を負うこと)
(8)適切な社会集団の発見

5. 中年期

(1)大人としての市民的社会的責任の達成
(2)一定の経済的生活水準の確立と維持
(3)10代の子どもたちが，信頼できる幸福な大人になれるよう援助すること
(4)大人の余暇活動を充実させること
(5)自分と自分の配偶者をひとりの人間として結びつけること
(6)中年期の生理的変化を理解し，これに適応すること
(7)老年の両親への適応

6. 老年期

(1)肉体的な強さと健康の衰退に適応すること
(2)隠退と減少した収入に適応すること
(3)配偶者の死に適応すること
(4)自分と同年輩の老人たちと明るく親密な関係を確立すること
(5)肉体的生活を満足におくれるよう準備態勢を確立すること

(ハヴィガースト，R. J., 1953による)

③ 発達の要因

1 生得説と経験説

　　　発達に影響を与える要因には，**遺伝**と**環境**がある。遺伝とは親から子へあるいは生物種に受け継がれる素質であり，その素質が発達に影響を及ぼす。一方，環境とは生体をとりまく外部の事物をいい，私たちは環境のなかでのさまざまな経験を通じて発達をとげる。

生得説▶　　発達において，遺伝的要因を重視する考えを**生得説**（せいとく）という。ゴールトン Galton, F.(1869)は，音楽家バッハや生物学者ダーウィンの家系を調査したところ，バッハ家では音楽家が，ダーウィン家では学者が多く輩出されていることから，才能や能力は遺伝的に決定すると考えた。

　　　また，ゲゼル Gesell, A. L.(1929)は，一卵性双生児の一方には生後45週目から，もう一方には生後53週から階段昇りの練習をさせたところ，両者ともほぼ同じ週齢で階段昇りができるようになることを明らかにした。これは，どのような訓練をしたとしても，その訓練の内容を習得できるほどに子どもが成熟していなければ，発達的変化は生じないことを意味する。このことから，ゲゼルは，ある経験が発達を促すためには，その経験を受け入れる子どもが成熟していなければならないとする**成熟優位説**を提唱した。

経験説▶　　一方，環境的要因を重視する立場を**経験説**という。ワトソン Watson, J. B.(1913)は，発達に影響を及ぼす遺伝的要因はわずかであり，多くの部分は生後の経験と学習によって決定すると主張した。

　　　このような経験説を支持する事例として，野生児がある。野生児とは，なんらかの理由により人間的生活から隔離された環境で育った子どもをいい，「アヴェロンの野生児」，「狼（おおかみ）に育てられた子」などの事例がある。いずれも，言語を含む知的発達の遅れ，情緒的発達の未熟，直立歩行の困難などの特徴を示すことから，幼少期の経験が以後の発達に大きく影響を及ぼす例証とされる。

2 輻輳説と相互作用説

輻輳説▶　　生得説や経験説の根拠となる実験結果をふまえると，遺伝的要因や環境的要因の双方が発達に関与していると考えたほうが適切である。そのことから，シュテルン Stern, W.(1928)は，発達には遺伝的要因と環境的要因のそれぞれが互いに影響せず独立的に関与する，という**輻輳説**（ふくそう）を提唱した。

相互作用説▶　　しかし，実際の発達では，遺伝的要因と環境的要因の発達に及ぼす度合いが異なる場合や，遺伝的条件が整わなければ経験的要因が発達に影響を及ぼさない場合などがある。このように，遺伝的要因と環境的要因がそれぞれ単独に発達へ影響を及ぼすのではなく，相互に作用しながら影響を及ぼすという考えを**相互作用説**という。相互作用説の例としては，環境閾値説や臨界期（いきち）がある。

①環境閾値説　ジェンセン Jensen, A. R.(1969)によって提唱された考えで，遺伝的素質には，環境的要因の影響を受けやすいものと受けにくいものがあるというものである。身長や発話の発達は，環境的要因が不適切であってもあまり発達に影響しない。一方，絶対音感は，環境的影響が適切でなければ育まれない。これは，遺伝的要因や環境的要因がそれぞれ独立して発達に影響するわけではないことを示す。

②臨界期　発達初期においてある行動や能力を適切に学習できる期間をいう。動物学者のローレンツ Lorenz, K. Z.(1935)は，アヒルが孵化後9〜16時間に出会った動く対象をあと追いしつづけることを発見した。このあと追い行動を刻印づけ(インプリンティング)という。この刻印づけが学習される臨界期は，遺伝的に決まっていて，それ以外の期間には学習されない。一方，その臨界期でどのような対象をあと追いするかは，経験によって異なる。すなわち，遺伝的要因と環境的要因とが相互に作用しあうことで，刻印づけが成立するのである。

B 乳幼児の発達

① 運動と知覚

1 ヒトの新生児の特徴

就巣性と離巣性▶　鳥類や哺乳類は，スズメやネズミのように生後すぐには目が開いておらず自由に動きまわることもできないものと，ニワトリやウマのように生まれた直後から目が開き歩けるものとに分類できる。動物が前者のように運動能力も知覚能力も未熟のまま生まれてくる特徴を就巣性，後者のように両能力が成熟して生まれてくる特徴を離巣性という。

二次的就巣性▶　ヒトの新生児は，運動能力は未熟であるが，知覚能力は成熟して生まれてくる。このようなヒトの新生児に特有の特徴を，二次的就巣性という。ヒトの新生児だけがこのような特徴をもつにいたった理由として，生物学者のポルトマン Portmann, A.(1944)は，直立歩行と頭部の大型化をあげている。すなわち，ヒトは進化の過程で直立歩行をするようになり，胎盤口が狭小化した。また，同時に頭部が大型化したことにより，胎児が成熟して出産すると胎盤口を通過できないため，成熟する前に出産するようになった。

このような進化の過程で生じた常態化した早産を生理的早産というが，この生理的早産によって，本来は離巣性のはずが，就巣性の特徴をあわせもつようになったと考えられている。

2　運動機能

反射とその消失 ▶　生理的早産のため，ヒトの新生児は運動能力が未熟であるが，運動機能がまったくないわけではない。反射とよばれる刺激に対する自動的で定型的な運動反応は多くみられる。それらのなかでも，新生児期から乳児期にしかみられない反射を原始反射という。原始反射は，表9-3のように多くの種類があるが，その多くは生後4〜6か月ごろに消失する。これは，脳神経系の発達が進み，大脳皮質による行動のコントロールが可能になるために生じる。したがって，原始反射が消失しない場合は，中枢神経系になんらかの問題がある可能性がある。

粗大運動と ▶
微細運動の発達　大脳の成長とともに原始反射が消失する一方で，意志のコントロールにしたがって自分の欲求や環境に応じて行う随意運動があらわれる。随意運動のうち，全身を使った移動や平衡を保つ運動を粗大運動，手指の操作についての運動を微細運動という。

　粗大運動は，図9-2に示すように，生後1か月でうつぶせ状態から顔を上げるようになるところから始まり，生後15か月で自立歩行ができるまでに発達する。さらに，2歳ごろには走ることが，3歳ごろには片足とびなどの跳躍運動ができるようになる。

　一方，微細運動は，生後2か月でハンドサッキング(手を口の中に入れて吸う)，生後5か月でリーチング(手をのばして欲しいものをつかむ)，10か月で小さいものをつかんだり，手を離して物を落とせるようになるというように，単純な行動から複雑な行動へ変化していく。さらに，4〜5歳にかけては，手指の巧緻性(箸やペンの使用，ボール投げ)，平衡感覚(自転車乗り)，柔軟性(前転)，協応性(ボールのキャッチ)が発達する。

▶表9-3　さまざまな原始反射

反射	反射の内容
口唇探索反射	唇のまわりを刺激すると，その方向に顔を向けて口をあける。
吸啜反射	口の中に指などがふれると，口唇が吸引運動をする。
把握反射	手のひらを強く刺激すると手を握る。
モロー反射	あお向けに抱いた状態で頭の支えをはずすと，両手両足を左右対称にのばし，それにつづいてなにかを抱き込むような動作をする。
バビンスキー反射	足の裏の外側をかかとからつま先に向かってこすりあげると，母趾がそって，それ以外の趾がひらく。
緊張性頸反射	あお向けで頭を一方向に向けると，顔のほうの手足がのびて，後頭部のほうの手足が曲がる。
自動歩行	わきの下で支えて立たせると，歩くような動作をする。

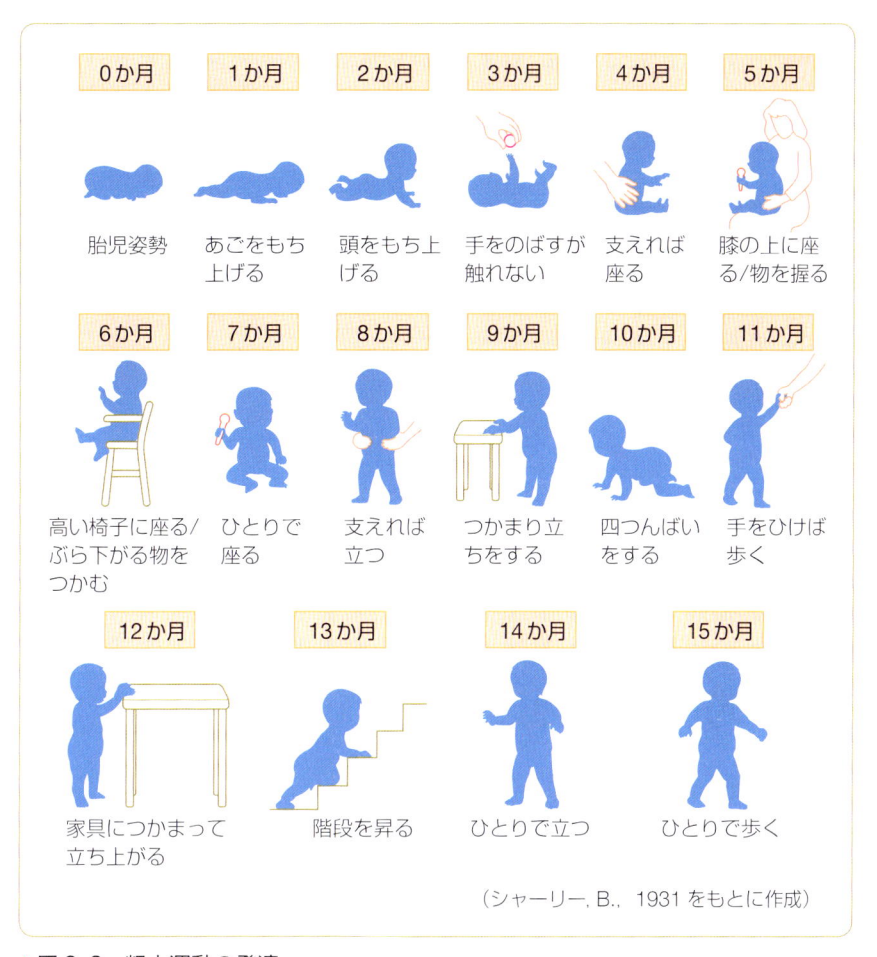

（シャーリー，B.，1931 をもとに作成）

▶図 9-2　粗大運動の発達

3　知覚機能

選好注視実験 ▶　ヒトの新生児の知覚能力が高いことを示す例に，ファンツ Fantz, R. L.(1961) による**選好注視実験**がある。この実験では，新生児に**図 9-3** に示す顔や新聞紙，色などのさまざまな刺激を見せ，それを注視する時間を測定する。その結果，生後 48 時間以下の新生児でも，単純な刺激よりも複雑な刺激，とくに顔刺激を好んで注視しつづけることが明らかになった。このことは，新生児が好みに応じてさまざまな刺激を識別できることを意味する。

共鳴反応 ▶　また，メルツォフ Meltzoff, A. N. とムーア Moore, M. K.(1977) は，**図 9-4** のように，大人が舌を出す，口を開ける，唇を突き出すというような表情を示すと，それを観察した新生児が表情を模倣することを明らかにした。このように，新生児が観察した表情を模倣する現象を**新生児模倣（共鳴反応）**という。この共鳴反応は，意図的な行動というよりは自動的な反射であると考えられるが，新生児が表情を識別できる知覚能力をもっていることを示す例になるだろう。

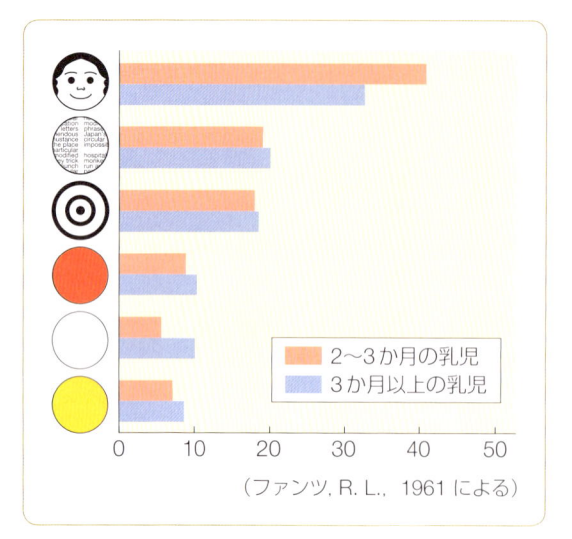

（ファンツ, R. L., 1961 による）

▶図9-3 選好注視実験

凡例:
- 2〜3か月の乳児
- 3か月以上の乳児

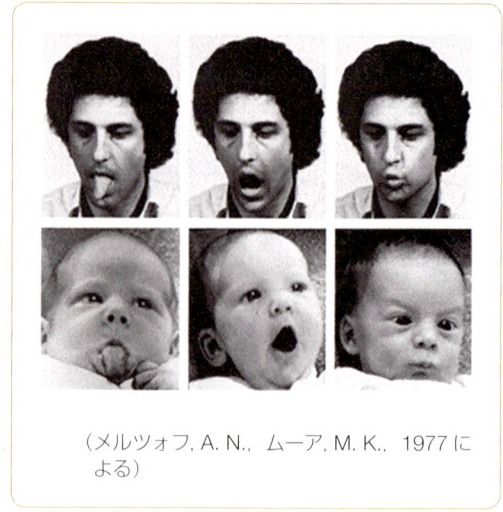

（メルツォフ, A. N., ムーア, M. K., 1977 による）

▶図9-4 新生児模倣

② 知的機能の発達

1 シェマ・同化・調節

ピアジェの理論 ▶ 乳幼児から児童の知能を探究したピアジェ Piaget, J. (1921) は，人間の知的発達をシェマ，同化，調節という連続する心理的活動によって説明した。

シェマとは，私たちを取り巻く外界を認識し，はたらきかけるための行動の知識の枠組みをいう。子どもが物を握（にぎ）るとき，「握る」という動作についてのシェマがなければ，物を適切に握ることができない。

また，同化（どうか）とは，既存のシェマによって，新しい外界の対象にはたらきかけることである。はじめて見る卵に興味をもった子どもは，「握る」というシェマによって，卵を握ってみるだろう。

そして，調節は，既存のシェマによる理解や行動が適切でない場合に，そのシェマを修正することで適応的な理解や行動を獲得することをいう。既存のシェマによって握った卵が割れてしまうことを経験した子どもは，「握る」というシェマを修正することで，軽く「つかむ」というシェマを獲得する。

均衡化 ▶ このように，シェマ，同化，調節を循環することで，子どもは知性をはぐくみ，複雑な行動を獲得していくのである。この一連の流れを均衡化（きんこう）という。この均衡化は，私たちの知的機能の発達の基礎だといえよう。

2 感覚運動期の知的発達

感覚運動期 ▶ 乳幼児の知的発達段階のうち，出生から言語習得までの時期（0〜2歳ごろ）を，ピアジェは感覚運動期とよんでいる（▶170ページ，表9-1）。この時期は口

に入れる，つかむ，たたくなどの具体的な行動や動作によって，新たな環境に適応する時期である。

循環反応▶ 　出生から1か月半までは，乳幼児は生得的な反射を繰り返し行使することにより，自分や自分を取り巻く世界を認識しようとする。このように外界を認識するために既存の行動を繰り返すことを，**循環反応**という。乳幼児は，当初，自分の身体を動かすことに関心を示して循環反応を行うが，おもな行動が反射から随意運動へと変化する生後4〜8か月ごろにかけて，「ミルクを飲む」，「ボールをつかむ」，「母親を呼ぶために声を出す」といった目的や結果を伴う行動を繰り返すようになる。

**対象の永続性の▶
　　　　獲得** 　このような循環反応によってシェマをゆたかにしていくなかで，生後8〜12か月ごろになると，乳幼児は**対象の永続性**を獲得する。対象の永続性とは，対象が移動したり隠されたりして見えなくなっても，その対象は存在しつづけることを知っていることをいう。たとえば，おもちゃを布でおおって隠した場合，生後8か月以前の乳児は「おもちゃはなくなった」と認識するが，対象の永続性を理解した幼児はおおっている布をめくり，おもちゃをさがし出す。

3 前操作期の知的発達

前操作期▶ 　感覚運動期につづいて，2〜7歳までの時期を，ピアジェは**前操作期**とよんだ。操作とは頭の中で行われる理論操作であることから，この時期はそれができる前段階にあたる。

**表象機能と▶
　象徴機能** 　この段階の前半の時期(2〜4歳)では，対象を心のなかにイメージする**表象機能**と，表象をなにか別のものにおきかえる**象徴機能**が発達する。2歳前後から，模倣の対象がそのときに目の前になくても模倣できる**延滞模倣**や，空き箱や積み木を電車や自動車にみたてて遊ぶ**象徴遊び**を行うようになる。これは，表象機能の発達を反映している。またこのころ，幼児は言葉を急速に獲得していくが，これは表象を音声におきかえる象徴機能が発達するためである。

自己中心性▶ 　その一方，幼児の思考能力は大人とは異なる特徴がある。その1つに，**自己中心性**がある。自己中心性とは，自分自身を他者の立場においたり他者の視点を理解できない，認識上の限界をいう。幼児に図9-5に示す「3つ山課題」を行わせると，自分の位置から見えるものは他者の位置からでも見えると回答する。これは，幼児が自分と他者の視点を区別することがむずかしいことを示している。

　また，幼児の思考の特徴として，「電車は動くから生きている」というように，物にも自分と同じように生命があると考える**アニミズム**や，「ぼくの家には電車のおもちゃがあるから，さくらちゃんの家にもあるはずだ」というように，自分にとって現実に存在するものはどこにでも存在すると考える**実在論**などがある。これらは，幼児の思考が自己中心的であるために生じる特徴である。

直観的思考▶ 　4〜7歳ごろには，幼児は大人と同じように世界を概念化して理解できるよ

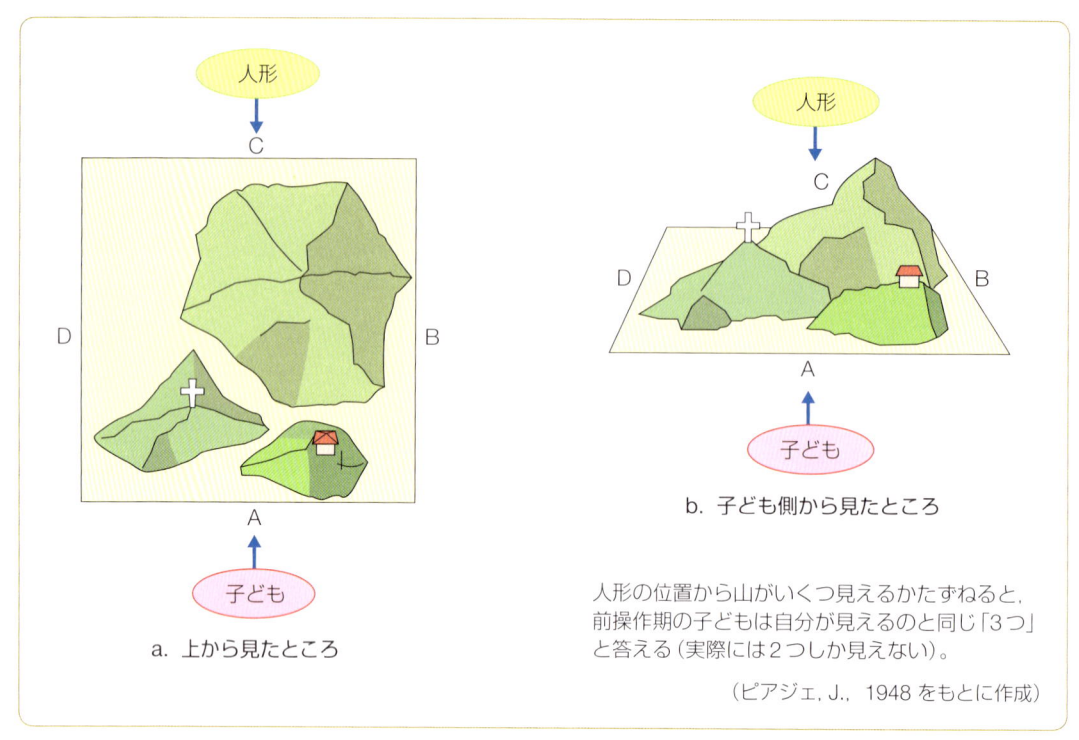

a. 上から見たところ

b. 子ども側から見たところ

人形の位置から山がいくつ見えるかたずねると，前操作期の子どもは自分が見えるのと同じ「3つ」と答える（実際には2つしか見えない）。

（ピアジェ, J., 1948 をもとに作成）

▶図9-5　3つ山課題

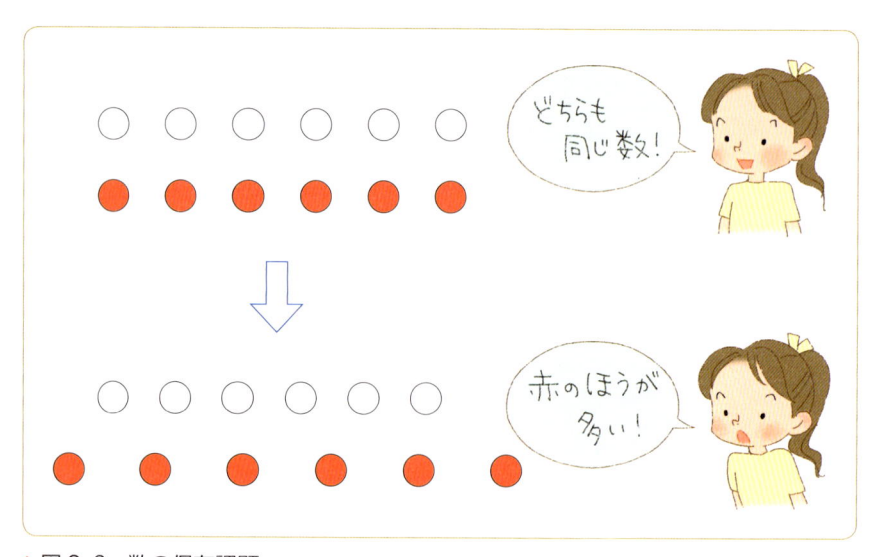

▶図9-6　数の保存課題

　うになる。しかし，それは論理的ではなく直観的であるため，物の見た目に影響される。このころの幼児に，図9-6のような「数の保存課題」をさせると，間隔を広げて並べたほうのおはじきが多いと答える。これは，対象の目だちやすい特徴に注意が引きつけられ，それに基づいて直観的に判断するためである。

③ 自己と社会性

1 愛着の形成

養育者は，子どもの身体的特徴や行動に接すると，思わずかわいいと感じ，攻撃行動を抑制し，保護行動が生じる。これらの反応を**かわいらしさ反応**という。一方，子どもも養育者に対して，情緒的なつながりを求める傾向がある。

▶**アカゲザルの実験** ハーロウ Harlow, H. F. (1958)は，アカゲザルの子どもに，胸に授乳装置のついた針金製の母(ワイヤーマザー)と授乳装置のない毛布でつつまれた母(クロスマザー)を提示し，どちらに愛着を示すかを観察したところ，空腹時以外はクロスマザーに愛着を示すことを明らかにした。このことは，子どもが母親のような養育者に求める**愛着**(アタッチメント)は，食事をくれること(授乳)以上に，ぬくもりやあたたかさであることを示している。

▶**愛着行動と愛着関係** ボウルビー Bowlby, J. (1969)は，このような愛着を愛着行動と愛着関係に区別したうえで，段階的に形成されると提唱した。**愛着行動**とは，養育者に対して泣いたり，ほほえんだり，接近したり，抱きついたりするような，子どもが保護・養育を求める具体的な行動である。一方，**愛着関係**とは，愛情や信頼感といった，子どもが養育者に対してもつ内的な感情や対人関係である。

生後2〜3か月までは，子どもは誰に対しても愛着行動を示す。しかし，生後3〜6か月ごろには，日常生活のなかで多くのかかわりのあった特定の人物(おもに養育者)に対して，愛着行動を示す。つづいて，生後8か月〜2, 3歳ごろになると，養育者に対して積極的な愛着行動が生じるとともに，養育者が目の前からいなくなると不安を感じる**分離不安**や，知らない人を恐れたり警戒したりする**人見知り**がみられる。

この間，子どもは養育者を**安全基地**として，自分の周囲を探索しつつ不安を感じたら養育者のもとに戻って愛着行動を示すことを繰り返し，世界を広げていく。そして，3歳以降では，養育者がたとえ離れていても，困ったことがあったらたすけてくれるという主観的確信を得るようになるため，身体接触や確認行動といった愛着行動が減少していく。このように，子どもは，積極的な愛着行動とそれに対する養育者の応答を通じて，愛着関係を形成していくのである。

▶**愛着スタイル** 以上のように，愛着関係は生得的な基盤をもちつつ後天的に形成されていくものであるため，子どもの気質や養育者の応答によって違いが生じる。この違いを**愛着スタイル**という。

エインズワース Ainsworth, M. D. S. (1978)は，**図9-7**に示すストレンジ-シチュエーション法を用いて，母子の分離・再会場面における子どもの行動観察から，愛着スタイルを回避型，安定型，アンビバレント型の3つのタイプに分類した。

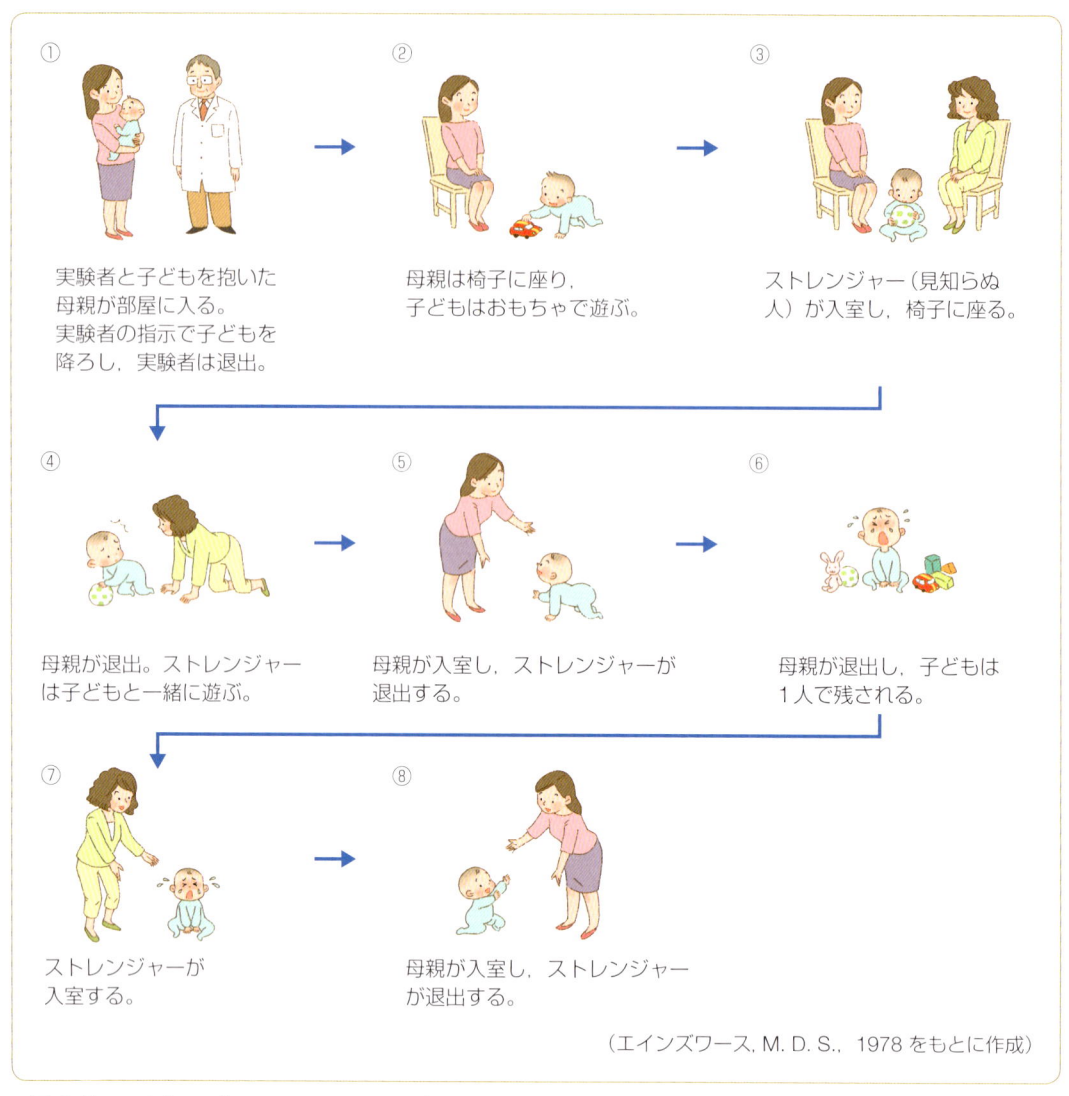

① 実験者と子どもを抱いた母親が部屋に入る。実験者の指示で子どもを降ろし，実験者は退出。

② 母親は椅子に座り，子どもはおもちゃで遊ぶ。

③ ストレンジャー（見知らぬ人）が入室し，椅子に座る。

④ 母親が退出。ストレンジャーは子どもと一緒に遊ぶ。

⑤ 母親が入室し，ストレンジャーが退出する。

⑥ 母親が退出し，子どもは1人で残される。

⑦ ストレンジャーが入室する。

⑧ 母親が入室し，ストレンジャーが退出する。

（エインズワース，M. D. S., 1978 をもとに作成）

▶図9-7　ストレンジ-シチュエーション法

　　回避型の子どもは，分離場面でも不安や混乱を感じず，再会場面でも親を避けようとする行動を示す。また，安定型の子どもは，分離場面では強い不安を示し，再会場面では親へ身体接触を強く求め，安心する。アンビバレント型は，分離時に強い不安を示し，再会場面では親への強い身体接触を求めるとともに，怒りを示すこともある。

　　エインズワースによると，このような愛着スタイルの違いは，子どもの愛着行動に対する親の応答と関連する。回避型の幼児の親は相対的に幼児に対して拒絶的にふるまい，安定型では幼児の愛着行動に対して適切に応答する。アンビバレント型では，養育者は自身の気分によって子どもに対して応答したり拒否したりする。

　　その後，数井・遠藤(2005, 2007)により，無秩序・無方向型とよばれる第4

　の愛着スタイルの存在が確認されている。この愛着スタイルの幼児は，顔をそむけつつ養育者に近づいたり，養育者がいるとすくんでかたまってしまうなど，養育者に対して接近と回避のどっちつかずの状態でありつづけようとする。無秩序・無方向型の愛着スタイルは，養育者が抑うつ傾向にある場合や，虐待を受けている場合の幼児によくみられるという報告がある。

2　自己意識と第一次反抗期

未分化▶　乳幼児の特徴として，ウェルナー Werner, H. とカプラン Kaplan, B.(1963)は未分化をあげている。この未分化には，心身の未分化と自他の未分化が考えられる。しかし，3か月ごろから自分の手をながめたり口にくわえるなどの自己刺激運動を通じて，自分の身体を知り，それが自分のものであると感じるようになる。このように形成された自己像を**身体的自己**という。

3か月微笑▶　このころ，これまで相手の有無に関係なく生じていた微笑（自発的微笑）が，相手が微笑したら微笑しかえすように，他者に向けられた微笑が生じるようになる（社会的微笑）。このような微笑を，スピッツ Spitz, R.(1946)は **3か月微笑**とよんだ。この3か月微笑は，自己と他者の区別を理解していることを示す。

自己意識▶　さらに，生後9か月には，他者が注意を向けるものに自分も注意を向けたり，興味ある対象を指さして他者に注意を促す行動がみられる。このような行動を**共同注意**という。この共同注意は，他者も自分と同じく意図をもって興味や関心のあるものに注意を向ける存在であることを理解していることを意味する。このように，他者とは違う自己を知ることで，幼児は自己を意識するようになる。この意識を**自己意識**という。

第一次反抗期▶　1歳ごろから，運動機能や知的機能の発達に伴い自主性がめばえはじめる。さらに2歳ごろから，愛着関係の成立に伴い，独立・自立の欲求が高まる。しかし，自己の能力を把握し，欲求をコントロールすることができないため，十分にできないことを自力で行うことに固執したり，養育者の命令や禁止に逆らって衝動的に自己主張するといった行動が多くみられるようになる。

　このような行動は，養育者からみると反抗として映ることから，これら反抗が生じる2〜4歳の時期を**第一次反抗期**という。この第一次反抗期は，養育者にとっては悩ましいが，自己意識の形成を反映したものであり，さらに養育者からの独立の契機となる。

C 児童・青年の発達

① 知的機能の発達

1 具体的思考の獲得

論理的な思考▶ 物の見かけによって思考が左右されていた前操作期の幼児は，児童になるに伴いものごとの本質を論理的にとらえることが可能になる。たとえば，図9-6（▶178ページ）の数の保存課題において，6歳ごろの児童は，「どちらも同じ」と答える。その理由として，児童は「間隔を広げただけだから」（同一性），「間隔を広げても戻したら同じになる」（可逆性），「こちらは長くなっているけど，すきまがあいている」（相補性）などと論理的に答える。

保存性の概念▶ ピアジェ Piaget, J.(1947)によると，これは，児童が「物の量は，新たに加えられたり減じられたりしなければ，たとえ見た目が変化しても一定である」という**保存性の概念**を獲得したために可能になる。

保存性の概念には，数の保存のほかに，7〜8歳にかけて獲得される**物質量の保存**（粘土のかたまりを細長くのばしても量はかわらない，▶図9-8-a），9〜10歳に獲得される**重さの保存**（粘土のかたまりを細長くのばしても重さはかわらない，▶図9-8-b），11〜12歳に獲得される**体積の保存**（2つの同じ量の粘土

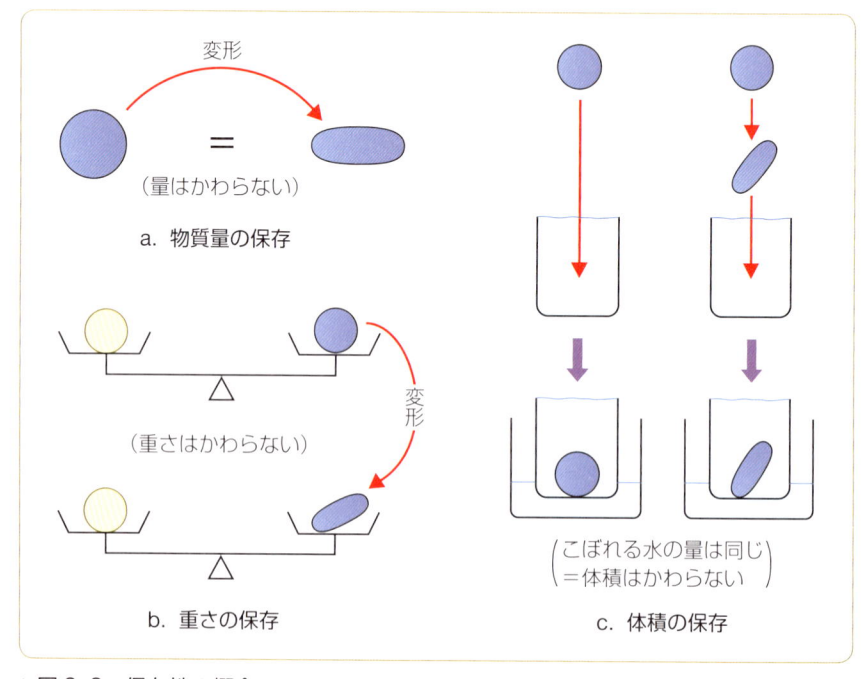

a. 物質量の保存

変形

（量はかわらない）

b. 重さの保存

（重さはかわらない）

c. 体積の保存

（こぼれる水の量は同じ ＝体積はかわらない）

▶図9-8　保存性の概念

を，片方はそのまま，もう片方は長くのばしてから，それぞれ水の入ったコップに入れると，こぼれる水の量は同じ，▶図9-8-c)などがある。

系列化▶　また，7〜8歳ごろの児童は，系列化や分類などの思考が発達する。**系列化**とは，空間あるいは時間にしたがってものごとを順序づけることをいう。たとえば，「Aの棒はBの棒より長く，Bの棒はCの棒よりも長い。では，いちばん長い棒は，どれか」という質問に対して，児童は，AとB，BとCの関係からAとCの関係を推論し，Aがいちばん長いという正解を導き出すことができる。

分類▶　**分類**とは，全体と部分の関係を同時に考えることができることをいう。たとえば，木でつくられた茶色のビーズ7つと同じく木でつくられた白いビーズ3つを見せたうえで，「木のビーズと茶色のビーズは，どちらが多いでしょう」と質問すると，6歳ごろの幼児は「茶色のビーズ」と答えるが，8歳ごろの児童は「木のビーズ」答える。これは，幼児が部分と部分の比較はできるが，全体と部分の比較はむずかしいのに対して，児童が全体とそれを構成する部分との包摂関係を理解していることを示している。

脱中心化とメタ認知▶　9〜10歳ごろには，幼児期の自己中心的思考を脱し，自己と他者の視点が違うことを理解する。これを，**脱中心化**という。それとともに，描画においても，自分がすでにもっている知識に基づいて描く**知的リアリズム**から，視覚でとらえたことがらに基づいて描く**視覚的リアリズム**に移行する。これら空間的認知に加え，複雑なことがらを記銘する際に，単純化・一般化してからおぼえるというように，認知過程をプランニングすることができるようになる。これらは，9〜10歳ごろの児童が，**メタ認知**を発達させていることを示す。メタ認知とは，自分の認知過程についての知識や，それをコントロールする認知過程をいう。

2 論理的思考の獲得

具体的操作期▶　以上のように，児童期ではある程度の論理的思考が可能だが，具体的なものでなければならないという制限がある。たとえば，前述の保存性の概念でも，果物や積み木のような具体的な事物におきかえて論理的に思考することは可能だが，数字や記号のような抽象的な概念を用いて思考することはできない。このことから，ピアジェは7〜8歳から10〜11歳までの時期を，**具体的操作期**とよんでいる。

形式的操作期▶　11歳以降では，具体的な事象をこえて，言葉や記号などの抽象概念を用いた仮説に基づいた理論的思考が可能になっていく。たとえば，三段論法（▶57ページ）に従って思考する場合，具体的事象を扱わず，「MはPである。SはMである。だから，SはPである」というような言語や式を使う**命題的思考**や，実際にはおこっていないことがらであっても「もし〜ならば，〜になる」というような**仮説演繹的思考**ができるようになる。

　ピアジェによると，このような思考が可能になるのは，現実に一致している

かどうかではなく，抽象的な推論の筋道が形式的に正しいかどうかに注目できるようになるためである。このことから，彼は，11歳以降を**形式的操作期**とよんでいる。

② 自己と社会性

1　仲間関係と心理的離乳

ギャング集団とギャングエイジ ▶　幼児期では主要な人間関係が親子関係であったが，児童期になると仲間関係が加わり，大きな存在となっていく。とくに，9〜10歳では，3〜10名前後の同性メンバーからなる凝集性の高い閉鎖的な遊び仲間集団を形成する。これを**ギャング集団**といい，この時期を**ギャングエイジ**という。ギャング集団には，役割分担やルールが明確で，大人の干渉^{かんしょう}から逃れようとして秘密の場所をつくるなどの特徴がある。このため反社会的行動を伴うこともあるが，社会的知識や技能を身につけていく場にもなる。

チャム集団とピア集団 ▶　さらに，13〜15歳ごろになると，3〜5人程度の複数の同性メンバーがいる仲よし集団で，一般的に「親友」とよべるような友達関係をつくるようになる。これを，**チャム集団**という。ギャング集団が外見的な同一行動を重視するのに対して，チャム集団が内面的な類似性を重視する。そして，高校生以降では，**ピア集団**という男女混合のグループを形成する。この集団では，互いの興味・関心の類似性だけでなく，互いに違う部分があっても自他の違いを認め合う関係が友人関係を育む。

友人関係の選択 ▶　実際に，子どもが友人をどのような基準で選択するかについての調査(田中，1975)によると，① 相互的接近(家が近所，教室で席が隣など)，② 同情・愛着(なんとなく好ましい，相手が親切・明るいなど)，③ 尊敬・共鳴(勉強や運動ができる，性格や意見が似ている)，④ 集団的協同(教えたすけ合う，チームが一緒)のうち，幼少のころは ① 相互的接近や ② 同情・愛着が優勢だが，年長になるとともに，③ 尊敬・共鳴や ④ 集団的協同が優勢になっていく。このように，児童期の初期では共有や一方的な援助を求める友人関係が，児童期中後期を経て青年期になると，互恵的な関係に変化する。

2　親子関係の変化

第二次反抗期 ▶　児童期後期から青年期前期(12〜16歳ごろ)になると，既成の価値観や親への反抗が著しくなる。この時期を，幼児期の第一次反抗期に対して，**第二次反抗期**という。

心理的離乳 ▶　第二次反抗期が生じる背景には，この時期の青少年が，親の保護・監督から離れ，ひとりの独立した人間になろうとするプロセスがある。このプロセスを，乳児の生理的離乳に対して**心理的離乳**という。

西平(1990)によると，心理的離乳は親子関係の破壊と再生が，子どもが親との依存関係を脱却して親子の絆（きずな）をこわそうとする第一次心理的離乳の段階，青年が親を客観的にながめて関係を自覚的に修復し，絆の再生と強化を行う第二次心理的離乳の段階を経て，親から学んだ価値観を超越し，自分の生き方を確立しようとする第三次心理的離乳の3つの段階を経て進む。このことから，心理的離乳は，単に親子関係が離れていくことではなく，幼児期や児童期までの依存的・保護的な関係から成人期以降の自律的・独立的関係へ生まれかわることを意味する。

3　自己概念とアイデンティティの確立

▶児童期の自己概念の形成　　児童期では，仲間関係の充実とともに他者との比較に基づいて自己概念を形成していく。さらに，脱中心化と，他者の思考や感情・視点を理解する能力である**社会的視点取得**の発達に伴い，その他者との比較は外見的なものから内面的なものへと変化するため，自己をとらえる基準も身体的・表面的特徴だけでなく性格や能力といった心理的特徴が加わり多様化する。たとえば，「ぼくは，さくらちゃんより背が高い」という比較から，「ぼくは，さくらちゃんより走るのは速いけれど，勉強が苦手」というようにである。

このような内面的な比較は自己理解を深める契機となるが，それと同時に劣（れっ）等感（とうかん）や自尊感情の低下など，自己に対する否定的感情が生じる可能性ももつ。

▶青年期の自己概念の形成　　青年期になると，家族・家庭から仲間・学校へと人間関係が拡大することで，「両親に対しての自分」「仲間に対しての自分」「学校のなかでの自分」というように，自己概念が分化していく。さらに，抽象的思考の発達に伴い，自己概念を抽象的概念に基づいて客観的にとらえられるようになる。その結果，「自分はこうありたい」という**理想自己**と実際の自分である**現実自己**のギャップや矛盾（むじゅん）に気づき，苦しむことがある。

▶アイデンティティの確立　　これら矛盾した自己概念を統合する営みが，青年期の発達課題である**アイデンティティの確立**である。エリクソン Erikson, E. H.(1959)によると，アイデンティティとは，さまざまな役割や立場であっても私は私であるという**不変性**と，現在の自分が過去・未来の自分とつながっているという**連続性**が自分にあり，かつ他者からもそのようにみられているという感覚をいう。このようなアイデンティティをとくに**自己アイデンティティ**，この自己アイデンティティが社会的に成長しつつある感覚を**自我アイデンティティ**という。

▶アイデンティティ-ステイタス　　マーシャ Marcia, J. E.(1966)は，この自我アイデンティティの形成過程を，職業や価値観などの自分の生き方を悩みつつ決定しようとする危機と，決めた生き方にしたがって実際に努力し行動しているかという積極的関与によって，表9-4のように4つに類型化している。これを**アイデンティティ-ステイタス**という。

①**アイデンティティ達成**は，悩みつつ決めた生き方にしたがって努力している状態であり，自我アイデンティティが確立しているタイプである。②モ

▶表9-4　アイデンティティ-ステイタスのタイプ

アイデンティティ-ステイタス	危機	積極的関与
アイデンティティ達成	経験した	している
モラトリアム	経験している最中	しようとしている
早期完了	経験していない	している
アイデンティティ拡散	経験していない	していない
	経験した	していない

　ラトリアム(執行猶予)は，積極的に取り組みたい職業などの生き方を決めるために思い悩んでいる状態で，アイデンティティを確立できないことに不安や不満足を感じているタイプである。③早期完了は，あまり悩むことなく決めた生き方にしたがって行動している状態であり，一見すると，自我アイデンティティを確立しているようだが，実際は確立していないため，自分の生き方が通用しない状況では混乱に陥るタイプである。そして，④アイデンティティ拡散には，2つのタイプがある。1つは，自分の生き方について悩んだことがないために，自我アイデンティティを確立しようとすると混乱するタイプである。もう1つは，自分らしい生き方を決めて自我アイデンティティを確立するのを拒否するタイプである。たとえば，画家になることを夢見ていた青年が自分の才能や能力の限界に直面して美術の教員になるように，自分の生き方を決めアイデンティティを確立することは，ほかの可能性を捨てることを意味する。この後者のタイプは，あえてアイデンティティの確立を拒否することで，さまざまな生き方ができる可能性を残そうとするのである。

D 成人・高齢者の発達

① 成人期のはじまりと中年の危機

1 大人とは

働くことと愛すること▶　「大人とはどういうことか」というエリクソン Erikson, E. H. の問いに対して，フロイト Freud, S. は "Work and love" と答えたという。また，ハヴィガースト Havighurst, R. J.(1953) も，18～30歳までの発達課題として，表9-2(▶171ページ)のように，職業につくこと，配偶者を得たり子どもを生み育て家族を形成すること，そして，市民としての責任を負うことなどをあげている。

職業的キャリア▶　職業上での発達について，シャイン Schein, E. H.(1978) は職業的キャリアという観点から，表9-5のように，9つの段階に整理している。それによると，

▶表9-5　シャインによる職業的キャリアの発達

段階	発達ステージ	直面する問題	具体的課題
1	成長 空想 探索 （21歳ごろまで）	• 職業選択基盤の形成 • 現実的職業吟味 • 教育や訓練を受ける • 勤労習慣の形成	• 職業興味の形成 • 自己の職業的能力の自覚 • 職業モデル，職業情報の獲得 • 目標，動機づけの獲得 • 必要教育の達成 • 試行的職業体験（アルバイトなど）
2	仕事世界参入 （16〜25歳）	• 初職につく • 自己と組織の要求との調整 • 組織メンバーとなる	• 求職活動，応募，面接の通過 • 仕事と会社の評価 • 現実的選択
3	基礎訓練 （16〜25歳）	• リアリティショックの克服 • 日常業務への適応 • 仕事のメンバーとして受け入れられる	• 不安，幻滅感の克服 • 職場の文化や規範の受け入れ • 上役や同僚とうまくやっていく • 組織的社会化への適応 • 服務規定の受け入れ
4	初期キャリア （30歳ごろまで）	• 初職での成功 • 昇進のもととなる能力形成 • 組織にとどまるか有利な仕事にうつるかの検討	• 有能な部下となること • 主体性の回復 • メンターとの出会い • 転職可能性の吟味 • 成功，失敗に伴う感情の処理
5	中期キャリア （25〜45歳）	• 専門性の確立 • 管理職への展望 • アイデンティティの確立 • 高い責任を引き受ける • 生産的人間となる • 長期キャリア計画の形成	• 独立感，有能感の確立 • 職務遂行基準の形成 • 適性再吟味，専門分野の再吟味 • 次段階での選択（転職）・検討 • メンターとの関係強化，自分自身もメンターシップを発揮 • 家族，自己，職業とのバランス
6	中期キャリア危機 （35〜45歳）	• 当初の野心と比較した現状の評価 • 夢と現実の調整 • 将来の見通し拡大，頭打ち，転職 • 仕事の意味の再吟味	• 自己キャリア・アンカーの自覚 • 現状受容か変革かの選択 • 家庭との関係の再構築 • メンターとしての役割受容
7	後期キャリア （40歳〜定年まで）	• メンター役割 • 専門的能力の深化	• 技術的有能性の確保 • 対人関係能力の獲得 • 若い意欲的管理者への対応 • 年長者としてのリーダー役割獲得 • 「空の巣」問題への対応
	非リーダーとして	• 自己の重要性の低下の受容 • 「死木化」の受容	
	リーダーとして	• 他者の努力の統合 • 長期的，中核的問題への関与 • 有能な部下の育成 • 広い視野と現実的思考	• 自己中心から組織中心の見方へ • 高度な政治的状況への対応力 • 仕事と家庭のバランス • 高い責任と権力の享受
8	下降と離脱 （定年退職まで）	• 権限，責任の減少の受容 • 減退する能力との共存 • 仕事外の生きがいへ	• 仕事以外での満足の発見 • 配偶者との関係再構築 • 退職準備
9	退職	• 新生活への適応 • 年長者役割の発見	• 自我同一性と自己有用性の維持 • 社会参加の機会の維持 • 能力，経験の活用

（山口智子編：働く人びとのこころとケア．pp.58-59，遠見書房，2014による，一部改変）

職業について空想し，あこがれをいだく就職準備の段階から実際に就職する段階(第1〜2段階)，そのあこがれと実施の労働とのギャップに幻滅するものの，よき上司や先輩(メンターという)との出会いによって克服していく段階(第3〜4段階)を経て，職業上での専門性やアイデンティティを確立していく(第5段階以降)。

「愛すること」▶　青年期の恋愛は，相手から「好きだ」「素敵だ」といってほしい，「私のことをどう思う」と聞くなどの傾向があることから，アイデンティティ確立のためのものであるといわれる(大野，1995)。一方，結婚にいたる成人期の恋愛は①無条件性(相手の欠点が気にならない)，②相互性(相手の笑顔がうれしい)，③防御の消失(ありのままの自分が出せる)，④時間的展望(将来のことまで話し合える)といった特徴をもつ(白井，2013)。青年期の恋愛が自分のための恋愛であるのに対し，成人期の恋愛は自分と他者のための恋愛といえるだろう。

　また，成人期では，出産・子育てを通じて親役割を獲得していき，ケアされる側からケアする側としてのアイデンティティを形成する。わが国では，女性は子どもを慈しみ育てる能力が本能的に備わっているという母性神話があるが，母性はケアする者としてのアイデンティティを形成する過程で後天的に学習・獲得されていく。

親密性と生殖性の▶
獲得　　このように労働に従事し，結婚にいたる恋愛関係が成立するためには，エリクソンが成人期前半の発達課題としてあげた親密性と生殖性の獲得が不可欠である。

　親密性とは，青年期に自己のアイデンティティを確立したうえで，他者が自分と違う考えや価値観をもっていても，それを他者のアイデンティティとして尊重し，受け入れることを意味する。これを通じて，成人期では，青年期の個としてのアイデンティティとは異なる，「自分は誰のために存在するのか」「自分は他者の役にたつのか」といった関係に基づくアイデンティティを獲得する。このアイデンティティは，配偶者を選択し家庭を築く基礎となるのはもちろんのこと，自己の表現や生き方として積極的に職業に関与する動機となる。

　また，生殖性とは，次世代を育て，導き，社会を改善していくことである。この生殖性は，結婚につづく出産・子育てにおいて基礎になるだけでなく，職業的キャリアにおいてメンターとして後輩を育成することや，職業を通じて社会に貢献し，創造的な活動を営むことの活力になる。

　近年のライフスタイルの多様化により，職業的役割や結婚，子育てが成人としての要件とは必ずしもいえなくなってきているが，エリクソンがあげた親密性や生殖性は，「大人とはどういうことか」という問いに対する答えといえそうである。

2　中年期の課題

　40〜45歳ごろかはじまる中年期は，成人後期の一部にあたる。この中年期

は，仕事の面でも家庭の面でも安定し，充実した時期だと考えられている。その一方で，変化の時期であるという指摘もある。

人生の正午と個性化 ▶ 人の一生を1日の太陽の動きにたとえたユング Jung, C. G.(1933)は，40歳前後を**人生の正午**とよび，職業を得，家庭を築き，社会に根ざすなど，これまでの外向的で社交的な関係性をはぐくむ時期から，自己の内的欲求や本来の自分の姿を見いだして自己実現していく時期への転換点であると指摘した。この自己実現の過程を**個性化**という。

人生中間の移行期 ▶ また，人生を四季にたとえたレヴィンソン Levinson, D. J.(1978)は，図9-9に示すように，生活構造(ある時期におけるその人の生活の基本パターン)が築かれる安定期と，かわる移行期を区別したうえで，40歳から45歳を**人生中間の移行期**としている。この移行期には，中年期に顕在化しやすい「若さと老い」「破壊と創造」「男らしさと女らしさ」「愛着と分離」といった基本的対立を矛盾することなく自己の内部に統合することが課題になるとしている。

中年期の危機 ▶ 中年期に，このような移行が課題になる背景には，**中年期の危機**がある。具体的な例として，性ホルモンの分泌低下に伴う**更年期障害**，子どもの自立によって子育てという生きがいを失ったことに伴う**空の巣症候群**，夫婦間のパートナーシップが崩壊する**熟年離婚**，職場不適応によって生じる中高年のうつや

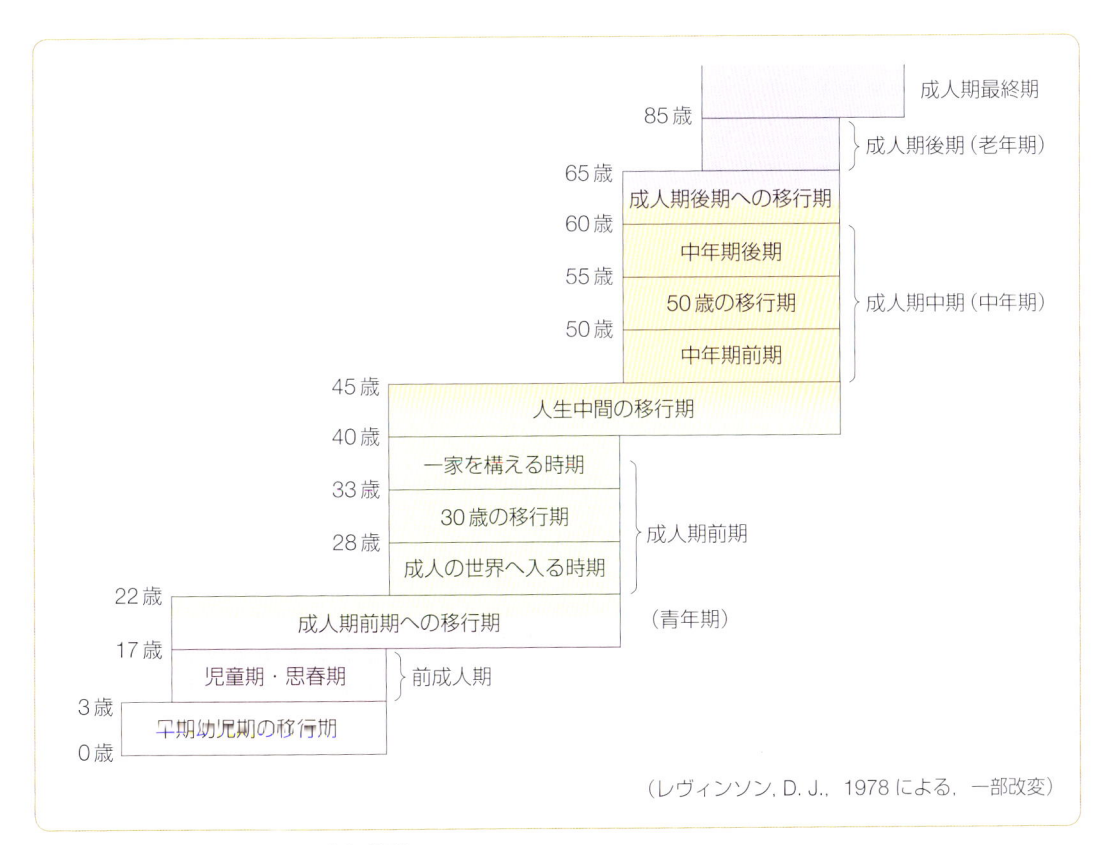

(レヴィンソン. D. J., 1978 による. 一部改変)

▶図9-9 レヴィンソンの発達段階説

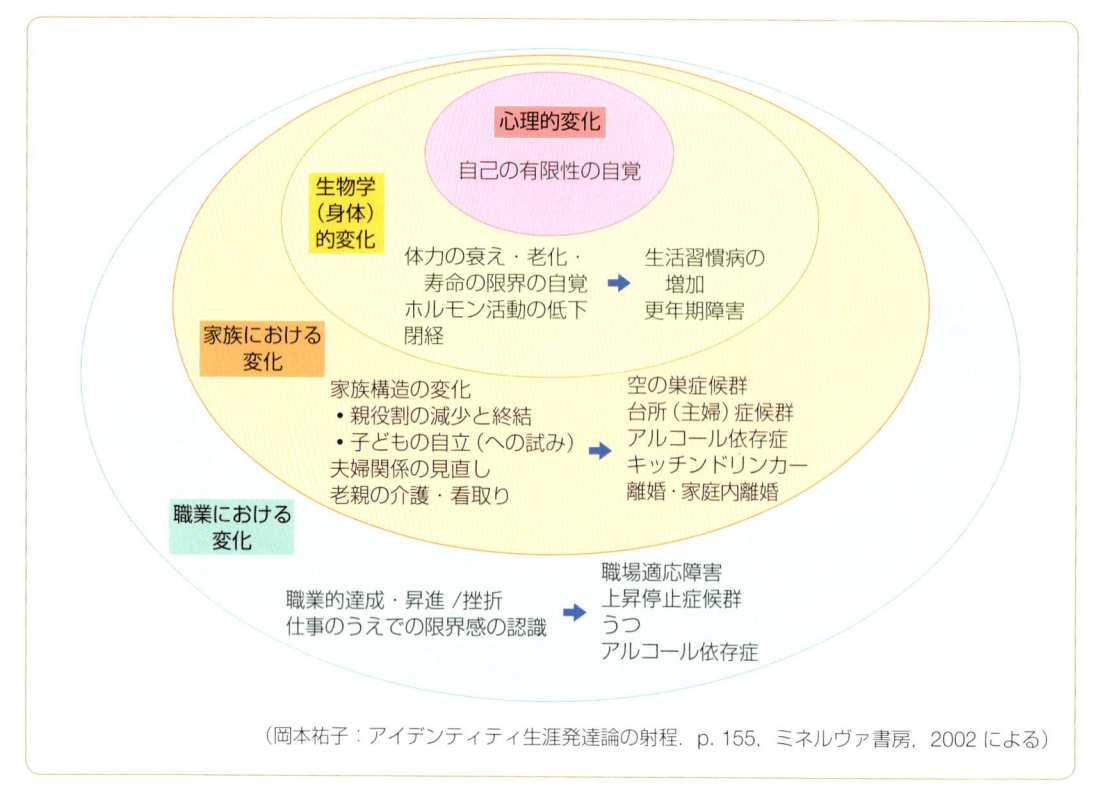

(岡本祐子：アイデンティティ生涯発達論の射程. p. 155, ミネルヴァ書房, 2002 による)

▶図 9-10 　中年期危機の構造

　自殺などがある。

　これら中年期の危機について，岡本(2002)は，図9-10 に示すように自己の有限性の自覚を中核とした構造的葛藤として整理し，その克服のためには，前述したユングの個性化やレヴィンソンの中年期における基本的対立の統合を含めた**中年期のアイデンティティの再構築**が課題となると指摘している。すなわち，体力，能力，そして生涯において残された時間が有限であることを自覚し，これまでの自分の生き方や働き方，価値観をふり返り，それらを有限な自己に適応するよう軌道修正することで，中年期以前よりも安定し，肯定できるアイデンティティが獲得されるのである。

② 高齢期の発達

1 高齢期のとらえ方

高齢期の区分▶ 　一般に，65歳以上を高齢期のはじまりとしているが，年長になるにしたがい発達の個人差は大きくなるため，この年齢は目安にしかすぎない。また，寿命の延長や高齢者人口の増加に伴い，75歳を境に**前期高齢期**と**後期高齢期**の2つに，さらには85歳を境にする**超高齢期**を加えた3つに区分することもある。

元気な高齢者 ▶ 　前者の2区分は，ニューガーテン Neugarten, B. L.(1975)の**ヤングオールド**と**オールドオールド**に対応する。オールドオールドは私たちがイメージする「お年寄り」の時期にあたるが，ヤングオールドは，比較的良好な健康状態を維持し，中年期のライフスタイルを維持することもリタイア後の生活を悠々自適に過ごすことも可能な高齢期をさす。

　2015(平成 27)年現在，日本における全人口に占める 65 歳以上の人口の割合は 26.7%，75 歳以上は 12.9% である。このことからも，現在のわが国は，いわゆる「元気な高齢者」が多くいる状況だといえよう。高齢期というと，引退や衰弱，そして死のようにネガティブなイメージととらえられがちであるが，近年のわが国についていえば，このようなステレオタイプは，必ずしもあてはまらないのである。

2 高齢期の身体機能の変化

運動機能の低下 ▶ 　「元気な高齢者」が増えたとはいえ，加齢に伴い運動機能や感覚機能は変化する。運動機能を構成する筋力，持久力，瞬発力，バランス(平衡)機能などは，20 歳代をピークとして加齢とともに直線的に低下する。

感覚機能の低下 ▶ 　感覚機能については，視覚能力を構成する視力(対象物の細部を弁別する精度)，色覚(網膜の錐体が光の波長を感じ識別する感覚)，視野(目の位置をかえずに見ることができる外界の範囲)，順応(明所から暗所へ，暗所から明所への目の慣れ)のいずれも加齢とともに低下する。裸眼視力は 60 歳代で平均 0.5〜0.6 であるが 70 歳代で平均 0.4 程度となり，色覚は水晶体が黄色化することにより青色や緑色などの短波長に対する感度が低下し，視野はおもに上方を中心に狭小化し，順応までに時間がかかるようになる。さらに聴覚では 60 歳後半以降の男性で 2,000 Hz 以上の高音域の聴き取りが困難になり，嗅覚や味覚，温覚や冷覚といった皮膚感覚も鈍化していく。

機能低下に伴う ▶ 　運動機能や感覚機能の低下は，転倒や交通事故などの直接的原因となる。さ
問題　　　　　　らに移動が億劫になったり，これら事故を避けるために外出を控えたり，相手の話し声が聞き取りづらくなるため会話をしたがらなくなるなどの変化が生じる。その結果，筋肉を長期間使わないために筋肉が萎縮する**廃用性筋萎縮**や**日常生活動作(ADL)**の低下，さらには日々の生活が単調で退屈なものとなるために生じる抑うつや主観的幸福感(ウェルビーイング)の低下など，二次的な問題をまねくことになる。

3 高齢期の知的機能の変化

知能の古典的 ▶ 　「もの忘れがひどくなった」「新しいことが覚えられない」といったように，
パターン　　　　一般的に中年期・高齢期から知的機能は低下すると考えられている。各年齢層の集団を比較する横断法(▶10 ページ)による調査の結果でも，以前から，30 歳ごろをピークに加齢とともに成績が低下することが示されている。これを，**知**

能の古典的パターンという。

結晶性知能と▶
流動性知能

　また，知能を結晶性知能（過去の学習経験によって獲得された判断力や習慣であり，単語理解・一般的知識などに関する検査によって測定される）と流動性知能（新しい場面への適応を必要とする際にはたらく能力であり，おもにスピードと正確さを求められる非言語的な検査によって測定される）とに分けた場合，前者よりも後者のほうが成績の低下が著しい。

　一方，一定の集団を追跡調査する縦断法（▶10ページ）では，そのような知能の低下はほとんどみられない。これは，横断法では世代の教育水準などのようなコホート効果が，縦断法では繰り返しによる練習効果が結果に反映されてしまうためである。そこでシャイエ Schaie, K. W. (1965) は，横断法と縦断法を組み合わせることで年齢による変化のみを推定する系列法を考案し，それによって流動性知能を反映している「語の流暢性」課題と，結晶性知能を反映している「語彙能力」課題の年齢的変化を分析したところ，前者は60歳代まで得点が上昇し，後者においても60歳代まで維持しつづけることが明らかになった。

訓練による知能の▶
維持・向上

　また，ウィリス Willis, S. L. とシャイエ (1986) は，この調査の対象者を，加齢に伴い知能が低下した低下群と維持されていた安定群とに分けて認知機能訓練を実施したところ，図9-11 に示すように，流動的知能を反映する「帰納推理」課題と「空間定位」課題において，どちらの群も訓練の効果が確認された。これは，高齢者でも知能が訓練によって維持，上昇することを意味する。

補償機能▶
　さらに，高齢者は，低下した流動性知能を，維持されている結晶性知能によって補償することが知られている。熟練した高齢タイピストと新米の若いタイピストのタイピング速度を比較したところ，無意味綴りの場合では若いタイピストのほうが速いが，有意味綴りでは両差に差はなく，さらに文字の一部を

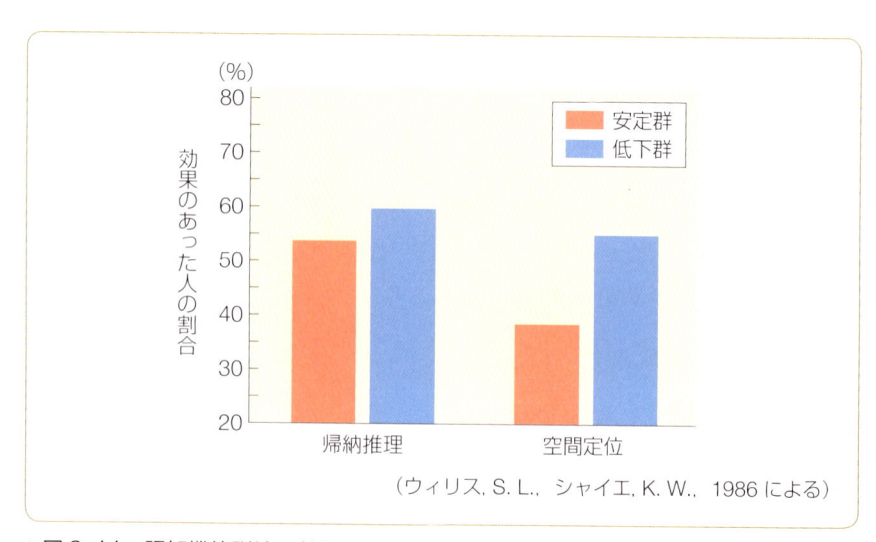

（ウィリス, S. L., シャイエ, K. W., 1986 による）

▶図9-11　認知機能訓練の効果

隠した場合には高齢タイピストのほうが速いことが明らかとなった（ソルトハウス Salthouse, T. A., 1982）。これは，高齢タイピストが，次に出てくる文字を予測しながらタイプすることで，速度低下を補っていることを示している。

4 高齢期の発達課題

自我の統合と絶望 ▶　高齢期の心理・発達的危機として，エリクソンは**自我の統合対絶望**をあげている。高齢期では，死の訪れが迫るにしたがって，自己の人生をふり返るようになる。そのとき，人生上の成功も失敗も含め，「そうあらねばならなかった」「かけがえのないものであった」とみずから納得し，この人生が自分自身の責任であることを受け入れることが発達課題となる。これを**自我の統合**という。この自我の統合がなしとげられるかどうかは，これまでの発達課題をいかに達成してきたかがかかわる。もし成人期に，親密性や生殖性を克服していれば，その人は自己の人生に意義を見いだすことができ，死の訪れをも受容できるとした。一方，高齢期に自己の人生になんの意義をも見いだせず，受け入れることもできなければ，人生をやり直すには遅すぎるため，絶望してしまう。

自我分化対 ▶　エリクソンが高齢期の発達段階と課題を1つしか設定しないのに対して，
仕事役割没入　ペック Peck, R. E.(1975)は，次のように3つの段階と課題を設定している。

　第1の段階は，**自我分化対仕事役割没入**である。まず，高齢期を迎えて直面する危機は，定年や退職による社会的役割の終焉と生活レベルの低下である。それまで，仕事上高い地位にいて，収入面においても比較的優遇されていた場合，それなりの自我をつくり上げてきたと考えられる。しかし，引退により高い地位やゆたかな収入を失ったとなると，これまでつくり上げてきた自我を分化させ，新しい価値観を確立しなければならない。もし，引退に対して，自我を分化させ，新たな役割活動や人間関係，趣味などに意味ある満足感を見つけることができる高齢者ならば，人生をゆたかに発展させる機会として引退の危機を受け入れることができるだろう。しかし，自我を分化できず新しい価値観を見いだすことができない人は，仕事や社会的役割を次世代にゆずりわたすことを拒否し，固執することでしか自己のアイデンティティを維持できなくなってしまうかもしれない。

身体超越と ▶　第2の段階は，**身体超越対身体没入**である。年をとるにつれ，多くの高齢者
身体没入　は病気に対して抵抗力や回復力が低下し，身体の痛みに苦しめられることが多くなる。身体の健康が幸福の第一条件であると考えている人は，身体の衰えを悲劇としてしかとらえることができず，ただ身体にのみ関心を集中させてしまいやすい。しかし，身体面の快適さを超越して対人交流や趣味などを積極的に行おうとする人は，高齢期を楽しむことができるだろう。

自我超越と ▶　そして，第3の段階は，**自我超越対自我没入**である。ここでの発達課題はエ
自我没入　リクソンの発達課題と同じで，危機を死の予感としている。自分自身の死が近くなると，自分の人生をふり返る。その際に，自分たちの子どもをみごとに育

てたこと，あるいは職業やその他の活動を通じて未来に貢献し，自分を役だたせてきたことを悟ることができるならば，落ち着いて自我の消滅，すなわち死を受け入れることができるだろう。しかし，人生をふり返り，なんら価値を見いだすことができなければ，人は死を恐れ，生に固執することになる。

なお，ペックは発達段階に明確な年齢を示していない。それは，発達段階と生活年齢を切り離すことで，何歳のときにどの段階にあるかは個人によってそれぞれ異なることを強調するためである。

ゼミナール
復習と課題

❶ さまざまな研究者の発達段階について，まとめてみよう。

❷ 乳幼児期～児童期の知的発達について，ピアジェの感覚運動期・前操作期・具体的操作期・形式的操作期に分けてまとめてみよう。

❸ 青年期・成人期・高齢期それぞれの発達課題にはどのようなものがあるか，調べてみよう。

参考文献
1)無藤隆・子安増生編：発達心理学1．東京大学出版会，2011．
2)無藤隆・子安増生編：発達心理学2．東京大学出版会，2013．
3)ジョージ・バターワース，マーガレット・ハリス著，村井潤一監訳：発達心理学の基本を学ぶ――人間発達の生物学的・文化的基盤．ミネルヴァ書房，1997．

推薦図書
1)久世妙子ほか：発達心理学入門，新版．有斐閣，1990．
2)山下富美代編著：図解雑学発達心理学．ナツメ社，2002．

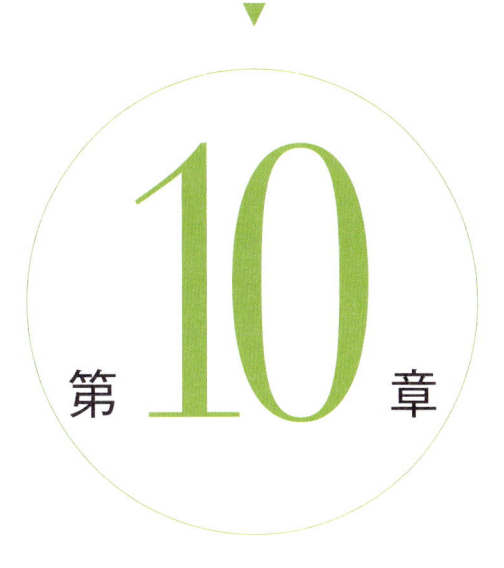

第 **10** 章

心理臨床

A｜心理臨床と臨床心理学

　　心理臨床とは，悩み苦しんでいる人を援助するための実践活動をいう。また，臨床心理学とは，心に問題をもった人々にアプローチするための心理学の一分野である。戸川(1971)によると，心理学的実践活動が心理臨床であり，そのための基礎心理学が臨床心理学であるとされ，両者には実践と理論の違いというニュアンスがある。また，臨床心理学が心の病や問題を対象にしているのに対して，心理臨床はその予防やより健やかで生きがいのある人生をおくるための対人的援助をも対象にしている。

　　本章では，心理臨床という観点から，臨床心理学の主要な研究領域である心の問題とそのアセスメントのほか，心の適応と不適応，心理療法について解説する。

B｜心の適応と不適応

①ストレスと適応

1　ストレスと汎適応症候群

ストレスとは▶　ストレス stress とは，本来，「苦痛」をあらわすディストレス distress が短くなった単語であり，物体を圧縮したり引きのばしたりしたときにその物体に生じる「ひずみ」を意味する機械工学の用語である。一方，心理学においては，「個人の適応に要求がなされたときの生理的または心理的緊張状態」と定義される。このように，ストレスという言葉が心理学用語として用いられるようになったきっかけには，セリエ Selye, H.(1936)による生理的ストレスの発見がある。

ストレス反応と▶　セリエは，ネズミに卵巣や胎盤の抽出液，ホルマリンなどを注射したり，外ストレッサー　傷を与えたり，極端な寒冷環境や混雑環境においた場合，それらの刺激に応じた特定の反応が生じるとともに，刺激にかかわりなく共通した身体的反応が生じることを発見した(▶表10-1)。これら身体的反応は，外的に加えられた刺激に対して生体内部の安定性や恒常性を維持するために生じる適応的な反応であることから，汎適応症候群とよばれる。そして，この汎適応症候群はストレス反応，汎適応症候群を引きおこす各種の外的刺激はストレッサーとよばれる。

▶表10-1　汎適応症候群の3つの症候

副腎皮質の肥大	副腎皮質は免疫機能を抑制するコルチコイドを分泌する。副腎皮質の肥大は，過剰な免疫機能の活動を抑制するために大量のコルチコイドを分泌するために生じる。
胸腺・リンパ節の萎縮	胸腺は外部からの有害刺激に反撃するリンパ球の成熟の場で，リンパ節はそのリンパ球を貯蔵する。胸腺・リンパ節の萎縮は，有害刺激に反撃するため，リンパ球を大量に放出した結果生じる。
胃・十二指腸潰瘍	交感神経系が亢進すると，胃や十二指腸などが不活発になる。この不活発な状態が続くと，胃や十二指腸の内壁に傷がつき，出血する。それがやがて潰瘍となる。

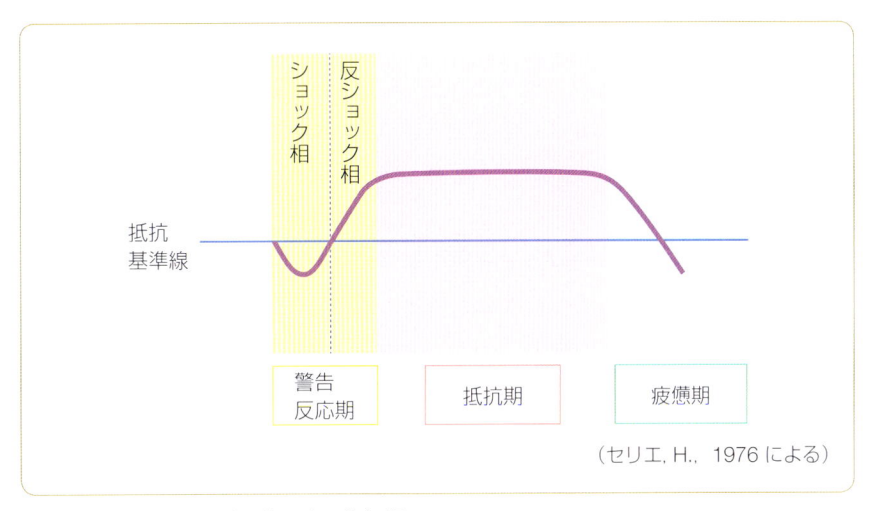

▶図10-1　汎適応症候群の時間的経過

汎適応症候群の時間的経過 ▶

　ストレッサーが加わりつづけた場合の汎適応症候群の時間的経過と生体の抵抗力との関係について，セリエは，図10-1に示した図を用いて説明している。

　生体に対してストレッサーが加えられた直後の時期は，**警告反応期**とよばれる。生体はストレッサーに対して無防備であるため，ショック相では抵抗力が一時的に低下するが，しばらくすると反ショック相に移行し，生体の安定性と恒常性を維持するために抵抗が始まる。

　つづく**抵抗期**は，ストレッサーに対する抵抗(特異的抵抗)がさらに高まる時期である。しかし，適応のためのエネルギーは特定のストレッサーに集中しているため，それ以外のストレッサーに対する抵抗(交絡抵抗)は低下する。

　そして**疲憊期**は，生体の適応エネルギーが限界に達して，特異的抵抗も低下する時期である。この時期でもストレッサーが加わりつづけると，胃潰瘍や気管支喘息，高血圧などの心身症や心の問題としての適応障害を発症することになる(▶204ページ)。

2 心理的ストレス

心理的ストレス反応

セリエは、有害物質や外傷などの物理的ストレッサーについて研究していった。私たちの日常生活では、対人関係や仕事上の問題、健康上の問題、家族関係や経済状況などの生活上のできごとが心理的ストレッサーとなり、一般適応症候群とともに不安や焦燥感・不快感といった心理的ストレス反応を引きおこす。

ライフイベントとストレス

どのような生活上のできごとが心理的ストレッサーとなるかについて、ホルムズ Holmes, T. H. とレイ Rahe, R. H. (1967) は、ライフイベントという観点からとらえ、社会的再適応評価尺度として整理している（▶表 10-2）。ライフイベントとは、個人的な生活の変化をもたらし、再適応することを要求される生活上のできごとである。人間は発達する生き物であるが以上、日々の生活で変化が生じるのは当然である。しかし、このようなライフイベントが短期間に重なって生じると、身体的・心理的ストレス反応を引きおこすことになる。

ホルムズとレイは、43 項目のライフイベントを取り上げ、そのライフイベントが生じてからもとの生活に戻るまでの時間を最大 100 点として評価した LCU 得点（生活変化単位得点）を算出した。これが社会的再適応評価尺度である。この尺度によると、過去 1 年間の LCU 得点の合計が 150 点以上の場合には 5 割以上、300 点以上の場合には 8 割以上になんらかの身体疾患が生じると、されている。

▶表 10-2 社会的再適応評価尺度

順位	出来事	LCU 得点	順位	出来事	LCU 得点
1	配偶者の死	100	23	息子や娘が家を離れる	29
2	離婚	73	24	親戚とのトラブル	29
3	夫婦別居生活	65	25	個人的な輝かしい成功	28
4	拘留	63	26	妻の就職や離職	26
5	親族の死	63	27	就学・卒業	26
6	個人のけがや病気	53	28	生活条件の変化	25
7	結婚	50	29	個人的習慣の修正	24
8	解雇・失業	47	30	上司とのトラブル	23
9	夫婦の和解・調停	45	31	労働条件の変化	20
10	退職	45	32	住居の変更	20
11	家族の健康上の大きな変化	44	33	学校をかわる（転校）	20
12	妊娠	40	34	レクリエーションの変化	19
13	性的障害	39	35	教会活動の変化	19
14	新たな家族構成員の増加	39	36	社会活動の変化	18
15	仕事の再調整	39	37	1 万ドル以下の抵当（借金）	17
16	経済状態の大きな変化	38	38	睡眠習慣の変化	16
17	親友の死	37	39	団らんする家族の数の変化	15
18	転職	36	40	食習慣の変化	15
19	配偶者との口論の頻度の変化	35	41	休眠	13
20	1 万ドル以上の抵当（借金）	31	42	クリスマス	12
21	担保、貸付金の損失	30	43	わずかな違法行為	11
22	仕事上の責任の変化	29			

（ホルムズ, T. H., レイ, R. H. 1967 による）

3 心理的ストレス理論

同じ心理的ストレッサーでも，すべての人に同じストレス反応を生じさせるわけではない。たとえば，「離婚」という生活事件を経験した場合，深刻な苦痛を感じる人もいれば，これまでのストレスから解放されて精神的安定を回復する人もいるだろう。こうしたストレス反応の違いについて，ラザルスLazarus, R. S.(1984)は，**心理的ストレスモデル**を提唱している。このモデルでは，図10-2に示すように，心理的ストレッサーによってストレス反応が生じるかどうかは，**認知的評価**と**対処行動（コーピング）**の過程によって決まると考える。

認知的評価▶ ここでいう認知的評価とは，心理的ストレッサーを脅威として認知する過程をいう。あるストレッサーが脅威であると認知するかどうかは，その人の性格や信念の影響を受ける。たとえば，人前でのスピーチは，内向的な人にとっては脅威となるが，外向的な人にとっては脅威にならない。また，仕事上のささいな失敗も，「仕事は完璧でなければならない」というかたい信念をもつ人にとっては重大なストレッサーとなるが，「仕事は完璧でなければならないが，失敗することもある」と考える人にとっては，大きなストレッサーにはならないだろう。

対処行動▶ 一方，対処行動とは，脅威と認知した状況（ストレッサー）を克服するための適応行動である。広くは，第7章で説明したフロイトの防衛機制（▶130ページ）も含まれる。

この対処行動は，ラザルスによると，**問題焦点型対処行動**と**情動焦点型対処行動**に大きく区分される。前者は，「問題解決に向けて情報を収集する」「計画をたてる」「具体的に行動する」など，ストレス状況を積極的に解決する対処行動である。一方，後者は「考えるのをやめる」「問題の意味をとらえ直す」など，ストレス状況によって生じる感情の調整をはかる対処行動である。

一般に，情動焦点型対処行動より問題焦点型対処行動のほうがストレス反応を軽減するが，長期的で対処不可能なストレッサーの場合には情動焦点型対処

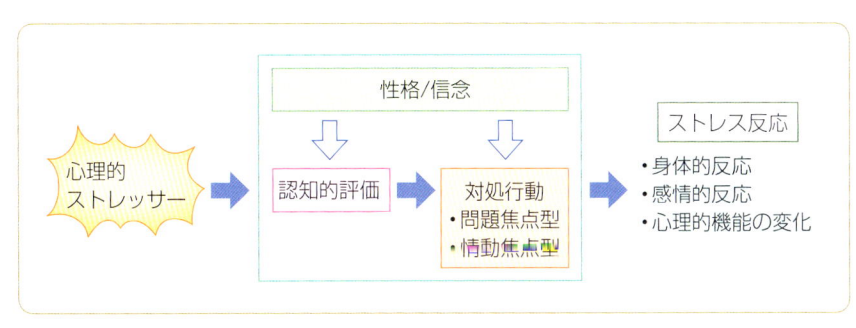

▶図10-2　ラザルスの心理的ストレスモデル

行動のほうがストレス反応のさらなる上昇を抑制する。

ストレス反応 ▶　ストレッサーを脅威と評価し，それに対する適切な対処行動がとれないと，動悸，発汗などの身体的反応のほか，不安や緊張，焦燥感などの感情的反応，視野狭窄や思考・行動の活動水準の上昇など心理的機能の変化といったストレス反応が生じる。これらは，ストレッサーへの対処行動を促す適応的な側面をもつ。

　しかし，このストレス状況が長期化すると，抑うつや無力感，絶望感，集中力の低下や思考の混乱，健忘などの不適応的な症候があらわれ，さらには後述する**心身症**や**適応障害**，また第 11 章で説明する**バーンアウト（燃えつき症候群）**を引きおこし，場合によっては各種の精神障害の引き金となる。

4 ストレス反応の個人差

　前述したように，ストレッサーに対する認知的評価や対処行動は，信念や性格の影響を受ける。信念の例として，第 6 章で説明した学習性無力感の説明スタイル（▶118ページ），後述するイラショナルビリーフや推論の誤りなどがある。性格の例としては，以下のタイプ A 行動パターンとタイプ C 行動パターンがある。

タイプ A ▶
行動パターン　**タイプ A 行動パターン**とは，フリードマン Friedman, M. とローゼンマン Rosenman, R. H. ら（1964）が明らかにした虚血性心疾患患者（狭心症・心筋梗塞）の性格・行動的特徴である（▶表 10-3）。その性格・行動的特徴は，① 過度の活動性（成功のために努力する，疲労や苦痛を感じない，責任感が強い），② 時間的切迫（いつも時間に追われている），③ 競争（負けず嫌い，早口で話を先取りする），④ 攻撃（自己主張が強い，気が短い，他人に厳しい）にまとめられる。これらの特徴をもつ人は，そうでない人に比べ，みずから心理的ストレッサーをつくり出し，慢性的なストレス状態にあることが多いため，心臓への負担が大きいと考えられる。

タイプ C ▶
行動パターン　一方，**タイプ C 行動パターン**とは，テモショック Temoshok, L.（1987）によって明らかにされたがん患者の性格特徴である（▶表 10-4）。この性格特徴の人々は，怒り・恐れを抑制するため，適切なコーピングができず，絶望感・抑うつ

▶表 10-3　タイプ A 行動パターンの特徴

性格面	行動面
①強い目標達成衝動	①爆発的で早口のしゃべり方
②競争心おう盛	②多動である
③野心的	③食事のスピードが速い
④時間に追われている感じをもつ	④一度に多くのことをやろうとする
⑤性急でいらつきやすい	⑤いらだちを態度にあらわす
⑥過敏で警戒的	⑥挑戦的な言動
	⑦特徴的なしぐさや神経質な癖

▶表 10-4　タイプ C 行動パターンの性格特徴

①怒りを表出しない。過去においても現在においても，怒りの感情に気づかないことが多い。
②ほかのネガティブな感情，すなわち不安，恐れ，悲しみも経験したり表出したりしない。
③仕事や人づきあい，家族関係において，忍耐強く，控えめで，協力的で譲歩をいとわない。権威に対して従順である。
④他人の要求を満たそうと気づかいすぎ，自分の要求は十分に満たそうとしない。極端に自己犠牲的になることが多い。

（テモショック,L. ら，1987 による）

に陥ると考えられる。

　アイゼンク Eysenk, H. J.(1991)は，タイプ A 行動パターンとタイプ C 行動パターン，そしてどちらにも属さない適応的なタイプ B 行動パターンの人々の死亡原因(心疾患とがん)別の死亡率を調査した。その結果，心疾患の死亡率がタイプ A 行動パターンで高く，がんの死亡率がタイプ C 行動パターンで高いことが明らかとなった。

② 心の問題と心理学の役割

1　心の問題のとらえ方

　人間は生きていくなかで，環境に適応し，ストレスに対処しながら発達をとげる。一方，その適応メカニズムに支障が生じ，ストレスに適切に対処できないと，心の問題をかかえることもある。このような心の問題を解明し，その軽減・解消に対応するのも心理学の重要な役割である。

心理アセスメント▶　しかし，その一方で，心の問題とはなにかを明確にすることは，非常にむずかしい。それは，なにが問題でなにが問題でないのか，言いかえれば，なにが異常でなにが正常であるかは，1 つの基準で明確に分類できるものではないためである。したがって，心理学では性格検査や知能検査などのテストや臨床的面接・観察を通じて，多面的かつ相対的に問題を検討する。このように対象となる事例の情報を収集し，心理的問題を査定する作業を**心理アセスメント**という。

　心理アセスメントでは，第 1 章で説明した心理学の研究方法(▶9 ページ)のうち，会話を通じて情報を得る**面接法**，行動を観察することによって情報を得る**観察法**，テストなどのような課題の遂行結果から情報を得る**検査法**を用いて情報を収集する。とくに心理アセスメントにおける面接法は，単にクライエントの情報を収集する(調査的面接法)だけでなく，クライエントの問題を解決するために行われることが多い(臨床的面接法)。

　また，この心理アセスメントにおいて正常か異常かを査定する際には，**表**

▶表 10-5　心理アセスメントにおける正常と異常の基準

①適応的基準	社会に対して適応している場合を正常，適応できない場合を異常であるとする考え方。
②価値的基準	道徳や法律などの判断のための規範の範囲内にある場合を正常，規範から逸脱している場合を異常とする考え方。
③統計的基準	集団のなかで統計的平均に近い場合を正常，平均からのかたよりが大きい場合を異常とする考え方。
④病理的基準	精神医学的診断によって，健康と判断された場合を正常，疾病と判断された場合を異常とする考え方。

10-5 に示す ① 適応的基準(適応－不適応)，② 価値的基準(規範－逸脱)，③ 統計的基準(平均－かたより)，④ 病理的基準(健康－疾病)の 4 次元の基準の情報を統合して判断する。

精神疾患と精神障害　心の問題を示す用語に，**精神疾患**や**精神障害**がある。精神疾患は，病理的基準における異常で，病因，症状，経過，予後が明確に定義されているものをいう。一方，精神障害は，これら 4 つの基準の総合的な判断から異常であるとみなされもので，原因にかかわらず心理的，社会的，あるいは生物学的に機能不全が生じているものをいう。

また，疾患という場合には完治可能なものをさすのに対し，障害という場合には治療したとしても日常生活に支障が出る可能性があるものをさす。しかし，心の問題の場合，原因が明確に定義できるものが少なく，またどの状態が完治したといえるかが不明確である。そのため，近年では精神障害と精神疾患を厳密に区別せず，ほぼ同義として用いられることが多い。

2　精神疾患・障害の分類

分類の方法▶　精神医学の基礎を築いたクレペリン Kraepelin, E.(1913)は，精神疾患を**外因性**(身体的な原因が明らか)，**内因性**(明確な証拠はないが遺伝的素因があると考えられる)，**心因性**(心理的原因が明らか)に分類している。このような疾患の原因に基づく分類を**病因論的分類**という。しかし，前述したように，今日でも精神疾患の身体的原因は解明されていない。そのことから，現在では複数の症状のまとまりである症候群を基準とする**操作的分類**(そうさ)が主流となっている。この操作的分類による診断基準の代表例が，ICD と DSM である。

ICD▶　国際疾病分類(ICD)は，異なる国や地域から，異なる時点で集計された死亡や疾病のデータの体系的な記録，分析，解釈および比較を行うため，世界保健機関(WHO)が作成した分類である。1900 年の国際死因分類(ILCD)から始まり，ほぼ 10 年おきに改訂されて，現在では 1990 年に発表された ICD-10 が使用されている。ICD-10 では，身体と精神のすべての疾病を分類することを目的としており，精神障害(ICD-10 では精神および行動の障害)は，コード F として分類され，表 10-6 のように，さらに細かく F00〜F99 の下位項目に分類

▶表 10-6　ICD-10 の「精神及び行動の障害」のおおまかな分類

F00〜09	症状性を含む器質性精神障害
F10〜19	精神作用物質使用による精神及び行動の障害
F20〜29	統合失調症，統合失調型障害及び妄想性障害
F30〜39	気分(感情)障害
F40〜48	神経症性障害，ストレス関連障害及び身体表現性障害
F50〜59	生理的障害及び身体的要因に関連した行動症候群
F60〜69	成人の人格及び行動の障害
F70〜79	知的障害(精神遅滞)
F80〜89	心理的発達の障害
F90〜98	小児(児童)期及び青年期に通常発症する行動及び情緒の障害
F99	詳細不明の精神障害

▶表 10-7　DSM-5 による精神障害の分類

1. 神経発達症群／神経発達障害群
2. 統合失調症スペクトラム障害およびその他の精神病性障害群
3. 双極性障害および関連障害群
4. 抑うつ障害群
5. 不安症群／不安障害群
6. 強迫症および関連症群／強迫性障害および関連障害群
7. 心的外傷およびストレス因関連障害群
8. 解離症群／解離性障害群
9. 身体症状症および関連症群
10. 食行動障害および摂食障害群
11. 排泄症群
12. 睡眠－覚醒障害群
13. 性機能不全群
14. 性別違和
15. 秩序破壊的・衝動制御・素行症群
16. 物質関連障害および嗜癖性障害群
17. 神経認知障害群
18. パーソナリティ障害群
19. パラフィリア障害群
20. その他の精神疾患群
21. 医薬品誘発性運動症群および他の医薬品有害作用
22. 臨床的関与の対象となることのある他の状態

される。

DSM▶　一方，『精神疾患の診断・統計マニュアル』(DSM)は，アメリカ精神医学会が作成する精神障害についての診断基準である。1952 年の DSM-Ⅰから始まり，現在では 2014 年に発表された DSM-5 が使われている。

　DSM-5 では，表 10-7 に示すように精神障害が大きく 22 のカテゴリーに分類されており，さらにこれらは細分化されて，小さなカテゴリーは 400 に及ぶ。DSM の特徴は，DSM-Ⅲより導入された，カテゴリー診断である。カテゴリー診断とは，各精神障害の症状や特徴を列挙した一覧を作成して，その症状や特徴のうち特定の個数以上があてはまっていれば，その精神障害であると診断するものである。

　また，DSM-Ⅲから DSM-Ⅳまでは，多軸診断システムが採用されていた。これは，Ⅰ軸：臨床症候群，Ⅱ軸：人格障害と知的障害，Ⅲ軸：身体疾患，Ⅳ軸：心理社会的問題とストレス，Ⅴ軸：生活適応度の 5 つの軸からなり，これら軸から 1 人の人物を総合的にとらえようとするものである。DSM-5 では，この多軸評定システムにかわり，各種の精神障害の重症度をパーセント表示(%表示)であらわす多元的診断が採用されている。

③ さまざまな心の問題

1　心身症と適応障害

　　前述したように，ストレス反応は，ストレッサーに対応するための身体的・心理的反応である。したがって，ストレス反応自体は適応的であるが，この状態が長期にわたり継続したり，ストレッサーの刺激が強すぎたりすると，心身に大きな負担をかけ，さまざまな問題を引きおこすことになる。そのうち身体面にあらわれる問題が**心身症**であり，心理面にあらわれる問題が**適応障害**である。

心身症▶　心身症は，「身体疾患の中で，その発症や経過に心理社会的な因子が密接に関与し，器質的ないし機能的障害が認められる病態をいう。ただし，神経症やうつ病など，他の精神障害に伴う身体症状は除外する」（日本心身医学会, 1991）と定義される。

　　ここでいう心理社会的な因子とは心理的ストレッサーをさし，病態とは特定の病名ではなく病的な状態を意味する。したがって，心身症に伴う身体疾患は**表10-8**に示すように，きわめて多様である。ただし，これらの身体疾患は，心理的ストレッサーが関与していない場合にもおこることがある。

適応障害▶　一方，適応障害とは，ある特定の心理的ストレッサーが，その人にとってつらく耐えがたく感じられ，そのために心理面や行動面に症状があらわれることをいう。DSM-5では後述する心的外傷およびストレス因関連障害群に分類され，**表10-9**の通り定義される。

　　具体的な心理的症状としては不安，抑うつ，焦燥感（しょうそう），過敏，混乱などがあり，行動的症状としては不登校，出勤拒否，対人トラブル，家庭内暴力，アルコール依存などがある。ただし，これら症状は，ほかのさまざまな精神障害の

▶表10-8　代表的な心身症

呼吸器系	気管支喘息，過換気症候群など
循環器系	本態性高血圧症，冠動脈疾患，不整脈など
消化器系	胃・十二指腸潰瘍，慢性胃炎，過敏性腸症候群，慢性肝炎，慢性膵炎など
内分泌・代謝系	摂食障害，甲状腺機能亢進症，糖尿病など
神経・筋系	筋収縮性頭痛，片頭痛，痙性斜頸（けいせいしゃけい），書痙（しょけい），自律神経失調症など
泌尿器・生殖器系	夜尿症，遺尿症，神経性頻尿など
皮膚系	蕁麻疹（じんましん），アトピー性皮膚炎，円形性脱毛症，多汗症，皮膚瘙痒症（そうよう）など
整形外科領域	関節リウマチ，全身性筋痛症，腰痛症，肩こりなど
産婦人科領域	更年期障害，月経前症候群，月経異常など

▶表 10-9　適応障害の診断基準（DSM-5）

A. はっきりと確認できるストレス因に反応して，そのストレス因の始まりから3か月以内に情動面または行動面の症状が出現
B. これらの症状や行動は臨床的に意味のあるもので，それは以下のうち1つまたは両方の証拠がある
　（1）症状の重症度や表現型に影響を与えうる外的文脈や文化的要因を考慮に入れても，そのストレス因に不釣り合いな程度や強度をもつ著しい苦痛
　（2）社会的，職業的，または他の重要な領域における機能の重大な障害
C. そのストレス関連障害は他の精神疾患の基準を満たしていないし，すでに存在している精神疾患の単なる悪化でもない
D. その症状は正常の死別反応を示すものではない
E. そのストレス因，またはその結果がひとたび終結すると，症状がその後さらに6か月以上持続することはない

（日本精神神経学会　日本語版用語監修，髙橋三郎・大野裕監訳：DSM-5 精神疾患の分類と診断の手引．pp.284-285，医学書院，2014 による）

症状にもあてはまる。そのため適応障害と診断する場合，表 10-9 の診断基準のCに記載されているように，精神疾患の基準を満たしていないという条件がつく。すなわち，不安という症状があっても，それがほかの精神障害の診断基準を満たしていれば，適応障害とは診断されないのである。それとともに，ある程度重症であればほかの精神障害名がつけられることになるので，「特定の精神障害というほどではないが，心の問題で日常生活に支障をきたしている状態」というニュアンスがある。

2 神経症性障害

　神経症性障害とは，不安を中核とする不適応状態をまとめた概念で，かつては神経症（ノイローゼ）とよばれていた。後述する統合失調症などの精神疾患では原因が脳疾患を前提とする内因性であるのに対して，神経症では葛藤を伴う悩みや心的外傷などの深刻な心理的ストレッサーがおもな原因であると考えられる。しかし，現在では，神経症のさまざまな症状は異なる複数のメカニズムとみなされるようになり，DSM-III以降ではこの名称は使われなくなり，かわって**不安障害**，**身体表現性障害**，**解離性障害**，さらに後述する**気分障害**という障害名で分類されるようになった。

不安障害▶　不安障害とは，不安感を中核とする症状である。DSM-5では**不安症群／不安障害群**とよばれ，表 10-10 に示すもののほか，物質・医薬品誘発性不安症／物質・医薬品誘発性不安障害などに分類される。以前は，不安障害のなかに**強迫性障害**と**心的外傷後ストレス障害（PTSD）**および**急性ストレス障害**が含まれていたが，DSM-5ではそれぞれ表 10-11 に示す「強迫症および関連症群／強迫性障害および関連障害群」と表 10-12 に示す「心的外傷およびストレス因関連障害群」として独立している。

▶表 10-10　おもな不安症群／不安障害群の分類

分離不安症／分離不安障害	愛着をもっている人物からの分離に関する，発達的に不適切で，過剰な恐怖または不安。
選択性緘黙	話す能力があるにもかかわらず，学校などの特定の社会状況では話すことができない現象。
限局性恐怖症	特定の対象または状況（飛行，高所，動物，注射，血など）への顕著な恐れと不安。
社交不安症／社交不安障害（社交恐怖）	よく知らない人たちの前で注視をあびるかもしれない状況または行為をするという状況に対する顕著で持続的な恐怖。
パニック症／パニック障害	繰り返し引きおこされる予期しないパニック発作（混雑している閉鎖的な狭い空間などで，突然，強いストレスをおぼえ，動悸，息切れ，めまいなどが生じる）。
広場恐怖症	公共の交通機関や広い場所，店や劇場，群衆のなかなどに対する恐怖と不安。またそのような状況の回避。
全般性不安症／全般性不安障害	仕事や学業，将来，天災，事故，病気などのさまざまなできごとまたは活動に対する過剰な不安と心配。

▶表 10-11　おもな強迫症および関連症群／強迫性障害および関連障害群の分類

強迫症／強迫性障害	自分の意に反して不合理な行為や思考を反復してしまう。行為を繰り返すことを強迫行為，思考を繰り返すことを強迫観念という。
醜形恐怖症／身体醜形障害	他人には認識できないようなささいな身体上の外見の欠陥や欠点にとらわれる。
ためこみ症	実際の価値とは関係なく，所有物を捨てることが困難で，過度に収集してしまう状態。
抜毛症	繰り返し体毛を抜く行為。その結果体毛を喪失する。
皮膚むしり症	皮膚の損傷を引きおこすほどに皮膚をむしる行為。

▶表 10-12　おもな心的外傷およびストレス因関連障害群の分類

反応性アタッチメント障害／反応性愛着障害	社会的ネグレクト（乳幼児期の適切な養育の欠如）によって生じる 5 歳以前の子どもの養育者に対するアタッチメント（愛着）の欠如と未発達。
脱抑制型対人交流障害	社会的ネグレクトによって生じるほとんど初対面の人への不適切で過度ななれなれしさ。
心的外傷後ストレス障害	生命や身体に脅威を感じるような強い精神的衝撃を及ぼす心的外傷体験によって，数か月～数年後に生じる恐怖，無力感，戦慄などの感情的反応。
急性ストレス障害	生命や身体に脅威を感じるような強い精神的衝撃を及ぼす心的外傷体験の直後に生じる恐怖，無力感，戦慄などの感情的反応。
適応障害	はっきりと確認できるストレス因に反応して，不つり合いな程度や強度をもつ著しい苦痛（▶表 10-9）。

身体表現性障害・
解離性障害 ▶ 身体表現性障害と解離性障害は，神経症の一種であるヒステリーとしてまとめられていた障害で，以前はそれぞれ転換ヒステリー，解離性ヒステリーとよばれていた。前者は不安，後者は心的外傷に起因し，それら心的ストレスに対する防衛が不適応的・病的に発展したものと考えられる。**身体表現性障害**は，身体疾患がないにもかかわらず身体的苦痛を訴える障害をいう。**身体化障害**(頭痛や腹痛，腰痛，疲労感を訴えつづける)や**転換性障害**(感覚麻痺や失明，失声，運動麻痺が生じる)のほか，**心気症**(ささいな身体の違和感を重大な疾患と思い込む)や**身体醜形障害**(自分の外形に欠陥があると過剰に思い込む)などがある。

一方，**解離性障害**は，記憶，思考，パーソナリティの全体あるいは部分にまとまりがなくなる症状をいう。**解離性健忘**(ある期間の記憶がまったく想起できなくなる)，**解離性同一性障害**(1人の人物のなかに2人以上のパーソナリティが存在する)，**離人性障害**(自分の身体から自分が遊離しているように感じる)などがある。

3 パーソナリティ障害

パーソナリティ障害とは，認知・感情・対人関係・衝動の制御などのパターン，すなわちパーソナリティが，所属する文化から期待されているものよりも著しくかたより，社会的・職業的に支障をきたしている状態をいう。パーソナリティにある程度のかたよりがあるのは当然であるが，パーソナリティ障害の場合は，それが極端であり，柔軟性がなく，長期にわたっていること，さらに機能上の問題をかかえていることが条件となる。

パーソナリティ障害は，前述の神経症性障害や後述の気分障害，統合失調症，さらには正常圏にも一部重なるが，それらとは異なるものとして位置づけられる。そのため，正常な状態とはいえないが，病気であるともいえない。また，本人が苦痛を感じるというより，社会生活がうまくいかなかったり，周囲の人々が悩みをかかえることも多い。このパーソナリティ障害は，**表10-13**に示すように，大きく3つに分類される。

4 気分障害と統合失調症

気分障害 ▶ **気分障害**とは，気分と意欲が障害される一群の精神障害をいう。人は誰でも気分の変調を経験するが，気分障害では気分変調の程度が著しく，睡眠障害などの身体的症状を伴う。DSM-5では，気分障害という名称がなくなり，抑うつ障害群と双極性障害および関連症候群の2つに分類されている。

抑うつ障害群の代表である**うつ病**は，**表10-14**に示す症状のうち，少なくとも，①抑うつ気分，または②興味または意欲の喪失を含んだ5つ以上が2週間続く場合をいう。このように，うつ病は気分の落ち込みを中核とする精神障害であるが，気分・感情の自覚がなく，疲れやすさ，身体の痛み，吐きけ，

▶表 10-13　パーソナリティ障害の分類

A 群：奇異型

①猜疑性(妄想性)パーソナリティ障害：他人を悪意あるものとして解釈する，不信や疑い深さを特徴とする。
②シゾイド(スキゾイド)パーソナリティ障害：非社交的で，対人関係場面での感情表現が乏しいことを特徴とする。
③統合失調症型パーソナリティ障害：親密な関係で急に不快になるなど，風がわりな知覚や言動を特徴とする。

B 群：劇的型

①反社会性パーソナリティ障害：他者の権利を無視し侵害する反社会的で衝動的行動を特徴とする。
②境界性パーソナリティ障害：対人関係，自己像，感情の不安定および著しい衝動性を特徴とする。
③演技性パーソナリティ障害：感情の激しさと，他者の注意を引こうとする外見や演技的行動を特徴とする。
④自己愛性パーソナリティ障害：傲慢・尊大な態度，賛美されたい欲求，共感性の欠如を特徴とする。

C 群：不安型

①回避性パーソナリティ障害：自己についての不全感が強く，否定的評価を極端に恐れるため，他者とのかかわりを回避する傾向を特徴とする。
②依存性パーソナリティ障害：他者へ依存したいという過度の欲求と，従属的でしがみつく行動を特徴とする。
③強迫性パーソナリティ障害：柔軟性や開放性，効率性を犠牲にしてでも，一定の秩序を保つことに固執する行動を特徴とする。

▶表 10-14　抑うつの症状

抑うつ気分	悲しみ，空虚感，絶望などの気分や涙を流すなどの行動。
興味・喜びの喪失	1 日中ほとんどの活動における興味または喜びの著しい減退。
食欲の異常	1 か月で 5%以上の体重の変化，あるいはほとんどの食欲の減退あるいは増加。
睡眠の異常	ほとんど毎日の不眠または過眠。
焦燥または抑止	落ち着かずせわしない行動，あるいは考えや行動が遅くなる。
易疲労性や気力の減退	活動していなくても生じる疲労感，気力の減退。
無価値感や罪責観	自分を生きる価値がないと感じる，または不適切に自分を罪深い存在だと感じる。
思考力や集中力の減退や決断困難	集中力が欠如し，考えがまとまらず，ささいなことでも決定ができない。
自殺念慮	死やその方法について，繰り返し考える。

不眠などの身体的症状がおもにあらわれる場合がある。これを**仮面うつ病**という。一方，**双極性障害**は，以前は**躁うつ病**と表現したもので，前述の抑うつ症状と，表 10-15 に示す高揚した躁状態の 2 つの状態が繰り返しあらわれることをいう。

▶表 10-15　躁状態の症状

気分の高揚	気分が異常に高まり，開放的または易怒的になる。
自尊心の肥大	自分に特別な能力があると思い込む。
睡眠欲求の減少	わずかな睡眠時間でも十分に睡眠がとれたと感じる。
多弁	早口でよくしゃべる。または，しゃべらなければならない切迫感がある。
観念奔逸	考えが次々にわきおこり，それらがせめぎ合う。
注意散漫	外的刺激によって，簡単に注意がそれる。
目標志向性の活動の増加・焦燥	仕事や勉学，異性関係などの活動が活発となり，落ち着いていられない。
快楽的活動への集中	買いあさり，無分別な異性関係，事業投資に夢中になる。

▶表 10-16　統合失調症の分類

破瓜(解体)型	思春(破瓜)期にゆっくり発症。自分の殻に閉じこもるタイプ。思考が障害され，ひとりごとを言ったり笑ったりしかめ面をしたりする。断片的で一時的な妄想や幻覚がある。回復がゆっくり。
緊張型	おもに 20 歳代で突然発症。「緊張病性興奮」とよばれる非常に興奮した状態か，逆に動きが極端になくなる「昏迷」のどちらかがあらわれ，周囲のはたらきかけにこたえられなくなる。比較的急速に回復。
妄想型	おもに 30 歳代で発症。被害妄想，誇大妄想などの幻覚と妄想が目だつタイプ。意欲低下など陰性症状はあまりないが，妄想のために自閉的になる場合がある。回復は，破瓜型と緊張型の中間。
単純型	破瓜型に似ているが，妄想や幻覚がない。陽性症状はあらわれないまま陰性症状を示し，進行がきわめて緩徐なため，発症の時期がわかりにくい。統合失調症であると気づかれない場合も多い。

統合失調症 ▶　統合失調症は，DSM-5 では「統合失調症スペクトラム障害および他の精神病性障害群」に分類される状態をいう。統合失調症に類似した状態に，統合失調症感情障害や妄想性障害があるが，これらを含めることからスペクトラム障害と名づけられている。その中核である総合失調症は，内因性といわれるが，詳細に検討すると，社会・文化的要因も経過に影響することが知られている。

　症状は多彩で，現実を認識する能力や感情，思考，判断，自我などの幅広い領域に障害が生じ，幻聴や妄想なども出現する。これら症状は，大きく**陽性症状**と**陰性症状**に分類される。前者は幻覚や妄想のような症状をいい，後者は感情の平板化や意欲低下，自閉性などの症状をいう。また，これらの症状および経過，予後などによって，表 10-16 に示す 4 類型に分類される。

C 心理療法

① 心理療法とカウンセリング

1　心理療法とは

　　心理療法とは，一般に，前述した種々の心の問題をかかえる対象者に対して，一定の理論や技法の訓練を受けた専門家が治療的に介入し，その理論や技法に基づいて，それら問題を解決することをいう。したがって，その専門家が受けた訓練の理論や技法によって，治療の対象や介入の方法が異なる。たとえば，治療の対象は，精神疾患や精神障害に関連した問題に限定されることもあれば，これらの範囲には入らない「心の悩み」に限定することもある。また，介入方法についても，薬物投与といった医療行為を伴うものもあれば，医療行為を伴わず言語的・非言語的コミュニケーションのみでアプローチするものもある。

心理療法の共通点▶　このように心理療法はさまざまな種類がある一方で，次のような共通点がある。第1は，心理病理的な問題をかかえている場合であれ，そのような問題をかかえていない場合であれ，主として情緒的問題をもつ人々を対象としていること，第2は，医療行為を伴う場合であるとしても，心理的な手段，すなわちコミュニケーションを主要な介入方法とすることである。

さまざまな▶　主要な心理療法の理論には，以下で説明するフロイト Freud, S. によって創
心理療法　始された**精神分析療法**，学習理論を背景として行動の変容を目的とする**行動療法**，ロジャース Rogers, C. R. によって創始された**来談者中心療法**，認知理論を背景として認知の変容を目的とする**認知行動療法**のほか，問題をかかえる個人だけでなく家族にアプローチする**家族療法**，自己について語ることが自己を形成するという社会構成主義的自己論に立脚した**ナラティブセラピー**，心と身体には相関関係があるとする心身一元論的立場から動作を通じて心にアプローチする**動作療法**，神経症(対人恐怖，不安障害，強迫障害，パニック障害)の療法として森田正馬が創始した**森田療法**など，多くの種類がある。

2　カウンセリングとは

　　カウンセリングについての定義は，立場や考え方によってさまざまであるが，一般的には，面接や相談といった言語的・非言語的コミュニケーションによって，**相談者(カウンセラー)**が専門的な立場から**来談者(クライエント)**の悩みや心理的問題を解決し，心理的な成長をとげるよう援助・支援することをいう。

　　カウンセリングには，狭義と広義の意味がある。狭義の意味は，前述した**心理療法**とほぼ同義である。一方，広義の意味は，教育相談や職業相談，医療・福祉上の相談など，病理的な問題だけでなく，広範囲の適応上の問題に対して，

特定の理論やアプローチにかかわらずさまざまな理論や技法を統合して，心の成長や発達を援助するものである。

② 精神分析療法

精神分析療法は，19世紀末以降，フロイトFreud, S. によって確立された心理療法である。フロイトは，心を構成する意識と無意識のうち，無意識が人間の言動や心の問題までも決定すると考え，心的装置論や防衛機制などの独自の理論を構築した（▶6, 129ページ）。これら精神分析理論は，フロイトが臨床精神科医として精神分析療法を確立していくなかで生み出されたものである。

アンナ・O嬢の▶
治療
　フロイトが精神分析療法を確立したきっかけは，同僚のブロイラーBreuer, J. が治療したアンナ・O嬢の症例であった。アンナは，自身が熱心な看護をしたにもかかわらず父親が死亡したことを契機に，四肢麻痺や感覚麻痺，幻覚，言語障害，多重人格などの**ヒステリー症状**（現在の身体表現性障害と解離性障害）を発症するようになった。また，コップに口をつけて水が飲めないという症状にも苦しめられていた。ブロイラーの治療中に催眠状態に陥った彼女は，突然，幼いころの家庭教師が嫌いであったこと，その家庭教師が飼い犬にコップから直接水を飲ませるのを見て嫌悪感をいだいたこと，しかし当時は失礼なので口には出さなかったことなどを想起し語りはじめた。するとその後，ヒステリー症状は消失したという。このことから，ブロイラーは，催眠下で過去の外傷的体験を語らせることでヒステリー症状は消失すると考え，この治療法を**浄化法（カタルシス法）**と名づけている。

心的装置論▶
　この症例をブロイラーから聞いたフロイトは，さらに考察を深め，人間は過去の外傷的体験の記憶や観念を忘れようと無意識のなかに抑圧しようとするが，それら外傷的体験に伴う感情が出口を求め意識化しようとすることで心的葛藤が生じ，その葛藤がヒステリーなどの神経症症状を引きおこすと考えた。さらに，その後の臨床経験から，無意識に抑圧されているものは，心的外傷体験に伴う感情だけでなく，性的衝動や攻撃的衝動もあるとし，これら衝動の源泉である**エス**，その衝動を抑圧する**超自我**，両者を調整し防衛機制によって衝動を表出する**自我**からなる**心的装置論**を提唱した（▶129ページ）。神経症性障害をはじめ多くの精神障害は，自我が適切に機能しないために，衝動がゆがんで表出した結果であるといえよう。

自由連想法▶
　神経症症状を消失させるためには，無意識のなかの外傷的体験や衝動を意識化する必要があるが，意識が明瞭な状態では超自我や自我が抑圧するため意識化できない。このような抑圧を回避しつつ外傷的体験や衝動を無意識から取り出す方法として，当初，フロイトはブロイラーと同じく催眠を用いた。しかし，一部のクライエントが催眠にかからないことから，**自由連想法**を考案した。自由連想法とは，クライエントを寝椅子に寝かせ，頭に浮かんでくるものを意識

的に選択しないで語らせる方法である。この自由連想法のなかで，抵抗分析，転移分析などの技法を通じて，抑圧していた外傷的体験や衝動をカウンセラーが意識化していく。

抵抗分析▶　**抵抗分析**とは，自由連想法において，① つまらない，② 恥ずかしい，③ 疾患には関係ない，④ 不快だ，⑤ カウンセラーを怒らせるのではないか，と報告をためらうようなことが思い浮かんだとしても報告するよう指示し，その指示があるにもかかわらず，途中で沈黙したり，話すことをためらったりする**抵抗**をとらえる技法である。抵抗は，自由連想法だけではなく，治療の予約に遅れる，キャンセルするなどのかたちであらわれることがある。これら抵抗を指摘し，なにを恐れているのかについてクライエントと一緒に考えることにより，精神障害の原因となる，抑圧された外傷的体験や衝動を意識化することが可能である。

転移分析▶　また，**転移分析**とは，治療が進むなかで生じる，クライエントとカウンセラーとの感情的関係を治療に活用する技法である。治療のなかで，クライエントはカウンセラーに対して不安や恐怖感をいだいたり，逆に依存的欲求をいだいたりする。精神分析療法では，このような感情や欲求は，クライエントが乳幼児期の重要な他者(父親，母親など)にいだいていた感情や欲求をカウンセラーに**転移**したものと考える。したがって，クライエントがカウンセラーにいだく感情や欲求を分析することで，過去の外傷的体験や衝動にアプローチすることができる。

③ 行動療法

行動療法は，古典的条件づけ，オペラント条件づけ，社会的学習理論などの学習理論(▶第5章)に基づいて考案された心理療法の総称で，系統的脱感作法，応用行動分析などがある。

1 系統的脱感作法

系統的脱感作法とは▶　**系統的脱感作法**は，古典的条件づけの理論に基づいて，ウォルピ Wolpe, J.(1958)が開発した心理療法で，おもに心的外傷後ストレス障害(PTSD)や恐怖症などに有効である。この技法では，特定の刺激に対して不安反応を引きおこしている状態に対して，それとは両立しないリラクセーション反応(**拮抗反応**という)を同時に引きおこし，条件づけることによって，不安反応を軽減する。この原理を**逆抑止**という(▶図 10-3)。

実施方法▶　具体的な手続きは，次の通りである。たとえば，対人不安の問題をかかえているクライエントに対して，まず，① 対人不安を感じる場面を複数想起させ，さらにそれら場面での不安の程度を**自覚的障害単位尺度(SUD)**によって 0〜100 点で評価してもらい，表 10-17 のような**不安階層表**にまとめる。

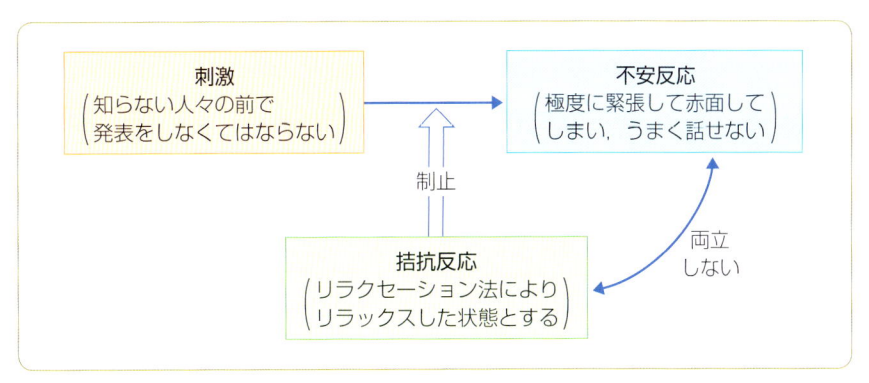

▶図10-3　逆抑止の原理

▶表10-17　不安階層表

不安場面	不安度
1. 同級生の友人と会話をする。	20
2. 学級担当の教員に話しかける。	25
3. 知らない人に話しかける。	30
4. 同級生の友人や知人と議論をする。	40
5. 学級担当の教員と議論をする。	50
6. 知らない人と議論をする。	65
7. 学級の全員の前で発表をする。	75
8. 複数の教員の前で発表をする。	85
9. 知らない人々の前で発表する。	100

▶表10-18　自律訓練法の訓練公式

①背景公式　「気持ちがとても落ち着いている」(安静感訓練)
②第一公式　「両腕，両脚が重たい」(四肢重感練習)
③第二公式　「両腕，両脚があたたかい」(四肢温感練習)
④第三公式　「心臓が規則正しく打っている」(心臓調整練習)
⑤第四公式　「とても楽に呼吸をしている」(呼吸調整練習)
⑥第五公式　「胃のあたりがあたたかい」(腹部温感練習)
⑦第六公式　「額がここちよく涼しい」(額部涼感練習)

(シュルツ, J. H., 1932による)

　それと同時に，②拮抗反応をおこすために，自律訓練法や漸進的リラクセーション法などの方法を教える。自律訓練法とは，表10-18に示す公式をイメージし，自己暗示をかけることによって，自分自身を催眠状態に誘導する技法である。一方，漸進的リラクセーション法とは，筋肉の緊張−弛緩を繰り返すことで心理的リラックスを促す技法である。

　そして，③リラクセーション法で十分にリラックスさせたあとに，不安階層表の最も不安度が低い場面を想起してもらう。場面を想起した際に不安を感じなくなったら再びリラックスさせ，次に不安度が低い場面を想起してもらう。これを繰り返すことで，最終的には不安度が最も高い場面においても，対人不

安を感じなくなる。不安場面を想起できないような場合では，現実場面で脱感作を行う**現実脱感作法(現実エクスポージャー法)**が行われる。

2　応用行動分析

応用行動分析とは▶　**応用行動分析**は，スキナー Skinner, B. F. が明らかにしたオペラント条件づけの理論(▶80 ページ)から発展した行動療法である。オペラント条件づけでは，弁別刺激(べんべつ)によって生じたオペラント行動に強化子(きょうかし)が随伴することで，オペラント行動が強化されたり消去されたりすると考える。応用行動分析は，この「弁別刺激−オペラント行動−強化子」を**「先行刺激−行動−行動の結果」**の枠組みとしてとらえる。またこの枠組みを，不適応行動が生じている場合や適応行動が形成されない場合にあてはめ，その行動を強化・消去する刺激を使って介入することにより，行動の変容をはかる。

実施方法▶　たとえば，いつも授業中に騒ぐ児童の場合，まず，その前後の刺激状況のデータを収集する。そして，直前の刺激状況として「隣(となり)の席の友人がちょっかいを出す」「授業が退屈な内容だった」，直後の刺激状況として「教師が授業を中断する」「隣の席の友人も騒ぎだす」などといったデータが収集されたならば，それらを**図 10-4** の三項随伴性(さんこうずいはんせい)の枠組みにあてはめ，仮説を設定する。最後に，先行刺激：「授業が退屈な内容だった」→行動：「騒ぐ」→行動の結果：「教師が授業を中断」というような仮説を設定したならば，先行刺激を取り除く(「楽しい授業にする」「休憩を入れる」)，行動の結果を取り除く(「授業を継続する」)などの介入を行い，問題行動が減少するかどうか確認する。

　一般に「注意散漫(さんまん)だから」「不真面目な子だから」というように，問題となる行為の原因を行為者に帰属(きぞく)してしまうことが多い。しかし，応用行動分析では，問題行動が生じるのは，その行動を引きおこし強化する刺激状況が原因であると考え，その刺激状況をコントロールすることで，行動の変容をはかる点が最大の特徴である。

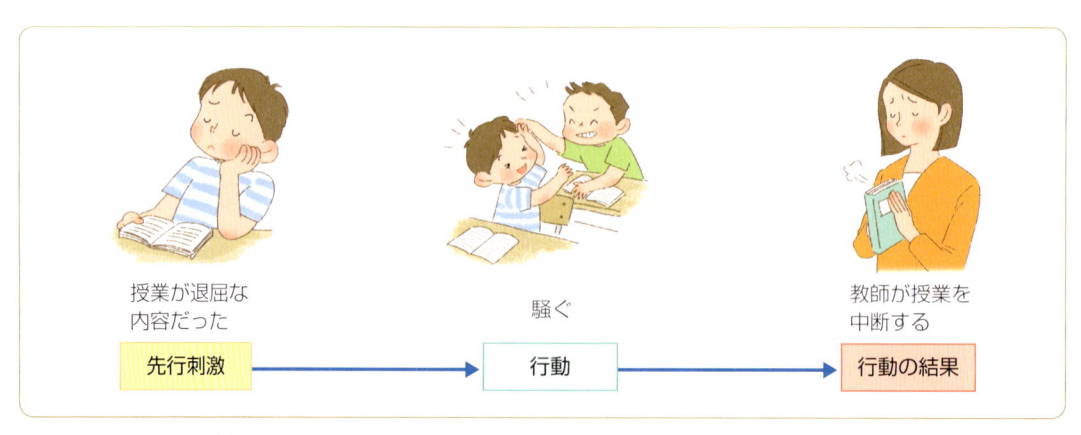

授業が退屈な内容だった　　　　騒ぐ　　　　教師が授業を中断する

先行刺激　　→　　行動　　→　　行動の結果

▶**図 10-4**　三項随伴性

④ 来談者中心療法

来談者中心療法とは ▶ 　来談者中心療法は，ロジャース Rogers, C. R.(1951)により創始された心理療法である。精神分析や行動主義心理学を批判する人間性心理学(▶9ページ)の考えにしたがい，クライエントがかかえる問題を，クライエント本人が自己実現傾向に基づいて主体的に解決することを重視する。カウンセラーはクライエントに特別な指示を与えないことから，こうした心理療法は**非指示的カウンセリング**ともよばれる。

自己像の再統合 ▶ 　来談者中心療法では，精神障害や適応上の問題は，そのクライエントの自己像に混乱があるためだと考える。

　たとえば，来談者中心療法のきっかけとなった女子大学院生ヴィブ Vib の事例について，**表10-19**のように，面接記録を行動と自己像に分けて示すと，カウンセリング前(初回)では，ヴィブが自分の行動をコントロールすることができず，なにごとにもやる気がおきないと訴えており，それが混乱する自己像を反映していることがわかる。

　しかし，9回目のカウンセリングでは，表の「自己像」に示すように，自分自身の長所や短所を理解できるようになり，自分の欲求をコントロールすることもできるようになっている。また，この「自己像」と対応して，行動面でも前向きで，現実的，計画的にふるまうことができるようになっている。

▶表10-19　ヴィブの面接記録

	第1回面接（カウンセリング前）	第9回面接カウンセリング後
行動	「自分のなすべきこと，自分のやりたいことを，1つとしてしないのです。」「私は友だちと交際していない。交際しようとする努力もしない。家へ手紙を書くこともやめている。手紙や電話にも返事をしない。専門的な面で役だつような交際も避けている。帰省したいと言っていたけれども，していない。」	「私は，勉強についても仕事についても，計画的にやっています。学期末のレポートに一生懸命とりかかっています。」「私はとうとう両親に手紙を書きました。今度の休暇には帰省します。」「外に出て，人々と交際しています。私に関心をもっている1人の人と，分別のある交際をしています。」
自己像	「私はバラバラになっていて，なにかめちゃくちゃな感じです。一切の方向を失ってしまった。私の人間としての生活は統一を失っているのです。」「私は，私にふさわしい行動をとっていません。自分が自分であるという気がしません。私は過去の私とまったく違った人間になってしまった。」	「私は，前よりも非常に気分がよくなったように思います。自分自身についてもっと関心をもてるようになりました。」「私は，非常に多くの能力をもっているが，1人の人間にすぎないということもわかってきました。しかし，これについて思いわずらうことはありません。私は，自分がいつも正しいとは限らないということを受け入れることができます。」

（ロジャース，C. R.，1947 による）

　このような事例から，ロジャースは，混乱した自己像を変化させ再統合をはかることで，行動の再統合や外界への適応が可能になると考えた。したがって，カウンセラーは，クライエントの生活上の問題や不適応行動にアプローチするのではなく，自己像の変化や再統合に力を注ぐ必要があると主張する。

体験と自己概念▶　以上の考えを概念的に示すため，ロジャースは独自のパーソナリティ理論を提唱した。その理論では，パーソナリティを**体験**と**自己概念**に区分する。体験とは，時々刻々と変化する現実の自己についての知覚である。一方，自己概念とは，自分はどうである，こうしたい，こうあるべきだなど自分についての意識的な受けとめ方である。この体験と自己概念は，一致する部分もあれば一致しない場合もある。

　図 10-5 に示すように，不一致の部分のうち，体験と重ならない自己概念を歪曲，自己概念と重ならない体験の部分を否認という。

　たとえば，「私は，とても良心的な人間だ」という自己概念をもっている人が，「電車の中でお年寄りに席をゆずる自分」を体験したならば自己概念と体験は一致するが，「電車の中でお年寄りに席をゆずらない自分」を体験すれば不一致となる。不一致は，「私は，とても良心的な人間だ」という自己概念が思い込みである場合と，「電車の中でお年寄りに席をゆずらない自分」という体験をなかったこととして抑圧しなければならない場合に生じる。このうち，前者が歪曲であり，後者が否認である。

　一致部分が多い状態は，自己の理想と現実が一致しているので，適応的なパーソナリティ状態といえる。一方，不一致部分が多い状態は，葛藤や自己矛盾をかかえ肯定的に自己をとらえることができないため，不安をかかえた不適応的なパーソナリティ状態となる。

積極的傾聴▶　したがって，来談者中心療法では，体験と自己概念が一致している領域を広げ，不一致の領域を少なくするため，クライエントが自分の体験や感情を否認したり歪曲したりすることなく，ありのまま受容するよう促すことが求められる。そのためには，カウンセラーがクライエントに対して質問したり，忠告し

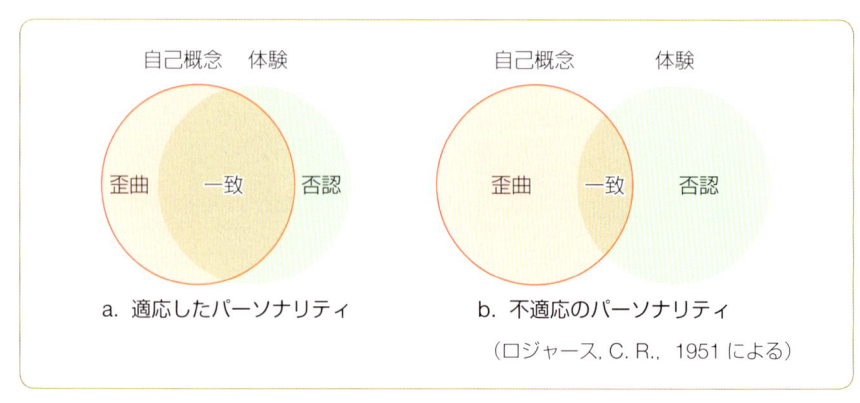

a. 適応したパーソナリティ　　b. 不適応のパーソナリティ

（ロジャース, C. R., 1951 による）

▶図 10-5　パーソナリティの適応と不適応

たり，非難するのではなく，クライエントの感情に焦点をあてつつ，傾聴（りいちょう）することが基本となる。傾聴とは，クライエントに寄り添いながら共感的に聴くことを意味するため，感情の受容（カウンセラーがクライエントの話した内容を受容したと表明する）や，感情の反射（クライエントの言葉を単に繰り返すのではなく，その言葉の背後にある感情を言葉にして繰り返す）などの技法を用いて，積極的に聴く必要がある（積極的傾聴）。

パーソナリティ変化の必要十分条件 ▶ また，技法以上にロジャースが重視するのは，パーソナリティ変化の必要十分条件といわれるカウンセラーの基本的な態度である。ロジャースによると，クライエントがよりよい方向へパーソナリティの変化をとげるには，以下の6条件が存在していなければならず，それ以外の条件は必要ないという。

① クライエントとカウンセラーがコンタクトをもつ。
② クライエントの体験と自己概念が不一致の状態である。
③ カウンセラーの体験と自己概念が一致の状態である。
④ カウンセラーがクライエントに対して無条件の肯定的関心をもつ。
⑤ カウンセラーはクライエントを共感的に理解する。
⑥ カウンセラーがクライエントに対して④と⑤の状態であることをクライエントに伝える。

カウンセラーの3条件 ▶ 以上の6つの条件のうち，③と④と⑤は**カウンセラーの3条件**とよばれる。③は**純粋性**ともいい，カウンセラー自身の自己概念と体験が一致していることをいう。これは，カウンセラーのパーソナリティが適応的な状態でなければならないことを意味するだけでなく，クライエントに対してありのままの自分を見せることができなければならないことを示す。

④の**無条件の肯定的関心**は，条件をつけることなくクライエントの体験すべてをあたたかく受容することを意味する。条件つきの受容とは，受容に対して基準を設けることである。ロジャースによると，このような条件つきの受容こそがパーソナリティの不一致の原因だという。

たとえば，クライエントがなかなか問題を解決できない状態やカウンセリングを受け入れられない状態で，カウンセラーが「あなたが私のアドバイス通りに行動してくれたら，がんばってカウンセリングをしますよ」というような条件つきの受容をした場合，クライエントは「アドバイス通りに行動しなければならない」という自己概念を形成し，「アドバイス通りに行動できない」体験と不一致を引きおこすことになる。

そして，⑤の**共感的理解**は，クライエントがかかえる不安や混乱を，「あたかも」自分自身のもののように感じ取ることをいう。ここでの「あたかも」とは，クライエントの不安や混乱に巻き込まれることなく，これら感情を共有することを意味する。このような**共感**によって，クライエントも気づかなかった感情の意味を理解することができるという。

▶表 10-20　十分に機能する人間の特徴

①自分の「体験」に対して開かれている。
②自分の「体験」を意識化できる可能性をもつ。
③「自己概念」は正確に「体験」を意識化する。
④「自己概念」は「体験」と一致する。
⑤「自己概念」は流動的かつ柔軟に変化し，新しい「体験」を同化する。
⑥自分自身を「評価の主体」として体験する。
⑦条件つきの価値観をもたず，自分に対して無条件の関心を経験する。
⑧いろいろな状況に対して，創造的な適応をしていく。
⑨「体験」のもつ「実現傾向」を信頼している。
⑩他人と相互的に関心をもち，調和して生活できる。

(ロジャース，C. R.，1959 による)

来談者中心療法の特徴 ▶　来談者中心療法の特徴は，自己概念と体験が一致しているという状態(結果)ではなく，自己概念と体験が一致しようとする変化(過程)を重視する点である。日常生活において，私たちの体験は自己概念と一致しないことのほうが多い。それを一致させるには，体験の仕方や自己概念を柔軟に変化させる必要がある。このように体験と自己概念を柔軟に変化できる状態を，ロジャースは**十分に機能する人間**とよび，表 10-20 のような特徴があるという。

　これらからもわかるように，来談者中心療法の最終目標は体験と自己概念が一致することだけではなく，それをこえて，自分自身に対して無条件の肯定的関心をもち，主体的かつ能動的に自己実現にいたることだといえよう。

⑤ 認知行動療法

認知行動療法とは ▶　心理学理論の主流が行動主義的心理学から認知心理学にかわるころ，行動療法にも変化が生じた。行動主義的心理学では，行動(反応)を決定するのは環境(刺激)であると考える。行動療法は，この考えに基づいて，環境(刺激)を調整することで問題となる感情や行動を変化させることを目的とする。一方，認知心理学では，刺激(環境)をどのように認知するかによって反応(行動)は多様に変化することから，行動(反応)を決定するのは環境(刺激)についての認知であると考える。この考え方から，問題となる感情や行動を変化させるために，クライエントの認知を変化させることを目的とする心理療法が**認知行動療法**である。

さまざまな認知行動療法 ▶　認知行動療法には，以下に説明する**認知療法**のほか，間違った信念(イラショナルビリーフ)を修正する**論理療法**，あらかじめストレスに対する対処方法を学ぶ**ストレス免疫訓練**，さらには，気づきや注意コントロールを基礎におく**マインドフルネス認知療法**など多くの心理療法がある。

1 認知療法

　　認知行動療法の代表例である**認知療法**は，うつ病を治療する心理療法としてベック Beck, A. T. (1976) によって創始された。認知療法では，それまで感情の障害とされていたうつ病の本質が認知の障害であり，感情の障害は二次的に生じると考えるところに大きな特徴がある。この考えは，エリス Ellis, A. (1955) の論理療法に基づくが，認知療法では，図 10-6 のように，認知の部分を，自動思考，推論の<ruby>誤<rt>あやま</rt></ruby>り，抑うつスキーマの 3 つのレベルに区分している。

自動思考▶　　**自動思考**とは，自分の意志とは関係なく，意識に浮かび上がる思考をいう。たとえば，友人から冷たい返事をされただけで「私は友人から嫌われている」と思い込んだり，上司に注意されただけで「皆は私を無能だと思っている」と考えたり，好きな人に交際を申し込んで断られただけで「私は，一生，恋愛できない」とふさぎ込むような思考である。このような思考により，自分に自信がもてなくなり，自分，世界，将来について悲観的に考えるようになる。

推論の誤り▶　　これら自動思考の背景にあるのが，**推論の誤り**である。抑うつ的傾向の人やうつ病のクライエントには，独特の推論があるという（▶表 10-21）。この推論

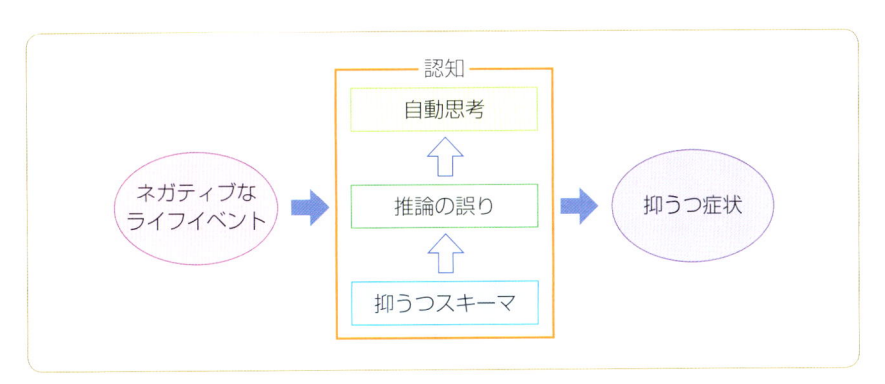

▶図 10-6　認知療法の枠組み

▶表 10-21　代表的な推論の誤り

①二分割思考・両極端な思考：うまくいったか全然だめかのどちらかしか認めない。
②過度の一般化：少しでも不幸なことがあると，すべて不幸だと感じる。
③破局形成：いつも最悪の事態を考えていて，それが自分におきやすいと感じる。
④マイナス化思考：よいことがあってもまぐれにすぎないと否定的に考える。
⑤否定的予測：ささいなことからいつも否定的な予測が浮かぶ。
⑥自己関連づけ：自分はいつも誰かから注目されている（とくにわるい行い）。
⑦過度の責任性：周囲のわるいことは，全部自分に責任があると感じる。
⑧すべき思考：理由もなく，人は絶対に〜すべきだと確信している。
⑨選択的抽出：あることにだけ強くとらわれる。
⑩低い自己評価：自分はなにをやってもまともにできない，ほかの人より劣っていると感じる。
⑪拡大視・縮小視：あることを極端に大きく考えたり，逆にささいなことだと感じたりする。

の誤りが大きいほど，現実をゆがめて認知し，不快な自動思考が生じやすい。

抑うつスキーマ ▶　そして，この推論の誤りの背景にあるのが，**抑うつスキーマ**である。ここでいうスキーマとは，経験や行動を体系化する認知構造と定義され，心の深層にある信念や前提をさす。たとえば，「つねに友人には愛されていなければならない」というように，それ自体は適応的であるが，柔軟性に欠ける。そのため，推論の誤りにつながることが多い。

　とくに，抑うつ的な推論の誤りを引きおこすスキーマを，抑うつスキーマという。抑うつスキーマは，乳幼児期に形成されたものであり，抑うつ傾向やうつ病を引きおこす素因になる。すなわち，素因となる抑うつスキーマが推論の誤りを形成し，ストレスイベントを経験すると抑うつ的な自動思考が駆動（くどう）し，その自動思考が抑うつ感情を引きおこすのである。

2　認知療法の技法

協同実証主義 ▶　以上のような理論的背景から，認知療法では以下で紹介する行動的技法や認知的技法を用いて，抑うつの原因となる自動思考や推論の誤り，抑うつスキーマなどの認知構造を改善することになるが，それらに共通する点として，**協同実証主義**がある。協同実証主義とは，カウンセラーとクライエントが，カウンセリングを通じて，根拠に基づきながら問題の改善にあたることをいう。

行動的技法 ▶　代表的な**行動的技法**には，セルフモニタリングと行動活性化がある。

　セルフモニタリングは，少なくとも 1 週間にわたり，自分の行動とそのときの気分・達成度・満足度を時間単位で記録するものである。認知療法では，クライエントが自分自身に生じている認知や感情に気づき，それを言語化した情報でカウンセリングが進行する。そのため，クライエントが自身をモニタリングする必要がある。

　行動活性化は，セルフモニタリングの結果に基づいて，生活の行動計画を時間単位でたて，あとでその達成度や満足度を評価するものである。抑うつ傾向のクライエントは，一般に活動レベルが低下し，それが無力感や自己評価の低下につながることが多い。したがって，計画をたててそれを実践し，そして評価することは，活動レベルを高めるとともに，自己評価の向上にもつながる。

認知的技法 ▶　一方，代表的な**認知的技法**には，**認知再構成法**がある。認知再構成法は，クライエントのパターン化した自動思考を変容させ，それ以外の考えやイメージをもてるようになることを目的とする。この技法では，**表 10-22** のような思考記録表(コラム表ともいう)を用いる。

　この表は，下記の欄（らん）で構成されている。

① 状況：日常生活での不快なできごとやその状況を記録する。

② 感情：「不安」「悲しみ」「怒り」のように，その不快感情をひとことで表現し，さらにその強さを 0〜100%で評価する。

③ 自動思考：その不快感情が生じた直前あるいはその瞬間に生じた考えやイ

▶表10-22　思考記録表

①状況	授業で急に先生に指名され，自分の意見を述べた。
②感情（強さ：0〜100%）	不安：80%　恐れ：20%
③自動思考	「先生やクラスメイトに自分の意見が間違っていると思われる」：90% 「皆に変なことを言っていると思われる」：70%
④根拠	先生に「いい意見だ」と言われなかった。同意してうなずくクラスメイトがいなかった。
⑤反証	先生は「その意見は間違っている」とは言っていない。同意していたとしても必ずうなずくわけではない。
⑥自動思考にかわる思考	自分の意見が間違っていると思っている人もいたかもしれないが，全員がそう思っているわけではないだろう。
⑦結果：感情とその強さ	不安：50%　恐れ：10%

　　メージを記述し，その確信度を 0〜100% で評価する。

④　根拠：自動思考を裏づけする客観的な事実をさがし出す。

⑤　反証：自動思考とは合わない客観的な事実をさがし出す。

⑥　自動思考にかわる思考：反証に基づいて，自動思考にかわる思考を考え出す。

⑦　結果：② の感情がどの程度変化したかを 0〜100% で評価する。

　それぞれの欄に書き込むことで，自動思考から合理的・適応的思考へ変化させる。もし不快感情が低下したならば適切な思考へ変化したことになり，低下がみられなかったならば重要な問題が見落とされているということなので，再度，認知再構成法を試みることになる。

ゼミナール

復習と課題

❶ ラザルスの心理的ストレスモデルを参考に，自分がストレスを感じるときの状況を分析してみよう。

❷ 心理療法にはどのようなものがあるか，調べてみよう。

❸ 実際に経験した不快なできごとについて，認知療法で用いられる思考記録表を作成してみよう。

参考文献　｜　1)丹野義彦ほか：臨床心理学(New Liberal Arts Selection). 有斐閣，2015.

推薦図書　｜　1)岩壁茂ほか：臨床心理学入門——多様なアプローチを越境する. 有斐閣，2013.
　　　　　　2)下山晴彦編：よくわかる臨床心理学(やわらかアカデミズム・〈わかる〉シリーズ). ミネルヴァ書房，2009.

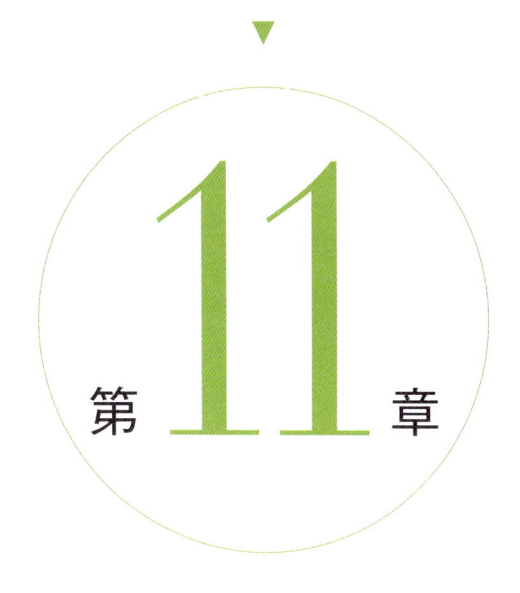

第11章

医療・看護と心理

A 医療職と対人援助

① 対人援助と対人援助職

1 対人援助とは

対人援助 ▶　対人援助とは個人または集団に対する援助行為や運動のことをさすが，さらにその行為や運動によって援助者と被援助者の両者に満足が伴うような実践行為と定義するものもある。たとえば，他者のケアを行うことで自分自身の成長につながるという相互的な関係を示しているケアリングの概念は，「最も深い意味で，その人が成長すること，自己実現することを助けること」[1]とされ，看護における対人援助の中核をなしている。

対人援助職 ▶　医療・福祉・教育・心理などにかかわる援助は，まさに対人援助を代表するものであり，それを生業とする職業は**対人援助職**と位置づけることができる。望月は，対人援助職について「当事者の自己決定に基づいた行動の成立を過不足なく『助ける』機能に重点化した『サービス』の供給者としての役割が求められている」[2]としている。

援助の内容 ▶　対人援助は，その援助領域によって求められる援助内容も提供できる援助も異なっている。物理的・物質的援助の場合もあれば，精神的・心理的援助を必要とする場合もある。また，その援助内容も具体的な専門知識や技能の指導の場合もあれば，被援助者みずからが問題解決にいたるような援助の場合もある。このようなことからも，人と人との相互作用のなかで援助行為によってお互いが満足を得られるものとはなにかを考えることが，援助者には必要である。

2 対人援助職の条件

5つの条件 ▶　すぐれた対人援助職には，多くの共通点がある。武田(1984)は，カウンセラーをはじめ対人援助を行う人が備えなければならない条件としてコームズ Combs, A. W. の説を引用して，「知識」「人間観」「自己概念」「相手のためにという気持ち」「人間中心の援助」という5つをあげている。

　　①**知識**　自分の専門領域の知識に精通していることを意味する。十分な知識とそれを学び身につけることに誇りと意義を感じなくてはならない。

　　②**人間観**　人間をどう考えどうみるかということである。相談に来る人の可能性と内的な成長の力を信じることができるかどうか。対人援助職や指導的な

---

1) ミルトン・メイヤロフ著，田村真・向野宣之訳：ケアの本質——生きることの意味，p.13，ゆみる出版，1997.
2) 望月昭編：対人援助の心理学(朝倉心理学講座 17)，p.7，朝倉書店，2007.

立場にある人にとって，クライエントの可能性と内的な成長の力を信じることは不可欠である。

③**自己概念**　自分自身をどのような人間だと思っているかということである。みずからの価値を認め，他者からも尊重されていると思うことができれば，相手を信頼し，尊重するといった肯定的な態度がとれる。

④**相手のためにという気持ち**　自分の考えを押しつけるのではなく，相手の選択や決定を尊重し，相手の自由をまもろうとする態度をもち，親身になって相手の問題を考えることである。ささいな点にとらわれず，重要なポイントを取り上げ，目標達成だけではなくそこにたどりつくまでの道程を大切にする。

⑤**人間中心の援助**　クライエントがなにをしたのかという結果をみることよりも，人間としてその人を尊重する態度をもつことを意味する。相手の立場にたってみたり，考えたり，感じたりすることが大切である。結果だけをとらえて，クライエントに対してレッテルをはるようなことは慎まなければならない。

コームズと同様にロジャース Rogers, C. R. も，カウンセラーの資質を「人間関係に共感性をもった人」であり「他人の反応をありのままに観察できる人」であるとし，その条件として**純粋性**(カウンセラーのパーソナリティが一致した状態)，**尊重性**(クライエントに対して無条件の肯定的関心)，**共感性**(クライエントへの共感的理解)の3つをあげている(▶217ページ)。

② 対人援助の機能

1 対人援助の3つの機能

望月(2007)は，被援助者の自己決定に基づいた行動の成立をたすけるための機能として，次の3つについて述べている。

3つの機能 ▶ ①**援助**　被援助者の行動を成立させるために，これまでなかった新しい物理的・人的な環境設定を導入することをさす。たとえば，障害者支援のための援助機器の開発や導入，あるいは学校教育におけるタブレット型端末の積極的利用による学習支援などがこれに該当する。

②**援護**　被援助者に新しい行動を成立させ，恒久的にそれを実現させていくためには，当事者が生活する社会環境のなかにそれを定着させていく必要がある。そのために社会(環境)に向けて要請作業を行うことを，援護とよぶ。

③**教授**　学校教育における指導教育活動や，施設などにおける「療育」とよばれる治療的な作業で，リハビリテーションに代表されるように被援助者の行動を変化させたり，行動の頻度を高めていく作業のことである。たえず，当事者にとって負担の少ない行動が成立するための「援助」と，その普及のための「援護」を前提として行われる。

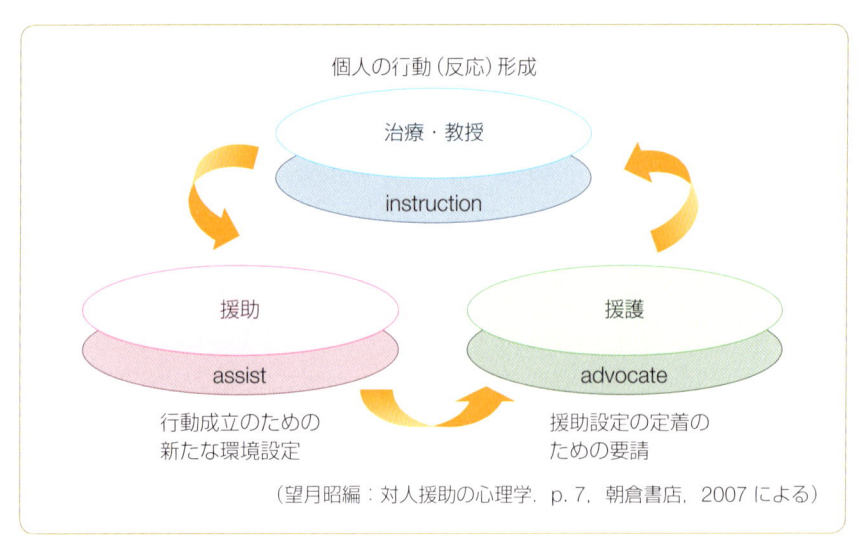

（望月昭編：対人援助の心理学．p. 7．朝倉書店．2007による）

▶図11-1　3つの機能からなる対人援助

　対人援助においては，この「援助」「援護」「教授」が独立して行われるのではなく連環的に進められることが望まれている（▶図11-1）。

2　看護と対人援助

変化をおこさせる▶サービス　トラベルビー Travelbee, J.(1971)は『人間対人間の看護』の冒頭において，「看護とは，対人関係のプロセスであり，それによって専門実務看護婦は，病気や苦難の体験を予防したりあるいはそれに立ち向かうように，そして必要なときにはいつでも，それらの体験のなかに意味をみつけだすように，個人や家族，あるいは地域社会を援助するのである」[1]と看護を定義している。

　冒頭の「看護とは対人関係のプロセスであり」について，トラベルビーは，看護職と看護職が提供する援助を必要としている個人あるいは集団との間の「体験」であるとしている。これは看護場面を変化としてとらえ，看護職を変化をおこす行為者として位置づけていることを意味している。ここでいう変化とは，病気や困難などを防ぎ，できる限り高い水準の健康を保つように行動することであり，看護は援助を受ける人のなかに変化をおこさせるサービスといってもよいであろう。

　また後半部の「個人や家族，あるいは地域社会を援助する」では，看護職のサービスを必要としている対象にふれている。たとえば地域包括ケアシステムに代表されるように，看護職は患者個人に対してだけでなく，地域社会の保健問題の解決のためにその解決プログラムに着手し，参加し，組織化し，評価す

1）トラベルビー，J. 著，長谷川浩・藤枝知子訳：人間対人間の看護．p.3，医学書院，1974．「看護婦」の名称は当時のままとした。

▶表11-1 ベナーの看護師の援助能力

○ヒーリングの関係：癒しの環境をつくり，癒しのためのコミットメント（責任感を伴う深いかかわり合い）を確立する。
○患者が疼痛や衰弱に直面したときに安楽を与え，患者の人間性をまもる。
○付き添い：患者のそばにいる。
○回復に向かう過程で，患者自身の関与を最大限に引き出し，自律しているという自覚と自信を与える。
○痛みの種類を見きわめ，疼痛管理とコントロールの適切な対応策を選択する。
○触れることによって安楽をもたらし，コミュニケーションをはかる。
○患者の家族を，情緒面と情報面で援助する。
○情緒的な変化や状況の変化に応じて患者を指導する：状況に合わなくなった対応策を取りやめ，新たな選択肢を提供する：方向づけし，教育し，仲介する。
 ●心理学的・文化的介入者として行動する。
 ●目標を治療的に利用する。
 ●治療的なコミュニティをつくり，維持する。

（井部俊子監訳：ベナー看護論　新訳版──初心者から達人へ．p.43，医学書院，2005による）

る。このように看護職が地域社会の人々やほかの医療従事者と協働することにより，結果として有効な活動につながっていくとしている。

看護師の能力▶ また，ベナー Benner, P.(1984)は，看護師に患者ケアのエピソードを叙述的に記述するよう求め，その筆記録とフィールドノートの調査・分析を行い，看護師の援助能力について，看護師と患者の関係を「ヒーリングの関係」とするなど8つの能力を示している（▶表11-1）。

トラベルビーやベナーの記述にみられるように，援助においては患者との関係だけではなく家族やそれを取り巻く地域社会，そして，その患者を支える医療従事者をはじめとするさまざまな関係者との協同が不可欠であることが理解できる。

B 患者の心理

① 患者の心理特性

1 病者役割と患者の一般的心理

病者役割▶ 私たちが「患者」とよばれる立場になったとき，どのような心理状態になっていくのだろうか。古典的な考え方ではあるが，社会学者のパーソンズ Persons, T.(1951)は，「病気になった人は病者という社会的地位とそれに期待される役割をもつ」としている。たとえば，病気で入院すると仕事や家事などの通常の社会的役割を免除され，そのかわりに患者らしくなるように，病気になることによって社会的役割の変化が生じることを意味している。

パーソンズは，患者が治療をするために医師や看護職に依存することや援助

を求めることもあげているが，現実には積極的な治療を望まない人たちもいると考えられる。すべての病者が医療従事者にとって望ましい行動をとるとは限らないことも考慮しなくてはならない。

不安 ▶　個人には独自のパーソナリティがあり，異なった行動パターンがあるのと同様に，病気や障害の程度，病気に対する心理状態も個人ごとに異なっている。しかし，患者の一般的心理を考えた場合，その特徴として共通してあげなければならないのは**不安傾向**という特性であろう。そして，病気や障害に伴うさまざまな喪失からもたらされる孤独感やうつ的傾向，依存性などもこの不安に随伴するものと考えることができる。

　このほか病気に伴う自己中心的・利己的な傾向の出現や，病気から早く回復したいという気持ちとは逆に病気に逃避してしまうような相反する感情（両価性）も，一般的な心理的傾向として考えることができる。

個人的状況の影響 ▶　患者の心理的特徴は，その個人がおかれている状況や病状，病前性格などにより異なり，概して述べることはむずかしい。たとえば，その個人がおかれた状況として，家族をもち扶養する立場にあるのか，それとも扶養される立場なのかなどによっても影響は異なるといえる。

2　患者の心理的反応

　一般的に病床における患者の心理的反応は，不適応状態での反応として理解され，その心理的反応はいくつかのレベルに分類することができる。金子(1966)は患者にみられる心理的反応を ① 一般的心理反応，② 神経症的反応，③ 心身症的反応，④ 精神病的反応に分けて説明している。表記としては，現在は使われない古い用語ではあるが，分類は現在にもあてはまるものである。

さまざまな心理的反応 ▶　一般的心理反応とは，過度に自分の病状が重いのではと心配する心気傾向や，自己中心性，退行，攻撃性，疑惑心，被暗示性のような，病床でみられる一般的な反応をさす。神経症的反応は病的な反応を示すもので，不安を基調とする振戦・動悸・呼吸困難などの身体症状，強迫観念や強迫行為，特定のものや場所に強い恐怖心をもつ恐怖反応などがある。また，心理的な要因によって身体的症状を発現させるような心身症的反応も，病的な反応と考えられる。精神病的反応にいたっては，妄想反応や衝動的な行為や驚愕反応，昏迷，朦朧状態などの原始反応にみられるような，精神疾患の素質を感じさせる反応となる。

　このような患者の心理に対して，どのような対応をとることが望まれるのであろうか。患者の心理的反応に関しては，患者に対する理解とともにそれがどのような環境・状態・発達段階から示されたものかを把握することが必要とされる。

3　病期による患者の心理

　患者の心理は，病状が急性期なのか回復期にあるのか，それとも慢性化して

いるのかによっても，その影響は異なる。

急性期の心理 ▶ 　急性期では自己の存在がおびやかされる状況から，漠然とした恐れである**不安**や，自己の生命の 終 焉（しゅうえん）を予感させるような明確な対象が存在する恐れである**恐怖**が代表的な心理状態としてみられる。この不安や恐怖に伴う冷静な判断や秩序ある行動の欠如がみられた場合，これらは「混乱」あるいは「パニック」として表現されることもある。さらに自分ではコントロールできない状況や不安が続くと**抑うつ状態**に陥ることも少なくない。

　たとえば，救急搬送され心身ともに苦痛の極限に陥った自分をどうすることもできないような状況においては，患者が体験している不安や恐怖を過小評価せずにその 情 動（じょうどう）を理解し，患者の思いを受容しつつ治療が適切に進められるようていねいな援助が必要となる。

回復期の心理 ▶ 　回復期では，「不安」や「恐怖」の対象は，病気からの回復状態や社会復帰にかかわるものとなり，完治に対する期待と後遺症への不安が生じてくる。社会復帰に関しては，もとの社会生活や社会的役割への復帰の可能性や，病前同様に経済的基盤を維持できるかなどの問題も，患者の心理状態に大きな影響を与える。

　復帰に向けたリハビリテーションが開始されるような回復期は，急性期に比べて心理的には安定した時期となるが，医療従事者に対する依存からの脱却や社会復帰に向けたセルフケアが重要となり，社会復帰後の生活に向けた心理的な支援が求められる。

慢性期の心理 ▶ 　入院や病状が長期化する場合は，自己の身体状況や病気の影響により社会復帰に対するおそれが生じ，それが家族や医療従事者に対する依存や退行につながり不安定な言動としてあらわれることもある。長期的なケアを必要とする慢性疾患や障害では，患者自身の疾患に対する認知や受容の程度によって，同じ疾患であってもその心理状態も異なってくる。医療従事者は，患者が経験している病気や障害と患者自身の内的世界を理解することが不可欠となる。

終末期の心理 ▶ 　超高齢社会をむかえた現代の医療の特徴は，治療よりも QOL(生活の質)を高めるための全人的な医療を目ざしていることにある。とくに緩和ケアを受ける末期がんの患者は強い疼痛に苦しんでいる場合が多く，この疼痛のコントロールが重要視されている。

　今日では医療の進歩により薬剤などによって疼痛を緩和させることが可能となっている。しかし，末期患者の苦しみは身体面ばかりでなく，死に対する不安，1 人で死んでいくことへの不安，家族の将来に対する心配など，精神的・社会的な苦痛が患者を苦しめていることが多い。このような患者のニーズに対応するため，ホスピスなどで行われる緩和ケアでは，多くの分野の専門家やボランティアが 1 つのチームとして協力しながら活動している。

　終末期の患者とその家族の全人的な痛みや苦しみを緩和し，最期まで患者が人間的に生きられるように支えることが，緩和ケアにかかわる人たちに期待さ

　れている。終末期の心理について，限られた人だけがかかわる特別な問題としてではなく，私たちに訪れるそのときを「安らかで自然な最期」として迎えるためにも，皆が終末期の患者の心理やあり方について考えることが必要であると思われる。

② 死の受容

1　死の 5 段階説

死の受容過程 ▶ 　キューブラー゠ロス Kübler-Ross, E.(1969) やカステンバウム Kastenbaum, R.(1975)などによる臨死者の研究によって，死の受容のプロセスについては理論的な考察がなされている。

　キューブラー゠ロスは，死に直面した場合の態度について，約 200 人の臨死患者に対するインタビューを通して最終期の心理的メカニズムを 5 つの段階からとらえている(▶図 11-2)。

　①否認　病気や余命について告げられた衝撃ののち，病気や死について認めようとしない段階。

　②怒り　現状が否認しきれなくなると，自分の病気や死が間近であることに対する怒りや健康に対する羨望，恨みがあらわれてくる段階。

　③取り引き　死というできごとを回避したい，長らく生きさせてほしいという願望から，神や運命に対して「取り引き」を申し出る段階。

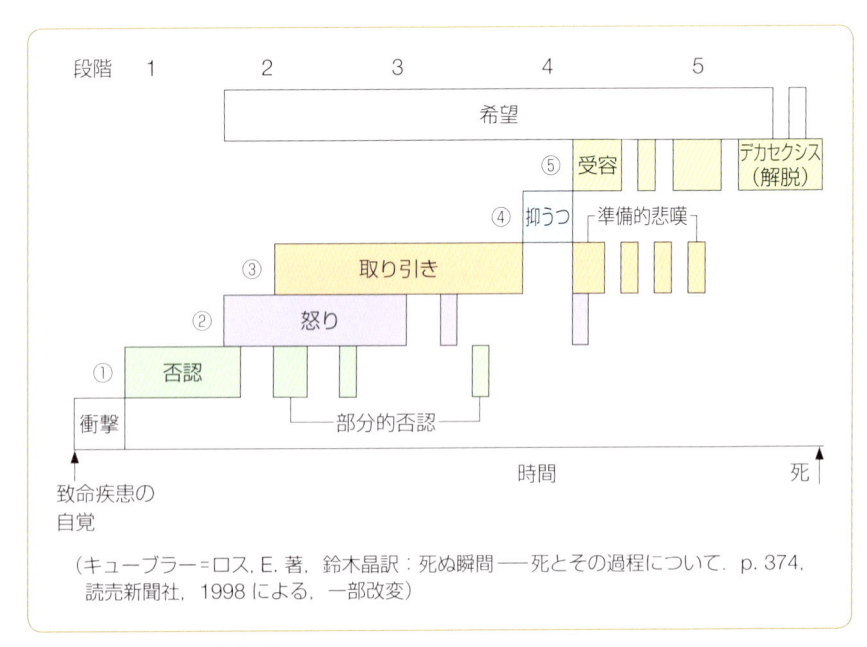

（キューブラー゠ロス, E. 著, 鈴木晶訳：死ぬ瞬間——死とその過程について. p. 374, 読売新聞社, 1998 による, 一部改変）

▶図 11-2　死の 5 段階説

④抑うつ　怒りの感情が静まり，「否認」や「取り引き」の失敗を経て抑うつや絶望に見舞われる段階。

⑤受容・デカセクシス（解脱）　最後の段階として，自分の死という運命に対して怒りも抑うつもない段階。

▶5段階説への批判　キューブラー゠ロスの「死の5段階説」の妥当性については，さまざまな議論がある。彼女はこの5段階は入れかわることなく順を追って進むとしたが，この段階説にあてはまらない事例もあることや，すべての段階を通るとした彼女の主張に対する批判もなされている。

カステンバウムは，病気の特徴，性別や人種や民族的な背景，個人のパーソナリティ，ものごとに対する考え方やその人がおかれた社会的環境などの要因についての検討が必要であることを指摘し，キューブラー゠ロスの5段階説を評価しつつも，すべての人に適用可能とするという考え方については批判的な見解を示している。

2　悲嘆のプロセス

▶残された人々の受容　キューブラー゠ロスの理論は，臨死患者を通して自分の死の受容について考えさせてくれるが，実生活のなかでは家族や友人などの身近な人の死により，残された者として死を経験することのほうが多い。死別によって残された家族や近親者は悲しみとともに生活し，それを乗りこえるべく多くの時間や援助を必要としている。

中年期以降，「死」は現実的なものとしてとらえられるようになるが，その死は周囲の人々にもさまざまな影響を与える。とくに家族を失うことは，加齢による自然死であろうと，病気による死であろうと，大きな悲嘆を伴う。大切な肉親を失う体験は家族にとって厳しい試練であり，この喪失体験は残された人々に一連の情緒的反応を引きおこすといわれている。

▶悲嘆の受容過程　デーケン Deeken, A.(1986)はこの反応を悲嘆のプロセスとし，「精神的な打撃と麻痺状態」から「立ち直りの段階」まで12の段階のモデルを提唱している（▶表11-2）。

死別による感情は「悲しみ」が中心となるが，後悔や罪の意識などさまざまな感情が交錯することが多く，多くの人はこの悲嘆から立ち直るのにおおよそ1年を要するといわれている。しかし，悲嘆のプロセスは死の受容と同じように個人によって大きく異なり，すべての人が同じようなプロセスを経るわけではない。

▶表 11-2　悲嘆のプロセス

段 階	内 容
精神的打撃と麻痺状態	愛する人の死という衝撃により，一時的に現実感覚が麻痺した状態。
否認	理性が相手の死という事実の受容を拒否する。
パニック	身近な死に直面した恐怖から極度のパニックに陥り，集中力が失われ，日常生活に支障をきたす。
怒りと不当感	自分はなにもわるいことはしていないのに，どうして苦しまなければならないのかという感情により，強い怒りをいだく。
敵意とルサンチマン（うらみ）	周囲の人々に対し，敵意というかたちでやり場のない感情をぶつける。とくに最後まで故人のそばにいた医療関係者などはその対象となりやすい。ときには亡くなった人に敵意が向けられる場合もある。
罪意識	過去における現実または想像上のあやまちを悔やみ，自分を責める。逆に，あんなことしなければよかった，などと後悔の念にさいなまれる。
空想形成，幻想	空想のなかで亡くなった人がまだ生きているかのように思い込み，実生活でもそのようにふるまう。
孤独感と抑うつ	まぎらわせようのない孤独やさびしさにみまわれる。深い孤独と抑うつの体験は自然な反応であり，健全な悲嘆のプロセスの一部であるが，これはあくまでも一時的な状態であり，必ず克服できるものとされる。
精神的混乱とアパシー（無関心）	日々の生活の目標を失った空虚さから，どうしてよいかわからなくなり，あらゆることに無関心になる。
あきらめ−受容	自分のおかれた状況を明らかにし，愛する人はもはやこの世にいないというつらい現実に勇気をもって直面しようとする真剣な努力が始まる。
新しい希望−ユーモアと笑いの再発見	ユーモアと笑いが再びよみがえってくる。ユーモアと笑いは健康的な生活に欠かせぬ要素であり，ユーモアと笑いの復活は悲嘆のプロセスをうまくのり切ったしるしとなる。
立ち直りの段階−新しいアイデンティティの誕生	悲嘆のプロセスをのりこえることは，以前と同じ状態に戻ることではない。苦痛に満ちた悲嘆のプロセスを経て新たなアイデンティティを獲得し，より成熟したパーソナリティをもつ者として生まれかわる。

(デーケン, A., 1986 をもとに作成)

C｜医療・看護職の心理

① 医療・看護職の心理特性

1　医療従事者に求められるもの

医療における▶
倫理原則
　医療従事者には，医療に関する知識や技術が求められるのは当然のことであるが，それに加えて医療に携わる者としての倫理にのっとることも求められる。医療倫理における倫理原則としてビーチャム Beauchamp, T. L. らは「自律の尊重の原則」「善行の原則」「無危害の原則」「公正の原則」の 4 原則をあげている。また，看護倫理学者のフライ Fry, S. T. らは，ビーチャムらとほぼ同様の原則に加えて「誠実・忠誠の原則」をあげている（▶表 11-3）。しかし，実際の

▶表 11-3　医療における倫理原則

自律の尊重の原則	患者の価値観や信念，自由を尊重し，患者自身の意思決定を尊重する。
善行の原則	患者の最善の利益となるようなよい行動をする。
無危害の原則	患者に有害となることをしない，有害となりそうなことを回避する。
正義・公正の原則	すべての患者を平等・公平に扱う。また，医療資源の平等・公平な分配に配慮する。
誠実・忠誠の原則	患者に真実を告げる，うそを言わない，だまさない。守秘義務をまもる。

医療現場においては，これらの倫理原則に忠実であろうとすればするほど，ジレンマが生じてしまう現実があることも確かである。

現代の医療現場▶　さらに，医療従事者に求められるものは，医療が高度化・複雑化するなかで，時代とともに変化してきている。最先端医療の研究によって，これまでは不治とされていた病にも治療が可能になったものがあらわれた。しかし，最先端医療技術の開発は，患者の尊厳と患者の生命という，ときには両立しがたい問題を生じることがあり，これが医療従事者の倫理的ジレンマにつながることもある。

このようななかで，患者自身が治療の主役である「患者中心の医療」の必要性が期待され，医療従事者には患者が治療に前向きに取り組める，あるいはその意思決定を援助することが求められるようになってきている。

2　医療従事者の心理に影響する要因

医療従事者をはじめ対人援助にかかわる職業において必要とされる能力は，被援助者と良好な人間関係を築くことができる力といってもよいであろう。そのためには，単に技術的側面の熟練だけではなく，精神的側面においても成熟を目ざす努力が必要となる。

援助を中心とした対人援助職といわれる職業の場合，その従事者の心身が健康に保たれていることが必要とされている。しかし，こうした職業では，その役割に期待される精神的な努力が重圧となり，自己のコントロールを乱してしまうこともある。また，職務のなかで自己の感情自体をコントロールすることを求められることも多く，ホックシールド Hochschild, A. R. のいう「感情労働」が課せられていることも大きな負担になっていると考えられる。彼女は「感情労働という用語を，公的に観察可能な表情と身体的表現を作るために行う感情の管理という意味で用いる」[1]と記している。これは，相手の表情や身体から

---

1) A. R. ホックシールド著，石川准・室伏亜希訳：管理される心——感情が商品になるとき．p.7，世界思想社，2000.

表現される観察可能な様相を知覚し，それに基づいて自己の感情を管理して対人関係をはかるものと理解することができる。この感情労働について，武井は「職務として，表情や声や態度で適正な感情を演出することを求められる仕事」[1]と定義している。

　医療従事者はほかの職業以上に職業上の適性を求められる。だからこそ精神的安定を阻害する要因や，そのような状態にならないような対処法についても理解しておくことが必要となる。

② 職務に対する満足度

1　職務満足（職務満足度）

職務満足とは ▶　労働意欲や職務に対するモチベーションに大きな影響を与えているものに，職務に対する満足感がある。しかし，なにによって自分の職務行動が動機づけられているかは各自異なっており，職務の達成や他者からの承認によって満足を感じる場合もあれば，職場環境や待遇，あるいは対人関係などによって影響を受けることも少なくない。当然のことながら，満足の程度が高まれば生産性や作業量の増大といった組織や個人への肯定的な結果としてあらわれることが多いが，逆に満足の程度が低くなれば生産性の低下など個人や組織に否定的な結果に結びつきやすい。

　ロック Locke, E. A.(1976)は，「職務満足は，個人の仕事の評価や仕事の経験からもたらされる喜ばしい感情，もしくは肯定的な感情である」[2]と定義している。このことからも理解できるように，職務満足とは，仕事の評価などによって生じる主体側の肯定的な感情を意味している。

対人援助職の ▶　しかし，医療や看護・福祉・教育などの対人援助を主とする職場では，それ
　職務満足　　に従事する者だけでなく，サービスを受ける側の感情変化によって職務満足が影響を受ける可能性が大きい。とくに医療にかかわる職場の場合，疾病や障害によって危機的な状況にある患者がもつ心理状態はセンシティブで，たとえ医療従事者が患者に対して十分なケアが提供できたと感じても，患者はそのケアに満足しているとは限らない。このような齟齬は，医療従事者の「無力感」という否定的な感情につながる可能性がある。

1) 武井麻子：ひと相手の仕事はなぜ疲れるのか――感情労働の時代．p.20, 大和書房, 2006.
2) 井手亘：仕事への動機づけ．外島裕・田中堅一郎編：産業・組織心理学エッセンシャルズ，増補改訂版．p.11, ナカニシヤ出版, 2004.

2 職務満足と諸要因

職務満足向上の ▶
重要性

　職務満足に関する初期研究では「職務不満足感」に焦点があてられ，離職や欠勤などとの関係が検討されてきた。職場に対する不満足感が高い場合は離職や転職がもたらすコストが増大する可能性が指摘されているため，不満足感の低減が重要な要素と考えられていた。しかし，その後の研究で職務満足が低いほど離職や転職が多くなることが示され，現在では職務満足を向上させることの重要性が指摘されている。

　職務満足に影響を与える要因としては，職場環境をはじめとする「環境要因」の影響が指摘されている。とくに，職場における自己の果たすべき役割や仕事内容の不明確さである「役割の曖昧さ」や，相反する役割行動が同時に存在するような「役割葛藤」が，職務に対する不満足感と関係することが示されている。

　また，仕事量との関係においては，要求される仕事量とその仕事に対する裁量権の関係も指摘されている。これは，多くの仕事を要求されたとしてもそれを自分でコントロールできる職務に携わっている場合は，満足感が自覚されることを示唆している（▶図11-3）。

　職務満足と健康の関係についても指摘されており，抑うつ感や不安感などの精神的健康に影響していることが明らかにされている。さらに職場でのストレス要因が強い場合であっても，「能力発揮への満足感」や「対人関係への満足感」を高く自覚している従業員の場合は抑うつ感などが低いことも示されている。このように職務満足は精神的健康の向上に寄与しており，ストレスによるダメージの軽減に職務満足の向上が有効であることが示されている。

3 看護職における職務満足

看護職のための ▶
職務満足尺度

　看護職の職務満足度調査に関しては，いくつかの職務満足度尺度が用いられている。代表的なものとしてスタンプス Stamps, P. L.(1978)らの The Index of Work Satisfaction(IWS)を日本語版にした，尾﨑ら(1988)による**職務満足度尺度**がある。

　この尺度では報酬や給与体系に関する「給料」，職務内容や働くことの意義に関する「職業的地位」，医師との連携に関する「医師と看護師間の関係」，看護師としての専門性と自律性に関する「専門職として自律」，業務管理と運営方針や計画策定の参加機会に関する「看護管理」，仕事量に関する「看護業務」，看護師間の人間関係やチームワークに関する「看護師間相互の影響」の7つの因子から構成されている。

　また，撫養ら(2011)は一般病棟の看護師を対象に面接による質的分析を行い，看護師の職務満足を仕事への誇りややりがいといった「仕事に対する肯定的感情」，みずからの判断のもとに行動できる「専門職としての自律」，看護実践を

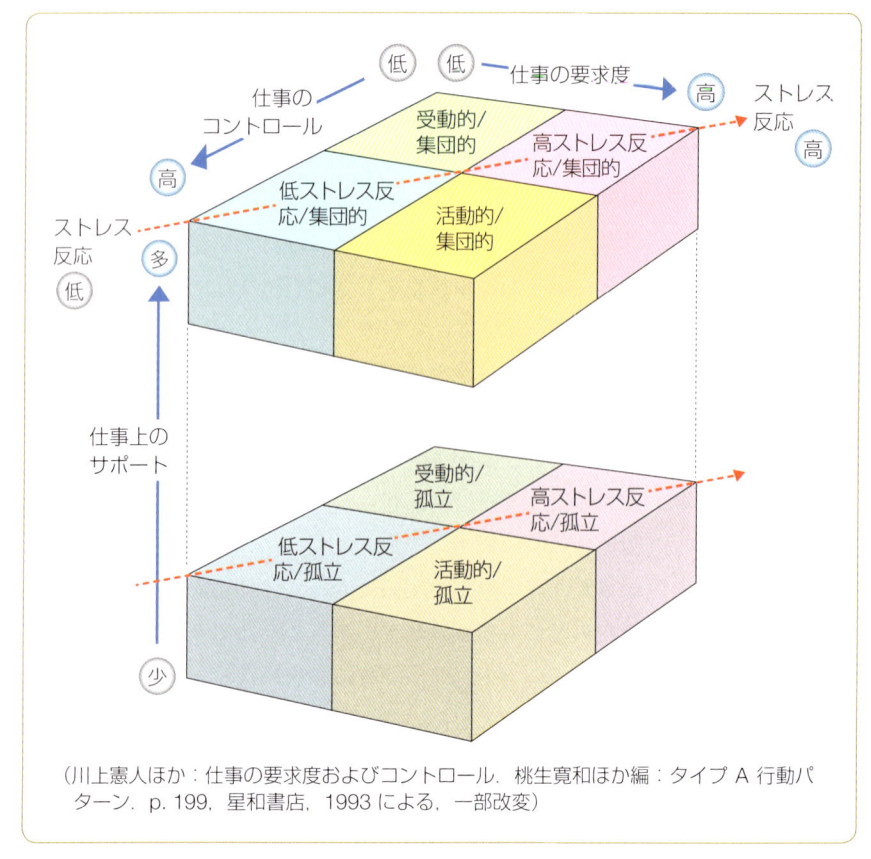

(川上憲人ほか：仕事の要求度およびコントロール．桃生寛和ほか編：タイプ A 行動パターン．p. 199，星和書店，1993 による．一部改変)

▶図 11-3　仕事の要求度-コントロール-サポートモデル

通して成功体験を積み重ね，看護への手ごたえを得ているという「仕事の成果の確認」，看護師個々の成長につながる上司からの管理的・教育的・情緒的支援に関する「上司からの支援」，同僚，他職種，医師，患者からさまざまな評価を受けているという「他者とのつながり」，勤務形態や業務量，休暇，給料，研修参加への機会に関する「働きやすい労働環境」の 6 カテゴリーから構成されることを導いている。

看護師の職務満足に関するレビュー ▶　看護師の職務満足に関する 96 の研究をレビューした中川ら(2004)は，「看護師間相互の影響」「職業的地位」に対する満足感が高い一方，「医師と看護師間の関係」「給料」「看護業務」に関する満足感が低い傾向にあることを示している。また，職務満足に影響する要因として，経験年数，職位などの属性や配置や配置転換希望，継続意志などに対する適応感といった個人の意識などをあげている。これらの結果は，質の高い看護サービスを提供するためには，看護職が高い職務満足を維持して働くことができるような組織が重要であることを示唆している。

D 医療・看護職の心のケア

① ストレスマネジメント

医療従事者の▶
ストレス
　第10章でも述べられているように、職務上の問題は心理的ストレスを引きおこす主要な要因である（▶198ページ）。一般的に、労働者のストレスは対人関係に起因するものと、業務内容に起因するものがある。看護師の場合、これに加えてミスが許されない医療安全上の問題や患者や家族とのかかわり、他職種とのかかわりという緊張にさらされている。

看護職の▶
ストレス要因
　柴ら（2011）は看護師のストレスに関する研究を概観し、看護師のストレス要因としては医療事故への不安や、職場での人間関係、仕事と家庭の両立、重責観、仕事の量的質的負担、患者の死とかかわることなどをあげている。また年齢や勤務経験などの個人属性もストレスに関係しており、経験年数が短いほどストレスを感じるようである。その背景には自己の看護能力に対する不安や職場での人間関係の不安、自己評価の低さなどがあることも示している。

ストレス▶
マネジメントとは
　この対処方法として、ストレス状況をのりこえるためのコーピング方法である**ストレスマネジメント**が重視されている。コーピングは意識的に行われるものであり、ストレスの本質を知り、自分のストレスの状態を知り、その対処方法を身につけることでストレスを軽減することが可能となる。とくに、ストレス対処方法として具体的な対策を練り直接的な原因を解決するために努力する問題焦点型方略や、気晴らしや気分転換、あきらめること、考えないようにすることなど情動の調整を目的とした情動焦点型の対処方略が知られている（▶199ページ）。

② 看護職とバーンアウト（燃えつき症候群）

1 バーンアウトとは

バーンアウトの▶
定義
　対人援助職者の陥りやすい心理状態のひとつに**バーンアウト**をあげることができる。マスラック Maslach, C.（1981）は、バーンアウトを「長期間にわたり人に援助する過程で心的エネルギーがたえず過度に要求された結果、極度の心身の疲労と感情の枯渇（こかつ）を主とする症候群であり、卑下（ひげ）、自己嫌悪、関心や思いやりの喪失（そうしつ）を伴う状態」と定義している。文字通り燃えつきてしまった状態であり、職務や労働に対する急激な意欲の低下を示した状態である。

　対人援助職の場合、対象者との良好な人間関係を築き、適切なケアを提供するために技術的・精神的な努力が日々要求される。看護職を例にとれば、看護職としての役割を期待され、その役割に期待されたサービスを提供すること、

そしてその状況のなかで職務を行うことが求められる。しかし，その期待はときに精神的重圧となり，みずからの心身のコントロールを乱すことにもなりかねない。とくに対人援助を専門とした職業の場合，その専門性に基づいたケアを提供するためには，みずからの心身の健康を維持していくことが不可欠である。

2　バーンアウトの症状

　バーンアウトのおもな症状として，疲労と消耗感があげられる。マスラックらはマスラック-バーンアウト尺度(MBI)を作成し，その構成要因として以下の3つをあげている。

　①情緒的消耗感　バーンアウトの主症状であると考えられ，「仕事を通じて，情緒的に力を出しつくし，消耗してしまった状態」と定義されている。心理的なエネルギーを使い果たし，心身ともに疲れ果て気力を失った状態を示している。対人援助を主とした仕事の場合，他者を思いやり信頼関係を築くことに大きなエネルギーを必要とする。このような職務特性から，みずからの役割に誠実な人ほど疲弊し消耗しやすく，バーンアウトのリスクが高くなると考えられる。

　②脱人格化　「クライエントに対する無情で，非人間的な対応」と定義され，クライエントを尊重せず，軽んじた態度をとったり機械的に仕事をこなしたりするなど，冷淡で人間性を欠くような態度・感情を有する状態を示している。バーンアウトに陥った場合，これ以上の消耗を防ぐため，多様な情緒を生み出す能力を節約するような防衛反応を行わなければ，より危機的な状況へ自己を追い込むことになる。具体的には，患者に病名や番号などステレオタイプな特徴のラベルをつけ個人名で呼ばなくなるという行動や，患者との接触を避けて書類整理などに生きがいを感じるなどの行動は，脱人格化のあらわれと考えられる。

　③個人的達成感　「対人援助の職務にかかわる有能感，達成感」と定義されるが，ここでは仕事に従事していても達成感が得られず，自分が無能で役にたたないという気持ちになる状態を示している。

　バーンアウトは，対人援助職の従事者が提供するサービスの質に大きな影響を与える。バーンアウトにいたる人の特徴として，高い専門性のなかでひたむきに理想的なサービスを提供してきた人が多く，それだけにバーンアウトに陥る前後のサービスの質の低下は顕著である。このような成果の落ち込み，達成感や有能感の低下は，離職や強い自己否定といった行動につながることも多い。

3　バーンアウトを引きおこす要因

　バーンアウトはストレスの結果生じる反応として考えられ，それを引きおこす要因として個人要因(個人差要因)と環境要因(状況要因)の2つに大別するこ

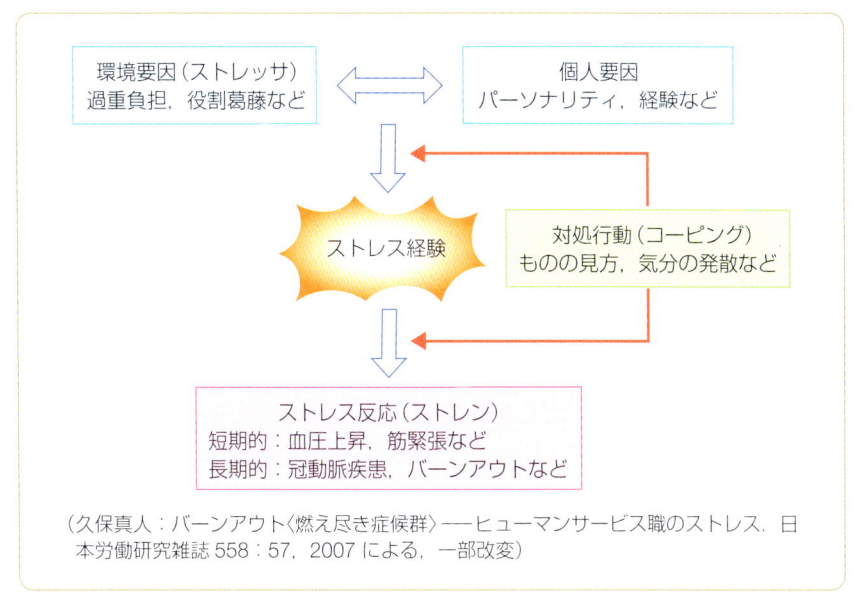

▶図11-4 バーンアウトの要因

とができる(▶図11-4)。

個人要因 ▶ 　個人要因(個人差要因)とは，個人それぞれがもつ性格特性や価値観あるいは年齢や経験年数などをさす。

　バーンアウトに陥りやすい性格特性として，あることがらや人物を心理的に自分と関係づけようとする自我関与の高さや，理想的な職務遂行を求める完璧主義などがあげられる。また対人援助者に求められる「ひたむきさ」や「他人と深くかかわろうとする姿勢」なども，バーンアウト発症の原因となっている。対人援助職の場合，必要とされる資質を高次に求めればバーンアウトに陥りやすいというジレンマがあることも事実である。また，性格特性ビッグファイブの神経症的傾向(▶128ページ)や，ストレス耐性との関係についても論じられている。

　性格傾向以外では年齢や職務経験年数との関係が示されている。とくに看護職におけるバーンアウトと経験年数との関係においては，集中治療室の看護師を対象とした研究(バーツ Bartz, C. & マロニー Maloney, J. P., 1986)などから，経験年数の浅く年齢の若い看護師ほどバーンアウトに陥りやすいことが報告されている。しかし，単純に経験年数や年齢が影響しているというわけではなく，経験の浅い看護師の場合，職務に対する達成目標や期待が高く，理想主義的傾向にあることが指摘されている。高い期待水準と現状とのギャップが「壁」としてあらわれたときに，バーンアウトに陥りやすいと考えられる。経験を積むとともに自分の限界を知り，現実的な目標設定ができるようになることも，バーンアウトを生じにくくする個人要因と考えられる。

環境要因 ▶ 　環境要因(状況要因)とは，仕事の内容や労働の管理体制のことをさすことが

多い。看護職を例にあげれば，勤務時間や作業量といった量的な過重負担をイメージしやすい。確かに仕事は多岐にわたり煩雑な業務を 1 人でこなさなければならないことも多い。さらに，対人援助というサービスを提供する職務を考えた場合，対象者の生活やパーソナリティにふみ込んだ援助も求められ，そこに費やされる質的な負担はけっして小さくはない。

また，医師との関係では，「保健師助産師看護師法」によって診療に関する業務は医師の指示を受けなければならないと規定されている。このように看護職の裁量に制限が設けられ，医師とのコミュニケーションが一方的になりやすいという構造は大きなストレスをおこしやすい。さらには，患者と医師の狭間でおこる役割葛藤なども，看護職の大きなストレスとなるといわれる。このような役割ストレスとバーンアウトとの関係は，多くの研究で報告されている。

4　バーンアウトへの対処

対人援助職にみられる特有の職場ストレスは，援助者の多様な情緒を生み出す能力を枯渇させ，バーンアウトにつながりやすい。バーンアウトはストレスの結果生じた現象であるため，ストレス対処資源や方略についての検討が，バーンアウト回避につながると考えられる。

ストレス対処資源▶　ストレスの対処資源として，ストレスに耐えうる身体的エネルギーを有することを意味する「身体的健康」，自己の能力に関する自信や認識である「自己効力感」，問題を解決することができる「問題解決スキル」，対人関係を良好に保つことができる「社会的スキル」，そして，他者から支えられているという安心感や情緒的な援助である「ソーシャルサポート」などがあげられる。これらの資源を身につけ仕事に向かうことがバーンアウトの回避につながっていく。

ストレス対処方略▶　ストレスの対処方略では，その状況に応じて柔軟な対処方略をとることが必要となる。環境要因に起因するものであれば問題焦点型の方略をとることで対処可能な場合もあるが，解決が不可能な問題に対しては単にストレスを負うことになりかねない。また，パーソナリティや価値観，看護観のような個人差要因に起因するものであれば，サポートの要請や気分転換のような情動焦点型の方略が求められる。ストレス事態に対してどのような方略が有効なのか本人や周囲が検討し，多様の方略を準備することが必要である。

**バーンアウトが▶
示唆するもの**　久保は「『仕事の中の幸福』を感じ続けるためには，仕事の中にのみ幸福を求めすぎないこと，私生活との間でのバランスされた『投資とゲイン』が必要なことを，バーンアウトという現象は教えてくれている」[1]と述べている。バーンアウトは「理想に燃え信念にあふれた人を襲う病である」（プライス Price, D., マーフィー Murphy, P., 1984）であることを考えると，理想や信念を求め

---

1) 久保真人：バーンアウト（燃え尽き症候群）——ヒューマンサービス職のストレス．日本労働研究雑誌 558(1)：63，2007．

ようとする行動のリスクとして，落とし穴のように存在しているものと考える
べきであろう。

ゼミナール
復習と課題

❶ 対人援助職にはどのような職業があるか，あげてみよう。

❷ 病期別に，患者の心理と求められるケアをまとめてみよう。

❸ バーンアウトにはどのような症状がみられるか，あげてみよう。また，バーン
アウトに陥らないための対策を考えてみよう。

参考文献

1) 尾崎フサ子・忠政敏子：看護婦の職務満足質問紙の研究——Stamps らの質問紙の日本での応用．大阪府立看護短期大学紀要 10(1)：17-24，1988．
2) 金子仁郎改著，堀見太郎原著：患者の心理．金原出版，1966．
3) 久保真人：バーンアウト(燃え尽き症候群)——ヒューマンサービス職のストレス．日本労働研究雑誌 558(1)：54-64，2007．
4) 佐藤麻衣・今林宏典：感情労働の本質に関する試論——A. R. Hochschild の所論を中心として．川崎医療福祉学会誌 21(2)：276-283，2012．
5) 柴麻由子・吉川洋子：看護師のストレスマネジメントに関する文献検討．島根県立大学短期大学部出雲キャンパス研究紀要 5：259-273，2011．
6) 鋤柄増根編：看護心理学——看護に大切な心理学．ナカニシヤ出版，2013．
7) 高橋一公・中川佳子編著：生涯発達心理学 15 講．北大路書房，2014．
8) 武井麻子：ひと相手の仕事はなぜ疲れるのか——感情労働の時代．大和書房，2006．
9) 武田建：カウンセラー入門——多角的アプローチ．誠信書房，1984．
10) 中川典子・林千冬：日本における看護職者に関する職務満足研究の成果と課題——過去 15 年間の Stamps-尾崎翻訳修正版尺度を用いた研究の文献レビュー．日本看護管理学会誌 8(1)：43-57，2004．
11) 撫養真紀子ほか：一般病院に勤務する看護師の職務満足を構成する概念．日本看護管理学会誌 15(1)：57-65，2011．
12) 桃生寛和ほか編：タイプ A 行動パターン．星和書店，1993．
13) Bartz, C. & Maloney, J. P.: Burnout among intensive care nurses. *Research in Nursing and Health*, 9: 147-153, 1986.
14) Kastenbaum, R.: Is death a life crisis? On the confrontation with death in theory and practice. In N. Dstan, L. H. Ginsberg (Eds.): *Life-span developmental psychology; Normative life crises*. Academic Press, 1975.
15) Maslach, C. & Jackson, S. E.: The measurement of experienced burnout. *Journal of Occupational Behavior*, 2: 99-113, 1981.
16) Price, D. & Murphy, P.: Staff burnout in the perspective of grief theory. *Death Education*, 8: 47-58, 1984.

推薦図書

1) E・キューブラー・ロス著，鈴木晶訳：死ぬ瞬間——死とその過程について．読売新聞社，1998.

2) 奥出由香子：看護倫理の基礎知識．照沼則子・武井テル編著：現場でできる「看護倫理」教育・実践マニュアル．メディカ出版，2015.

3) 小杉正太郎編：ストレスと健康の心理学(朝倉心理学講座19)．朝倉書店，2006.

4) トラベルビー，J. 著，長谷川浩・藤枝和子訳：人間対人間の看護．医学書院，1993.

5) パトリシア・ベナー著，井部俊子監訳：ベナー看護論 新訳版——初心者から達人へ．医学書院，2005.

6) ミルトン・メイヤロフ著，田村真・向野宣之訳：ケアの本質——生きることの意味．ゆみる出版，1997.

7) 望月昭編：対人援助の心理学(朝倉心理学講座17)．朝倉書店，2007.

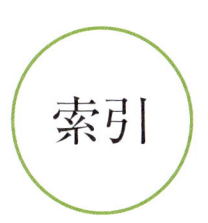

索引

事項索引

人名索引

2021年版「系統看護学講座」 全69巻

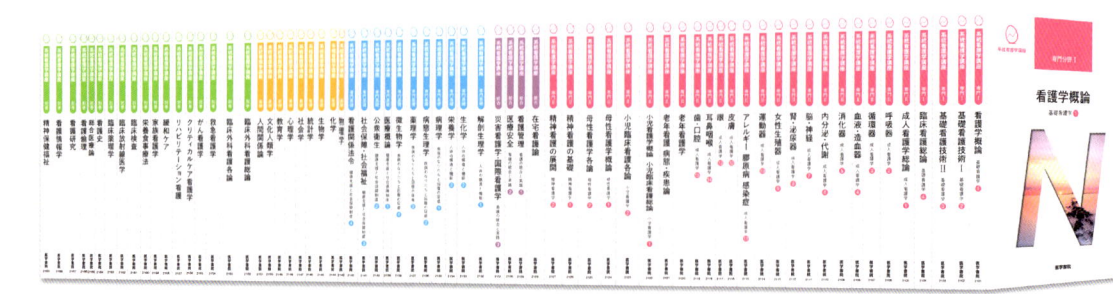